# ヘルスケア・イノベーション

## ウェルビーイング（持続的幸福）を実現するために

# 3

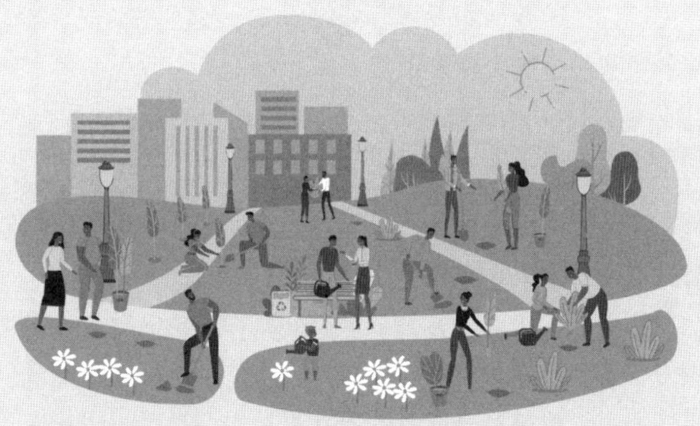

監修
**池野文昭**
スタンフォード大学
循環器科主任研究員

**Health Care Innovation**

時評社

## 厚生労働大臣

# ウィズコロナ時代に向けて、地域の中にも健康行政の視点を

**――政府は、新型コロナウイルスの感染法上の位置付けを「５類」に移行すると発表しました。まずは概要から教えてください。**

**加藤**　新型コロナが発生してから３年が経過しました。新型コロナの対応については、ウイルスが変異していることと、この間、ワクチン接種が進んだことで状況は随分変わってきました。

一つ言えるのは感染者数が全体としてかなり減ってきたということです。若い人を中心に、重症化などの要素は随分下がってきました。他方で、高齢者や基礎疾患のある方は亡くなる方も多かったことから引き続き注意が必要との認識を持っています。

こうした状況を踏まえて、限られた医療資源の中で、あるいは公衆衛生資源の中で、より重症化リスクの高い人に重点を置きながら、一方でウィズコロナ、そして経済社会活動も取り戻していこうということで、昨年衆議院において成立した改正感染症法などを踏まえ、新型コロナの感染症法上の位置付けを「５類感染症法」に移行することになりました。

**――「５類」への変更に伴い、具体的な変更点について教えてください。**

**加藤**　感染症法上の位置付けの変更に伴い、患者や濃厚接触者の外出自粛についても見直すことになります。また、ウイズコロナの取り組みをさらに進め、平時の日本を取り戻していくため、医療提供体制や現在講じている公費支援などこれまでのさまざまな政策・措置の対応については段階的に移行することとし、具体的な検討・調整を進めていきたいと考えています。

**――マスク着用については、どのようになりますか。**

**加藤**　マスク着用については屋外では原則として不要、屋内では基本的にマスクの着用を推奨していることについて、メリハリをつけて場面に応じた適切な着脱に努めていただくことをお願いしてきたところですが、このマスクの着用の在り方を含め一般的な感染対策の在り方についても見直していくことになりました。マスク着用については、屋内外を問わず、個人の判断ということになります。

**――ワクチン接種については、どのようになるのでしょうか。**

**加藤**　2023年度のワクチン接種については、秋冬に５歳以上の全ての国民を対象に接種を行う予定です。高齢者の方など重症化リスクの高い皆さんには、秋冬を待たず春夏にも追加で接種を行うとともに引き続き、自己負担なく受けられるようにしたいと思っています。

**――ウイズ・コロナに向けて、だいぶ変わっていく印象です。**

**加藤**　まず、きちんとご認識いただきたいのは、「５類」に見直したからといって、コロナがなくなるわけでは決してないということです。感染予防については、引き続きそれぞれの皆さんに自主的な対応をお願いしていかなくてはなりませんので、場合によってはマスクを着けたり、さまざまなセルフチェックなどを引き続きお願いしていくことになります。こうした中で、一定程度期間を使いながら移行期間の中で対応を進めていきたい

厚生労働大臣

**加藤　勝信**（かとう　かつのぶ）

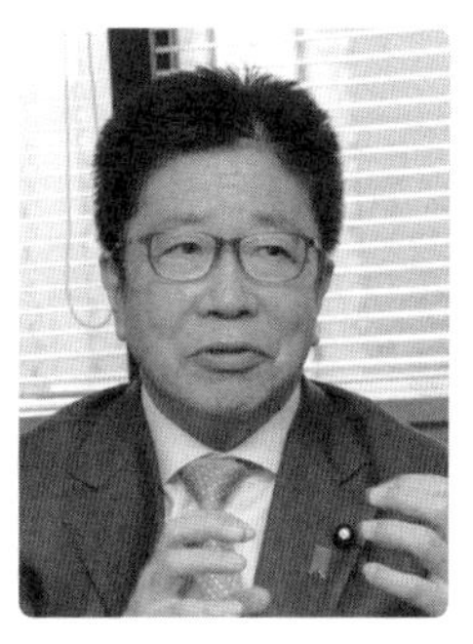

1955年生まれ、東京都出身。東京大学経済学部卒業後、1979年大蔵省（現・財務省）入省。大臣官房企画官などを務め大蔵省退官。2003年、第43回衆議院選挙初当選後、当選７回。一億総活躍担当大臣、女性活躍担当大臣、再チャレンジ担当大臣、内閣府特命担当大臣、働き方改革担当大臣、厚生労働大臣、内閣官房長官などを経て、2022年８月より現職。

と思っています。

## 健康増進の主要ターゲットは、中間層にアプローチ

**――政府がこれまで推進されてきた健康増進施策について、概要を教えてください。**

**加藤**　人生100年時代を迎え、「誰もが健康で長寿」でありたいと皆さん期待しておられます。そのためには、日ごろからの予防・健康づくりが非常に大事になってくるわけです。

厚生労働省では、2013年から「国民の健康の増進の総合的な推進を図るための基本的な方針」（健康日本21・第二次）をスタートしてきましたが、国民の健康増進を図っていくというスローガンのもとで、適切な食生活、適切な運動、禁煙など、具体的な目標を掲げて、各世代のライフステージごとに総合的に推進しています。

**――ただ、健康に関しては、非常に熱心に行う人もいれば、そうでない人もいて、状況はまちまちですよね。政府は、どのように対応していくのでしょうか。**

**加藤**　ご指摘の通り、健康に関しては、①非常に関心の高い人たち②真ん中ぐらいの人たち③健康に無関心で、身体を動かさない人たち――の、大体三つのグループに分かれると言われています。①の非常に関心の高い人たちには、このまま自発的に進んでいただいてもらいたい。逆に③の無関心な人たちへの対応も難しいので、われわれは②の真ん中の人たちにアプローチして、健康に関心を持っていただき、具体的な行動に移っていただくことが非常に大事だと感じています。

**――2019年に、健康寿命延伸プランが作られ、自然と健康になる環境づくりがうたわれていますね。**

**加藤**　そうです。行動経済学にナッジという視点を取り入れ、人々が望ましい行動をとれるよう後押しするようなアプローチを政策に生かしてほしい、と。

例えば、同じ道路を造るにしても、歩きやすい道と歩きにくい道があり

ます。であれば、やはりみんなが思わず歩きたくなるような道路を造っていきましょう、と。さらに、健康な食事や運動ができる環境づくりなど、皆さんが分かりやすい目標を設定したプロジェクトを周知していくといったことに取り組んでいきたいと思っています。

## マイナポータルを活用し、積極的にPHRが利活用できる環境整備へ

**――例えば、デジタル技術を活用して、現状と課題などを「見える化」するのが望ましいではないでしょうか。**

**加藤**　今は、健康寿命ぐらいしかないのですが、ご指摘の通り、できれば「見える化」することが望ましい。そのためには、データ活用が重要になってきます。現在、医療DXを進めていますが、医療DXの一丁目一番地は、個人が自分のデータを持って、そして自分の健康管理を進めていただくことが非常に大事になってきます。

**――パーソナル・ヘルス・レコード（PHR）の活用ですね。**

**加藤**　その通りです。皆さんに、自分の健康管理を進めていただくには、パーソナル・ヘルス・レコード（PHR）を利活用できるような環境をつくっていくということが非常に重要になっています。そういった意味で、マイナポータルを使って、自分の情報が集められるようにしていく。現状は、まだまだ見られるものが限られていますので、これからさらにさまざまな情報が集約することによって、一層、健康づくりを進めていただけるのではないかなと思っています。

**――健康づくりを進めていくにあたり、具体的にどういったことが考えられるでしょうか。**

**加藤**　切磋琢磨という言葉ではありませんが、隣の人、他の人と競争するということも健康増進のような良い施策を進めていくにはプラスになって行くような気がします。そのためにも本当に、どういう指標を示すのかということがポイントになってくるので、医療DXを早く進めて、皆さんに「見える化」できるような環境を早く整備することが本当に重要になって

くるでしょう。昨年秋から、先述した「健康日本21（第二次）」に続く次のプラン策定に向けて議論しており、この間のいろいろな経験なども含めて、より中身の濃いものをつくっていきたいと思っています。

## レセプト情報や特定健診等情報データベースは現在よりも使いやすく、解析可能な環境整備にも着手

**――加藤厚生労働大臣は、自由民主党の「明るい社会保障改革推進議員連盟」の顧問も務めておられますが、同議連の活動内容について教えてください。**

**加藤**　「明るい社会保障改革推進議員連盟」は、人生100年時代に、全ての国民の皆さんがいつまでも健康に活躍できることを目指すことを狙いに2019年に発足した議員連盟です。

社会保障の議論を進めていると「財源が足らない」とかどっちかと言うと暗い感じがするので、そうではなくて、もっと将来にたいして前向きなものを考えていけないだろうかということで、「『百年健幸』の国づくり」というスローガンを掲げて、個人の健康、社会保障制度の持続、成長産業の育成を三本柱にした社会保障を明るく進めていこうということが同議連のテーマになります。

**――先ほど、政府の健康増進施策について伺いましたが、同議連でも予防・健康づくりに力を入れておられますね。**

**加藤**　予防・健康づくりについては、やはりエビデンスに基づいて進めていかないとなかなか広がりません。このエビデンスを持つためには、「大規模実証実験をやりましょう」ということで、2020年度から今年度まで３カ年、厚労省と経済産業省で、厚労省が10本、経産省が４本の個別事業を進めました。例えば、特定健診・特定保健指導、あるいは糖尿病性腎症重症化予防プログラムなどについて実施し、既に、特定健診・特定保健指導については、この実証事業の成果を踏まえて、制度の見直し、具体的にはアウトカム評価をより導入していく方向で今、見直しの検討が行われています。他の事業も、2023年度までには終了しますので、2024年度以降、そ

の成果を具体的に各施策への反映とか、活用を図っていきたいと考えています。

**――実証事業の中には、「こういうやり方をしたら、こういったエビデンスが出てくる」といったいわゆる介入手法を取った方を採った方が効率的なものもあると聞いています。**

**加藤**　介入手法については、順次プラットフォームの中で共有化していきたい、と考えています。海外、例えば米国ではUSPSTF（米国予防医療専門委員会）や英国ではNICE（英国国立医療技術評価機構）が介入項目ごとに予防・健康づくりのエビデンスレベルを整備しています。こういった海外の事例なども参考にしながら、国内における具体的な対策やあるいは新しい取り決め、知見などを系統的に整備して、提供していく必要があると考えています。

**――こうした中で、現在、同議連が進めておられる活動内容はどのようなものがありますか。**

**加藤**　昨年新型コロナウイルス感染症まん延が長期化した中で、さまざまな課題も見えてきました。具体的には、①データヘルスのさらなる推進②プログラム医療機器の実用化促進③コロナ禍で顕在した健康課題への対応④エビデンスに基づく予防・健康づくりの推進――の四つを検討しました。

## 地域住民がいつまでも健康で、健やかに過ごせる地域づくりを

**――ウェルビーイングという、地域の住民の皆さんに対して、どのように理解を深めていけるかというのが今回の書籍のコンセプトになるのですが、改めて、地域の首長さんに対して、健康増進について、大臣からメッセージをお願いしたいと思います。**

**加藤**　新型コロナの経験を踏まえ、やはり地域住民の皆さんは健康で、健やかに住み続けられる地域を求めておられるということでしょう。従って、そのための環境をどう創っていくか。これは、もちろん、いざ病気になったときにその病院にかかりやすいということもあるでしょうが、日ご

ろからさまざまな地域の活動があって、そこに参加して、声を掛け合いながら互いに日々の運動とか、生活習慣の改善につながって、健康を維持していくという流れが出てくるのではないでしょうか。

企業において健康経営があるように、地域においても健康行政という視点がまさに求められているような気がします。地域の中にデジタルの手法を取り込むことによって、これまで地域資源だけではなかなか解決できなかった課題を一歩でも前に進めて、より地域が過ごしやすいまち、健康に過ごしていける社会を共に創り上げていくということが肝要だと思っています。国も、議連も、いろいろなかたちでしっかりサポートしていきたいと思いますので、今後ともよろしくお願いいたします。

——**ありがとうございました。**

# 目　次

## 序文



## 第1章　巻頭言　13



## 第2章　霞が関の取り組み　27

※本誌記事の取材およびイベント、座談会は、小社感染症拡大防止策（https://www.jihyo.co.jp/privacy.html）に基づき行われました。
写真撮影時は飛沫防止に努め、一時的にマスクを外しています。

# 第1章　巻頭言

## 「ウェルビーイング（持続的幸福）を実現するために」

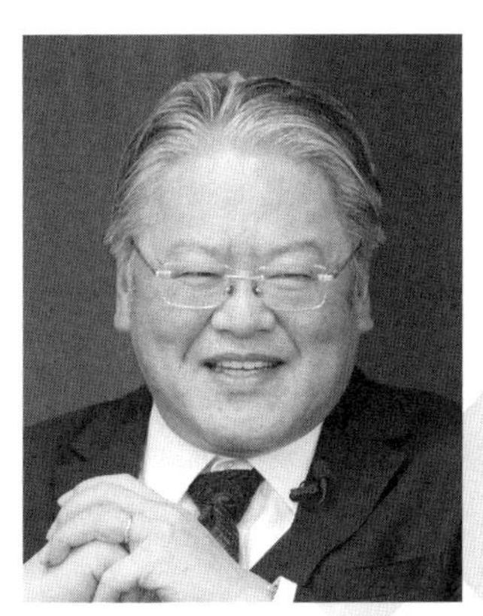

**スタンフォード大学循環器科主任研究員**
**MedVenture Partners 株式会社**
**取締役チーフメディカルオフィサー**
**池野　文昭**（いけの　ふみあき）

1967年生まれ、静岡県浜松市出身。自治医科大学卒業後、92年医師国家資格合格。同年、静岡県に入庁し、県立総合病院、焼津市立病院、国民健康保険佐久間病院、山香診療所などで勤務、地域医療に携わる。2001年渡米、スタンフォード大学循環器科で研究を開始し、200社を超える米国医療機器ベンチャーの研究開発、医療試験などに関与する。日米の医療事情にも精通し、さまざまな医療プロジェクトにも参画している。

**――今回、池野先生に監修いただいた「ヘルスケア・イノベーション」シリーズは、第３弾「ヘルスケア・イノベーション３」を発刊することになりました。**

**池野**　私は、「日本の潜在的価値は、健康にあり」と常々考えてきました。日本の健康寿命は、WHO（世界保健機関）が発表している183カ国を対象としたランキングでシンガポールに次いで２位となっています。ただし、高齢化が進み、医療費・社会保障費が増加している状況を鑑みますと、これからは、国全体で国民を病気にさせない予防医療（ウェルネス）の考え方が非常に重要になってくることは明白です。

一方、産業という視点で「健康」を見てみましょう。例えば、日本の医療機器産業の現状は３～４兆円規模と言われています。世界全体では、30～40兆円の規模で、日本は国別で言うと、アメリカ、ドイツ、中国に次ぎ世界第４位の市場ですが、保険償還価格が下がってきているので、市場としての成長は鈍化しています。

では、ヘルステック・ヘルスケア産業のマーケット規模を見ますと、医療機器産業の８～10倍になります。つまり、日本の市場で言えば、30兆円規模で、世界規模だと240～300兆円規模と言われています。

まとめますと、超高齢社会という課題に直面している日本ではあるけれども、健康寿命がトップクラスにあるので、予防を中心にかじを切っていけば、ヘルステック・ヘルスケアの産業も新たに興し、外貨を稼いでいけるのではないか――と思い、書籍として、国や地方自治体、民間企業などの動向をまとめていけば、皆さんのお役に立てるのではないかと考えたわけです。

## 新型コロナによってもたらされた新たな価値観。ウィズ・コロナ時代を見据えて

**――こうした中で、新型コロナウイルスの世界的まん延が起こりました。**

**池野**　新型コロナの世界的まん延によって、人々の行動は制限され、価値観も大きく変わったと言えるでしょう。社会が決定的に変わったと思うの

は、働くこと自体が場所を選ばなくなったことです。テレワークがかなり進みましたし、職種によっては、楽しみながら自分の好きな環境下で仕事ができるようにもなりました。

これはデジタル化の恩恵だと思いますけれども、それによって仕事の捉え方もすごく変わってきた。従ってコロナによって、大きく前に進んだ技術がいわゆるデジタル化だということは世界共通の認識になっています。

実際、私が住んでいるアメリカでは、もはやデジタルなしでは生活ができないような社会になりつつあると言っても過言ではありません。特に、「ヘルスケア・イノベーション」の主要テーマである「健康」増進や医療に関して、デジタルが及ぼしている影響は計り知れないものがあります。

もう一つ、指摘しておきたいのは、新型コロナウイルスのまん延によって、「健康」や「医療」が国の安全保障上、極めて重要な柱に位置付けられたことです。各国政府のリーダーや地方自治体の首長は、政策ビジョンやマニフェストの中に「安心・安全」を保障するとともに、国民や地域住民の「健康」や「医療」についてコミットすることが明らかに多くなっています。

**——書籍「ヘルスケア・イノベーション」シリーズの第1弾のコンセプトを「ウェルネス（健康増進）」第2弾のコンセプトを「DX（デジタルトランスフォーメーション）としたのは、こうした背景があったということですね。では、今回、第3弾のコンセプトを「ウェルビーイング（持続的幸福）を実現するために」としたのは、どういうことでしょうか。**

**池野**　ウェルビーイング（Well-being）とは、人間を中心として、幸福（Happiness）プラスやりがいとか、なぜ私たちは生きていくのか、どうやったらやりがいを持って生きていけるのかといったことまで考えて社会を創り上げていくという考え方になります。

当然、われわれが幸せに生きていくためには、健康でなければなりませんので、健康（ウェルネス）もウェルビーイングの重要なファクター（要因）になりますね。

同様に、われわれが幸せに生きていく上で必要な「安心・安全」や「環境」「教育」「まちづくり」「農業」「働き方」「レジャー・エンターテインメント」もウェルビーイングの重要な要因になるわけです。

**――「教育」もウェルビーイング向上に寄与するわけですか**

**池野**　はい。「教育」は地域住民のウェルビーイング向上に大きな効果をもたらす重要な要因になります。そこで、本書では第４章に、千葉県柏市をテーマに座談会を企画してあります。

**――政府は、新型コロナウイルスの感染症法上の位置付けを季節性インフルエンザと同じ「５類」に移行する方針をまとめ、今年５月から実施することになりました。**

**池野**　新型コロナ感染が落ち着きを見せて、いよいよわれわれは、ウィズ・コロナ時代の新しい価値観を構築していく必要があると思います。昨年、岸田文雄政権が「新しい資本主義」を打ち出したのも、ポストコロナを見据え、新しい価値観を定着させたかったからでしょうし、事実、「新しい資本主義」の中には、ウェルビーイングの向上がうたわれています。私が、今回の書籍「ヘルスケア・イノベーション３」のコンセプトを「ウェルビーイング（持続的幸福）を実現するために」としたのは、以上のような背景があるからなのです。

**ウェルビーイングを実現するためには、手段としてのデジタルが不可欠**

**――本書は、国会議員や地方自治体首長、中央省庁や地方自治体職員など行政関係者に広く読んでもらうことを想定していますが、「ウェルビーイング（持続的幸福）を実現するために」どのようにしていけばよいのでしょうか。**

**池野**　確実に言えるのは、「デジタルの活用」です。デジタルとは、あくまで手段ですが、国民や地域住民のウェルビーイング実現のために、デジタルを使って現状を「見える化」させて課題を浮き彫りにすることが可能になってきます。

**――デジタルを使って現状を「見える化」させて課題を浮き彫りにするとは、どのような意味でしょうか。**

**池野**　当然のことながら、地域住民一人一人が求める「ウェルビーイング」とは、一個人の幸福の追求ということになるので、多種多様になってしまいます。もちろん、将来的には、デジタルを使って住民同意を求めていくオプトイン/アウト方式などの導入が検討されていくことになるかもしれませんが、現段階では難しいでしょう。従って、地域住民のニーズを組み取って課題を集約して、明確にしていく意識を持ち、地域住民に共有していく姿勢が行政には求められると思います。

**――一方、国が積極的に進めているマイナンバーカード導入は、累積申請交付件数（有効件数）9451万件で、全国民の75.1%（2022年3月5日現在）まで達しました。健康保険証といての利用登録も64.7%に達し、いよいよPHR（パーソナルヘルスレコード）などの情報がひも付けられる環境が整備されつつあります。**

**池野**　全国民の4分の3という数字は、本当に素晴らしいですね。ご指摘の通り、国が整備するインフラが着々と進行し、PHRなどの健康データが個人で取得できるようになってくることを見据えると、これを誰が管理するのかというところが非常に重要だと思います。もちろん、民間が管理してもいいのですが、反対する人もいるだろうし、私は「国が管理しています」というのが一番しっくりくるような気がします。

ご指摘の通り、マイナンバーカードにいろいろな情報がひも付く。もちろん保険証を含めて、処方内容、そして健診データも、健康なデータ、病気のデータを含めて、そういうものがひも付いて、これが普及していく。それに対して民間企業が、ある程度、相乗りできるみたいな形ですよね。

そうなると、いよいよ民間の出番です。この仕組みをどう利活用していくかを含めて、マネタイズし、産業を興していけるのか。私は日本だったらうまい仕組みが、できるのではないかと確信しています。逆に、こうしたスキームはアメリカではできないでしょう。

**――こうした流れを受けて、地方自治体側でも、例えば、「健康」と「まちづくり」をデジタルによって組み合わせていくということでしょうか。**

**池野**　その通りです。本書では、第6章に奈良県が磯城（しき）郡三町（川西町、三宅町、田原本町）と共同で展開している「大和平野中央田園

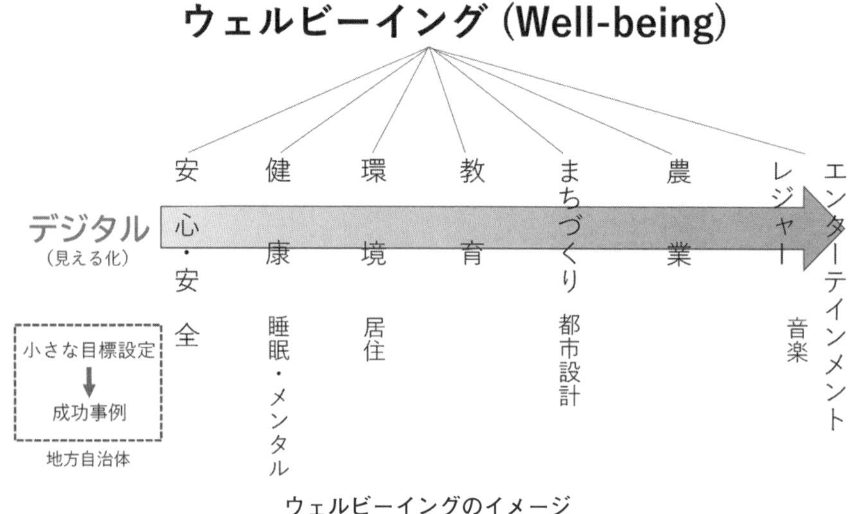


ウェルビーイングのイメージ

都市構想」のフォーラムの様子を掲載していますが、同プロジェクトもデジタルを有効に活用していくことが検討されています。

デジタルのメリットは、先述した「健康」や「安心・安全」「環境」「教育」「まちづくり」「農業」「働き方」「レジャー・エンターテインメント」などの要因を、横串のように、さしていけるところにあると思います。

「健康」と「教育」を組み合わせてもよいでしょうし、あるいは「健康」と「環境」を組み合わせることも可能です。いずれにしても、地域住民の健康を保ち、健康寿命の延伸を図っていくかということを、政策ビジョンに取り入れる動きが顕著になっていくはずです。

## 予防・健幸都市浜松の事例。新たな都市像を内外に示す

**――確かに、最近の地方自治体のビジョンを見ると、池野先生がご指摘のように「健康」をうたっているところは多いですね。**

**池野**　本書では、地方自治体「首長に聞く」で、広島県、神奈川県小田原市、岡山県吉備中央町を取り上げていますが、いずれも「健康」を政策の主要テーマに掲げています。

目指す都市像
「予防・健幸都市」
市民が病気を未然に予防し、いつまでも健康で幸せに暮らすことができる都市
「70歳現役都市」
市民が健康で明るく生きがいを持って、いつまでも現役で活躍することができる都市
目的
幸福感の高揚
健康寿命の延伸
生活の質の向上
社会保障費の適正配分
ウエルネス・ヘルスケア産業の振興
ウエルネスエコシステム※1構築
※1 ウエルネスエコシステム 医療、企業、大学、団体、行政など、異なる多様な組織が互いに手を結び、市民一人ひとりの予防や健康づくりを地域全体でケアしている環境
地域内外の関係者の英知を結集する官民連携Wプラットフォーム
浜松ウエルネス推進協議会
浜松ウエルネス・ラボ
課題
生活習慣病対策、超高齢社会対応（介護対策）、
社会保障費（医療費等）の適正配分、成長産業の育成・・・

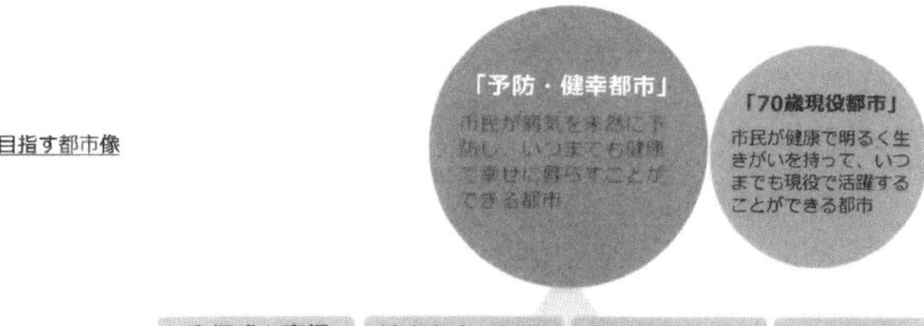

OUR GOALs ～私たちが目指すこと～

（出典：浜松市）

また、第５章にフォーラムレポートとして取り上げた浜松市は、2020年の時点で「予防・健幸都市」という新しい都市像を宣言。医療関係者やアカデミア、民間企業などと共に官民連携の「浜松ウエルネスプロジェクト」を政策の主要テーマに据えました。注目していただきたいのは、「予防・健“康”都市」ではなく、ウェルビーイングの意味を込めて「健“幸”都市」という新しい概念を打ち立てたことです。同市は、「予防・健幸都市」を「市民が病気を未然に予防し、いつまでも健康で幸せに暮らすことができる持続可能な都市」と定義しています。

**――浜松市は池野先生の出身地でもありますね。**

**池野**　そうなんです（笑）。ただ2020年当時は、①生活習慣病の中でも糖尿病予備群が非常に多い②地域企業の中で健康経営を推進し、健康で長く働いてもらえる人材を育てていく必要がある③市民が介護なしで暮らしていけるための予防対策が必要――といった課題がありました。ですから

「予防・健幸都市」は、国や全国に向けてという意味もあったでしょうが、むしろ浜松市民に対するメッセージだと私は捉えています。

**――なるほど。**

**池野**　浜松市は、厚生労働省科学研究班が政令指定都市や東京都の特別区を対象に調査した「大都市別の健康寿命」で2010年から男女共に、常にトップクラスをまい進しています。ただ、この要因は、間違いなく、戦前・戦中生まれの高齢者の皆さんが本当に元気で、非常に頑張っておられるからです。一方、現役世代はどうかと言うと、先述の通り、糖尿病予備群が非常に多いという現実を見ても、将来、健康寿命がトップクラスでいられるかどうかは分かりません。

　そこで、鈴木康友市長のリーダーシップのもと「浜松ウエルネスプロジェクト」を立ち上げ、浜松市外の民間企業にも参画してもらい、さまざまな実証事業を展開して、市民に対するエビデンスを提供できるようなスキームを構築したわけです。

**――「浜松ウエルネスプロジェクト」は、浜松独特の「やらまいか精神（失敗をおそれず、とにかくやってみようの意味）」と市のバイタリティーを高く評価する声もあります。**

**池野**　そうした面ももちろんありますが、「浜松ウエルネスプロジェクト」で大きな役割を担っているのは、実は国立大学法人浜松医科大学と社会福祉事業法人聖隷福祉事業団なのです。浜松医科大学は、「起業家精神（アントレプレナーシップ）育成プログラムを１～２年生の必須科目に設けている非常に先進的な医科大学です。静岡大学工学部や光産業創生大学院大学との医工連携も積極的に進め、「はままつ医工連携拠点」も立ち上げています。

　また聖隷福祉事業団は、１都８県で161施設352事業を展開するわが国最大の社会福祉法人で、浜松市内で聖隷浜松病院（病床数750）、聖隷三方原病院（同934）など大規模病院を擁し、医療、保健、福祉、介護といったフィールドを提供しています。

## 注目される医科大学、大学医学部の存在。弘前大学は、住民の信頼を得て一大ビッグデータを形成

**――まさに、浜松の場合、行政、アカデミア、医療、保健などが揃った非常に魅力的なフィールドと言えますね。**

**池野**　特に私が強調したいのは、医科大学（大学医学部）の存在です。と言うのも、健康やヘルスケア、医療は非常に専門的かつ人々の生命に関わる領域なので、地方自治体が地域住民の健康寿命延伸とウェルビーイング向上を実現していくためには、医科大学や大学医学部の存在が大きくクローズアップされてくるわけです。

**――本書においても、浜松医科大学以外に、広島大学や滋賀医科大学、弘前大学などの事例が出てきます。**

**池野**　参考にしていただきたいのは、第７章、第９章で取り上げた弘前大学の事例です。ここでは、弘前大学が中心になって、2005年から青森県弘前市岩木地区（旧岩木町）の地域住民を毎年総勢200～300人の健康診断を行い続けています。一人当たりの健康診断項目数は、約3000項目で、所要時間は５～10時間に及ぶそうですが、当然ながらこれは地域住民との信頼関係、健康やウェルビーイング向上に向けての合意形成ができていないと、実行できることではありません。

2013年には、同プロジェクトは、政府のCOI（Center of Innovation）に採択され、健康な人の健診データをビッグデータ化し、AI（人工知能）をはじめ、最先端の技術を駆使して、病気を予測する画期的な予防法を開発することになりました。今や、弘前のプロジェクトには、約80の企業、団体が弘前に集結しているそうです。

**――確かに弘前の事例は画期的ですね。**

**池野**　私が弘前の事例が非常に素晴らしいと思うのは、まず「青森県が日本一の短命県なので何とかしよう」というところから始まったプロジェクトだったという点です。さらに岩木地区（約１万人）という限られた地域に絞ったことですね。まさに、地域住民との信頼関係、合意形成を得やす

い動機付けと環境が整えられています。

**――地域にとって、医科大学や大学医学部のリソースを上手く活用していけば、地域住民の健康やウェルビーイング向上に役立つモデルをつくっていけるのでしょうか。**

**池野**　可能性は十分にあると言えるでしょう。そもそも大学には、学生つまり若い世代が集まり、地域住民の健康やウェルビーイング向上に役立つイノベーションが起きる潜在的リソースがあるからです。

私は、地域住民の健康とウェルビーイング向上を実現していくためには、弘前の事例のように小さな目標設定と限られた地域で、小さな成功事例を一つ一つ積み重ねていくことが重要ではないかと考えています。そのためにも、医科大学や大学医学部がある地域はチャンスと言えるかもしれません。ただ、大学側にも地域の課題解決に対し、真剣に取り組む柔軟性とイノベーションを起こしていく気概があるかどうかが問われてくると思います。

**――2022年10月に国立大学法人東京医科歯科大学と同東京工業大学が2024年度中の統合を発表しましたが、わが国トップクラスの医工連携が誕生することになりました。国や地域での課題解決とイノベーションを興していくには、医工連携が潮流になっていくのでしょうか。**

**池野**　そうですね。スタンフォードでも医工連携は、イノベーションが起きる大きな土壌になりました。そういう意味においては、大学の工学部がある地域にもチャンスがあります。例えば、先述した奈良県の「大和平野中央田園都市構想」では、新たに奈良県立工科大学（仮称）の設置が進められ、不足するデジタル人材を育成していくことが検討されています。対象になる磯城郡三町は、人口約４万５千人。同県には、奈良県立医科大学が既にあり、浜松で進められているような医工連携と同様な動きが見られています。また、同構想においては、スタートアップヴィレッジの整備やリカレント教育のプログラム導入も議論されており、地域住民の参加などが期待されています。

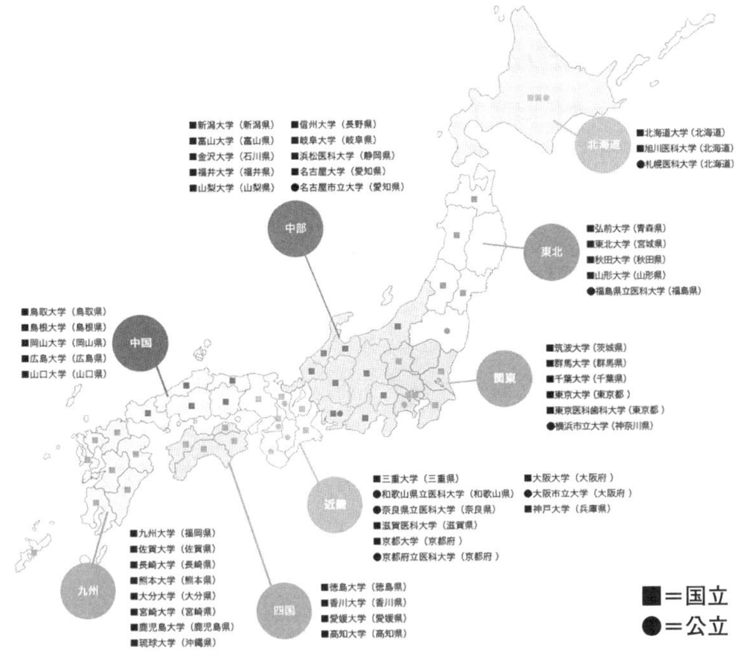

国公立大学医学部の分布

## 「未病」とウェルビーイング

**――では、ここからは、本書に掲載されているキーワードとウェルビーイングの関係について、少し深掘りしてお話をうかがいたいのですが、まず「未病」についての記述がいくつか出てきますね。**

**池野**　「未病」とは、「発病には至らないものの、健康な状態から離れつつある状態」と定義されていますが、これまでは「未病」に対する明確なエビデンスがないとされてきました。第９章の座談会で、明治安田生命保険相互会社と株式会社ミルテルが、弘前大学において人が持つ染色体のテロメアを使って、テロメアの長さによって、健康状態が判断できるという研究を進めているとの話を伺い、私も驚いたと同時に非常に感心しました。

**――座談会の中で、明治安田生命保険の牧野副社長は、「『健康か病気か』**

**という二分論ではなく、むしろ健康には、さまざまな考え方、濃淡があって『病気ではないけれども今よりも少し良い状態を目指す』とか『あるいは少し悪化している状態を少し改善していく』といった視点を持った方がよいのではないか」と問題提起されています。**

**池野**　同感です。恐らく、残念ながら人間は65歳以上くらいになると、病気の一つや二つは必ず持っていますよね。遺伝的なものもあるでしょうし、その人が置かれている状況だとか環境によって、病気の数は足し算のように増えていくものなのです。ですから、例え病気と付き合うことになっても、病気を悪化させない、つまり病気と上手く付き合っていくという視点はすごく重要だと思います。

**――病気と上手く付き合っている人は、「未病」と言えるのでしょうか。**

**池野**　「未病」ではなく、「病気」に分類されてしまうのでしょうね。例えば、糖尿病と診断された人が重症化予防のためにきちんと通院し、薬を飲んで、糖尿病と上手く付き合っていても、「住宅ローン」で融資を受けるとき、団体信用保険で引っかかるというようなケースです。ですから牧野副社長がおっしゃった「健康か不健康の二分論ではなく、健康にはさまざまな考え方がある」という視点は、これからのウェルビーイングの考え方に一石を投じていると言えるでしょう。

**――池野先生はどのようにお考えですか。**

**池野**　私自身は、ウェルビーイングというのは、考え方として広いので、健康という定義は、病気と上手く付き合いながら、仕事や趣味などをきちんとこなしてる人は十分ウェルビーイングが成り立つと考えますし、そういう社会であってほしいと思います。

## 「新型コロナ」は、有事における日本の医療体積の甘さを露呈

**――それから、「新型コロナ」とウェルビーイングの関係についてももう少し触れておきたいのですが、モデルナ・ジャパンの鈴木社長は、ワクチンを体内マスクと表現して、分かりやすくワクチンの効能を伝えているというのが印象的でした。**

**池野**　実にうまい表現ですよね。地方自治体首長からも「分かりやすい」と好評だったと聞いています。抽象的な表現でも、分かりやすく伝えるということは大変重要な視点です。そもそもワクチン接種とは、究極の予防医療なのです。あくまで、予防なので治療ではないということが肝です。私は、健康な人に対して病気にならないようにしていくという考え方がコロナによって、より浸透したと思っています。

**――糖尿病などの基礎疾患がある人が新型コロナにかかると重症化しやすいということも明らかになりました。**

**池野**　基礎疾患を持った人たちが、いったん新型コロナにかかると死亡率が非常に高かったわけです。ですから、やはり「健康をいかに維持していくか」とか、「病気にならないような地域にしましょうね」という考え方がすごく浸透したのだと思います。皮肉なことですが、新型コロナによって人々のマインドセットが変わったという点が非常に大きかったと思います。それから日本では、国民や地域住民のウェルビーイング向上という面で、大きな教訓も残したと指摘しておきたいと思います。

**――詳しく教えてください。**

**池野**　残念ながら、日本の場合、有事に対する視点が欠如しており、病院間同士の連携とか地方自治体と病院の連携がなかなかうまく取れないということが明らかになりました。日本はあれだけ患者数が少なかったわけですし、病院の数が世界で人口当たり一番多いにも関わらず、医療難民のような気の毒な人たちが出てきてしまったわけです。

これは、都道府県市町村の規模や状況にもよりますが、重篤な患者に対しての医療体制がひっ迫することを露呈してしまいました。そこで、医療体制の重要性が再認識されて、体制の整備が進みました。それまでは一病院で対応していたのが、地域として医療機関同士が面的に連携する問題意識を共有できたのは大きいと思います。

これに対して、アメリカの場合は、さすがに有事に対する準備が出来上がっていて、ICU（集中治療室）やCCU（循環器疾患集中治療室）がパンクするということはほとんどありませんでした。つまり、病院間ネットワークが構築されていて、きちんと指令を出す人たちが明確化されており、「あなたはここの病院。あなたはここの病院」と全てが見える化されていたわけですね。

ですから、日本は今回の新型コロナによる教訓を社会全体できちんと認識し、有事の際にしっかりと対応できる体制を構築しておく必要があると思います。

## ウェルビーイング（持続的幸福）を実現するために

**――有事対応ができていないという池野先生のご指摘は、「安心・安全」を標ぼうする日本にとって、非常に重要ですね。国民や地域住民のウェルビーイングにはとてもまさに一丁目一番地ともいえるテーマだと思います。**

**池野**　アメリカの心理学者、ブラハム・マズローは、人間の欲求を「生理的欲求」「安全の欲求」「社会的欲求」「承認欲求」「自己実現の欲求」の五つに分けています。マズローによると、「健康」が第1段階の欲求で、「安心・安全」は第2段階の欲求だそうです。自然災害を含めて、他の国から軍事攻撃されることなどが決してないという意味での「安心・安全」。要するにそこに住んでる人たちの生存欲求、「安心・安全」に暮らして生活できることをきちんと保障しない限り、とてもウェルビーイングには結び付かないということになってしまいます。言わば、生きるという人間の自然な欲求が満たさない限り、人々は絶対に幸せになれない、という意味なのです。ですから、自然災害や、敵からの攻撃、それから新型コロナのようなパンデミックの襲来に対しては、国や自治体がそれぞれの責任と役割できちんと保障していく必要があるでしょう。

私は、日本は、必ず「健康」と「安心・安全」「環境」をきちんと保障し、地域住民の「ウェルビーイング」（持続的幸福）を実現することができると信じています。せひ、皆さん、本書をお読みいただき、ウェルビーイング実現に向けて共に頑張っていきましょう。

# 第2章

## 霞が関の取り組み

## デジタル副大臣

# 健康・医療をデジタル化によって、サポート。地域住民のウェルビーイング向上に寄与していく。

**――書籍「ヘルスケア・イノベーション3」の霞が関の取り組みとして、デジタル庁を取り上げることになりました。デジタル庁は「誰一人取り残されない、人に優しいデジタル化を。」をミッションに、政策を進められていますが、中でも健康・医療をどのように位置付けておられるか、教えていただけますか。**

**大串**　デジタル庁の仕事は、デジタルを活用して地域住民の皆さんのウェルビーイングを向上させていくことに貢献することです。そこで、現在、われわれは、公共部門のデジタル化をメインに進めていて、行政サービスのデジタル化を通じて、地方自治体の作業効率を高めたり、コストダウンを図るといったことを主に手掛けています。中でも、準公共と位置付けられる健康・医療や教育部門など地域で欠かせないサービスについても、デジタル化によって、しっかりと支えられるように仕事をしています。

**――確かに、国民目線で行けば、生活に密着した健康・医療、教育部門のデジタル化は、目に見えやすく、分かりやすいと言えるでしょうね。**

**大串**　そうですね。実際、私自身も「デジタル庁って何するの？」とよく聞かれるのですが、「住民票がコンビニで取れますよ」と言っても、皆さん、そんな頻繁に住民票を取らないでしょう。むしろ病院に行くときに、健康保険証がカード認証でやれるようになるとか、デジタル化で医療サービス、ヘルスケアサービスがどうなるかを具体的に説明した方が、分かりやすくて理解していただきやすいという面があります。

**――デジタル化には、住民のウェルビーイングの向上度合いを見える化す**

**るという重要な役割がありますからね。しかし、例えば医療のデジタル化を進めていくには、厚生労働省とタッグを組んで推進していかなければなりませんね。**

**大串**　はい。もっと言うと、医療のデジタル化は、医療機関と厚労省、そしてわれわれデジタル庁が協力して担うべき仕事でしょう。実は、私にとってデータヘルス改革は副大臣になる前から、議連などを通じてずっと活動してきたこともあって個人的な思い入れもある分野です。まずは入り口的な「マイナンバーカードと健康保険証を一体化させる」というフェーズもありますが、ずっと先まで行くと「ゲノム情報で新しい薬を創るためにデータをどういうふうに活用しましょうか」というフェーズまで、幅広く医療データの活用は含まれます。

**――本書は、地方自治体の首長に読んでいただくことを想定していますが、大串副大臣からお伝えしたいメッセージはありますか。**

**大串**　やはり、マイナンバーカードの普及です。直近の有効申請受付数は、約９千85万（2023年２月末現在・総務省調べ）で、全国民に対する割合は72.　２％ですが、

まだ、地方自治体によって差がある状況です。特にお子さんや高齢者の

デジタル副大臣兼内閣府副大臣

**大串　正樹**（おおぐし　まさき）

昭和41年生まれ、兵庫県出身。平成元年東北大学工学部資源工学科卒業、３年同大学院工学研究科修了後、石川島播磨重工業株式会社、８年松下政経塾、15年北陸先端科学技術大学院大学知識科学研究科修了、博士（知識科学）、同大学員助教、20年西武文理大学準教授を経て、24年第46回衆議院総選挙初当選、29年経済産業大臣政務官、30年自民党副幹事長などを経て、令和４年８月より現職。「知識国家論序説　新たな政策過程のパラダイム」（野中郁次郎共著・東洋経済新報社）、「ナレッジマネジメント、創造的な看護管理のための12章」（医学書院）など多数の著書、論文を発表している。

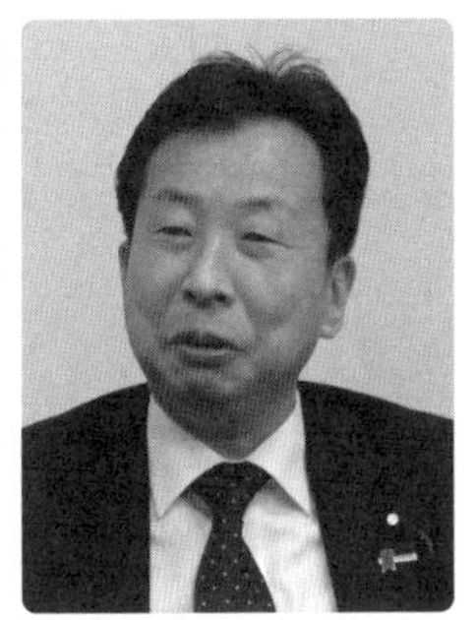

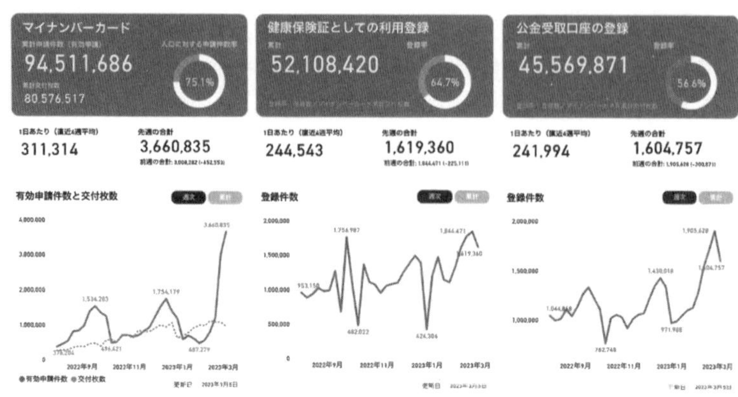


マイナンバーカード関連の政策ダッシュボード
マイナンバーカードの加入状況、健康保険証としての利用登録、公金受取口座の登録などが一目でわかるようになっている。
（出典：デジタル庁）

方たちですね。法律上義務化はされていませんが、わが国は国民皆保険である以上、国民の皆さん全員にカードを持っていただきたいという思いはあります。医療のデジタル化を進めていく上でも、まずは、マイナンバーカードを皆さんに持っていただき、使っていただく。デジタル庁としても、マイナンバーカードを使ってどんなサービスが受けられるのかということをさらにきちんとお伝えしていく必要があると考えています。

## マイナンバードによって、PHR がコントロールできれば予防も可能に

**――わが国の場合、マイナンバーカードにさまざまな個人情報を付加していくことに対し、社会的なコンセンサスを今後取っていく必要があるのではないかと思うのですが、大串副大臣はどのようにお考えですか。**

**大串**　現在、マイナンバーカードの中に入っている情報は、券面の記載事項や電子証明書などしかありません。実際は、鍵として活用し、いろいろな情報にアクセスできるという仕組みです。自分の健康記録は、マイナポータルの中で、その鍵を使ってアクセスして、「今自分の状態はこうで、ここ何年間こういう状態だな」というのが確認できるようになる、という

ことです。

**——実際に、マイナンバーカードでさまざまな情報がひも付けられると、その情報が盗まれると誤解している人も多いですよね。**

**大串**　例えば、クレジットカードを使ってアマゾンで買い物をした場合、何を買ったかというデータは全部アマゾン側に残っていますよね。そのデータをもとに、アマゾンから「お勧めの商品はこれです」というメッセージがきてもそんなにはアレルギーがないと思うんですね。

だけど、何となくマイナンバーというだけで、皆さん、いろいろなことを想像して「納税情報や収入など全部ばれちゃうのではないか」と誤解をしてしまっているケースもあるのではないでしょうか。そもそもマイナンバーカードにはそんな機能はありません。最初にマイナカードを配ったときに、「この番号は誰にも見せちゃいけない」という配り方をしたので、大きな誤解を招いている面もあるのではないかと感じています。番号自体にはほとんど問題なくて、海外だと、電話帳みたいに公開している国もあるぐらいです。それよりも、マイナンバーを使っていろいろな情報が自分でコントロールできることに対するメリットの方が大きいはずです。PHR（Personal Health Record）の機能が拡張できれば予防もできるようになります。

**——普及という意味では、役所からというよりもたぶんユーザー同士の口コミみたいなもので、「『こういうメリットがある』というような工夫があると、もっと良い」という意見もあります。**

大串　マイナンバーカードは、身分証明という意味では最強のカードになります。従って「なりすましができない」という意味では、例えば、転売防止に使えないかなど、民間側に使い方の工夫をアプローチしているところです。

## 医療のデジタル化によって、救える命が増える可能性も

**——確かに、副大臣がご指摘のように、例えば若いころから受けている健康診断のデータをきちんと蓄積して、自分のお薬手帳などの服薬情報、さ**

**まざまなPHRがマイナポータルを通じて、一元的にコントロールできれば、自分の健康管理にも使えるようになり便利ですね。**

**大串**　その通りです。将来的には、エストニアのように、万一、倒れて救急車に乗った場合でも、マイナンバーカードを使えば、直近のレントゲンの写真や医療情報から「この人はどんな病気を持ってるか」とか「この人は、こんなアレルギーを持っているからこんな可能性がある。だからこういう病院がいいだろう」ということで、ネットワークでつなげて、空きベッドを探して行って、すぐに治療を始められるメリットが挙げられます。つまり、救える命が増える可能性が広がります。

**――ただ、現状はそうではない、と。**

**大串**　今の日本だと、意識がない患者の場合、救急隊員はとにかく病院を電話で探して、連れて行く。受け入れる救急病院でも、何が原因か、検査して調べて、それから治療がスタートするというのが実情です。まだまだ命を救う最前線では、アナログの常識がまかり通っているわけです。ですから、こうした情報を医療機関や救急部隊などデジタルで共有できる仕組みが求められていると言えます。

## デジタル化によって、受ける恩恵は医療側も大。ただし、開業医のデジタル化は道半ば

**――こうした情報を共有できる仕組みとして、医療情報を集積するプラットフォーム構築が欠かせないというわけですね。**

**大串**　その通りです。先述の通り、われわれが進めている直近の仕事は、まず、公共のプラットフォームを構築していくということになります。また、さまざまに分かれている電子カルテのベンダーを一つのシステムに統合して、医療データを共有化し、デジタル化します。すると、診療報酬改定のたびに莫大な作業が生まれている現状が自動的に計算できるようになり、医療事務が大幅にコストダウンできます。

**――プラットフォームの構築は、どんな状況でしょうか。**

**大串**　正直、まだこれからという段階ですが、地方自治体の情報、ガバメ

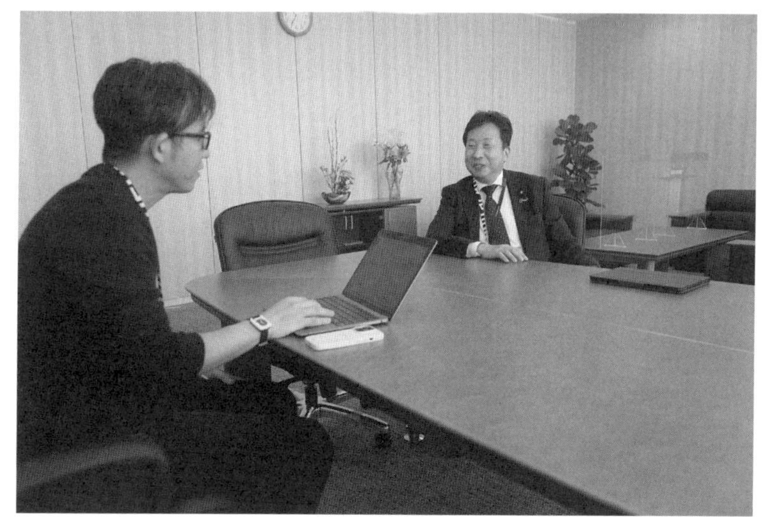

浅沼尚デジタル監（左）とミーティングする大串デジタル副大臣
（出典：デジタル庁）

ントクラウドという一つのクラウドサービスからいろいろなアプリケーションを自分たちで選んで使って、共通のデータ、ベース・レジストリを登録しておいて、それを活用することでいろいろな手続きが簡素化されていきます。

**——医療側にも相当なメリットがあることになりますね。**

**大串**　その通りです。カードリーダーを医療機関にも設置してもらうと、さまざまな医療手続きがデジタル化されて、医療事務が効率化されていくことになります。

**——医療側のデジタル化については、大病院のデジタル化は進行していますが、開業医のデジタル化はまだまだ進んでいないという状況が明らかになっています。例えば、OECD が昨春に出したデータによると、OECD 加盟国で、開業医レベルの電子カルテ普及率は、日本が49.9％（2020年・厚労省調べ）で、OECD 諸国では下位レベルという状況です。**

**大串**　マイナンバーカードと健康保険証を一体化するときも、病院はみんな大賛成だったのですが、開業医の一部は反対でしたね。もちろん、大病院は、デジタル化のメリットが分かっているので、コストダウンできるので早くやりたいのでしょうが…。この背景には、ご指摘のあった大病院と開業医側のデジタル化に差があることが関係しているのかもしれませんね。

## デジタル田園都市国家構想における健康・医療分野の先進事例

**――最後に、デジタル田園都市国家構想においても、健康・医療分野で地方自治体にとって役立つ先進事例などがあれば挙げていただけますか。**

**大串**　資料を取り寄せてみたら、結構、いくつか面白い事例がありました。例えば、岡山県吉備中央町の事例ですが、「誰一人取り残さないエンゲージメント・コミュニティの創生事業」で、具体的には、救急車の中でエコー装置を用いて医療機関と連携し、搬送時に適正かつ速やかに医療行為が行われたり、母子手帳のデジタル化により、発育情報や健診情報がデータで記録されていく内容です。さらに、スマートフォンを使用して自分のバイタル情報をチェックしたり、困りごとがあれば何でもサポートしてくれるサービスを受けることができたり、身の回りの生活におけるさまざまなものがデータ上で連携して、町民生活の利便性を向上させるとしています。

**――先ほど、大串副大臣が説明された医療サービスのデジタル化をほぼ具現化しているイメージですね。**

**大串**　そういうことになりますね。（編集注意：吉備中央町山本町長のインタビューは第３章地方自治体首長に聞く78P参照）それから、岩手県八幡平市の「遠隔見守り基盤システムの構築と遠隔の医療基盤の構築」なども面白い事業だと言えるでしょう。市販のウェアラブルデバイスを介して遠隔でバイタルサインなどをモニタリングする仕組みを常勤医が不在の地域に導入し、低コストで遠隔診療基盤を実現すると同時に、生体情報と位置情報を収集して高齢者を遠隔で見守るシステムとしても運用していくサービスです。

　住民のウェルビーイングのためには、ヘルスケアや医療単体ではなく、

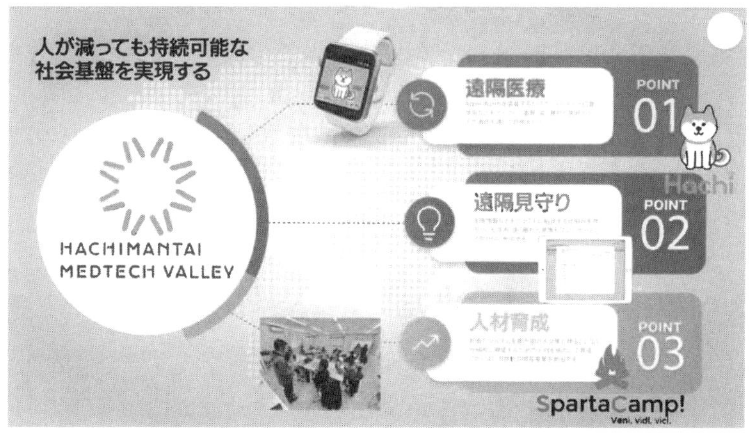


八幡平市メディテックバレープロジェクト概要
（出典：内閣官房デジタル田園都市国家構想実現会議事務局）

デジタルを活用して、救急や見守り、移動、教育など複数のサービスを組み合わせて実装していくことが地域を支える上で非常に重要になってきます。今後ともデジタル庁は、地域住民のウェルビーイングのために、地方自治体の皆さまの政策をデジタルで支えられるように、サポートしていきますので、ぜひご意見ご要望を（https://form-www.digital.go.jp/contact/）までお寄せください。

**――ありがとうございました。**

総務省

# 「遠隔医療の普及」と「PHR データの活用」を通じて医療 DX を推進

## コロナ禍で加速した遠隔医療のニーズ

総務省における医療情報化の取り組みには、大きく二つの柱があります。一つ目の柱が「遠隔医療の普及」、二つ目の柱が「PHR データの活用」です。

まず一つ目の柱、遠隔医療の普及に向けた取り組みについてご説明します。遠隔医療には、大きく分けて「医師―患者間のオンライン診療（DtoP:Doctor to Patient）」と「医師―医師間の遠隔医療（DtoD:Doctor to Doctor）」の２種類があります。総務省は2011年度に、遠隔医療システムの導入を円滑・適切に行うために必要となる知識や情報、システムの運用手順や構築パターンなどをまとめた『遠隔医療モデル参考書』を公表しました。その後、改訂版としてコロナ禍直前の2020年度に『オンライン診療版（DtoP）』を、翌2021年度には『遠隔医療版（DtoD）』を策定しました。

長引くコロナ禍は、テレワークをはじめ人々の生活や働き方を大きく変えましたが、医療においても同様です。2022年１月には、厚生労働省が『オンライン診療の適切な実施に関する指針』を一部改訂し、これまでオンライン診療が不可とされていた初診や新たな疾患に対しての医薬品の処方なども認められるようになったことで、オンライン診療が拡大しました。これを受けて、総務省でも『オンライン診療版（DtoP）』を早急に改訂する予定で、現在は医療機関へのヒアリングや事例の収集、有識者による検討などを進めているところです。例えば、新型コロナウイルスに感染医療・介護・健康データを利活用するための基盤を構築・高度化することにより、医療・健康サービスの向上・効率化を図り、「医療DX」を推進する。

**1．遠隔医療の普及**

**（1）研究開発・実証**

●課題解決型ローカル５Ｇ等の実現に向けた開発実証（R2〜R4）

ローカル５Ｇを活用した課題解決や新たな価値の創造等に向け、医療・ヘルスケアをはじめ現実の利活用場面を想定した開発実証を実施。

（参考例）
専門医の遠隔サポートによる離島等の基幹病院の医師の専門外来等の実現

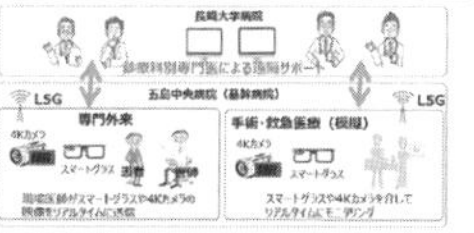


●高度遠隔医療ネットワーク実用化研究事業（R4〜R6）

医師の偏在対策の有力な解決策と期待される遠隔医療の普及に向け、８Ｋ内視鏡システムの開発・実証とともに、遠隔手術の実現に必要な通信環境やネットワークの条件等を整理。

**（2）ガイドライン等**

●遠隔医療モデル参考書

遠隔医療システムの導入を円滑・適切に行うために必要となる知識や情報、システムの運用手順や構築パターン等に関する参考書。「遠隔医療（D to D）版」と「オンライン診療（D to P）版」。

**2．ＰＨＲデータの活用**

**（1）研究開発・実証**

●認知症対応型AI・IoTシステム研究推進事業（R2〜R4）

IoTセンサーにより収集される生体データや環境データ等を集積し、AIにより解析することで、行動・心理症状（BPSD）の発症を事前に予測して介護者に通知するシステムを開発。

●医療高度化に資するPHR（Personal Health Record）データ流通基盤構築事業（R5要求）

日々の活動から得られるPHRデータを医療現場での診療に活用すべく、各種PHRサービスから医師が求めるPHRデータを取得するために必要なデータ流通基盤を構築する。

**（2）ガイドライン等**

●医療情報を取扱う情報システム・サービス提供事業者における安全管理ガイドライン

医療情報システム等の特性に応じた必要十分な対策を設計するため、想定される各リスクの特定・分析・評価を行い、それぞれのリスクの特性に基づいた対策を取るよう規定。

●民間ＰＨＲ事業者による健診等情報の取扱いに関する基本的指針

ＰＨＲ事業者がマイナポータル等からの健診等情報を扱う際の遵守すべきルールの指針を策定。

総務省における医療情報化の取組

（資料：総務省）

された患者さんが病院ではなく宿泊施設に入られた場合には、オンラインでの遠隔見守りの事例などもあったと聞いています。こうした新たな利用方法での運用手順や構築パターンなども踏まえた内容にしたいと考えています。

また、2020年度に厚生労働省が『オンライン診療の適切な実施に関する指針』を改訂し、遠隔手術をオンライン診療の一類型として位置付けると

**総務省情報流通行政局地域通信振興課**
**デジタル経済推進室長**
**内田　雄一郎**（うちだ　ゆういちろう）
1982年生まれ、東京都出身。早稲田大学法学部卒業後、2006年総務省入省、内閣官房日本経済再生総合事務局参事官補佐、在ベトナム日本国大使館一等書記官、内閣広報官付秘書官等を経て、2022年７月より現職。

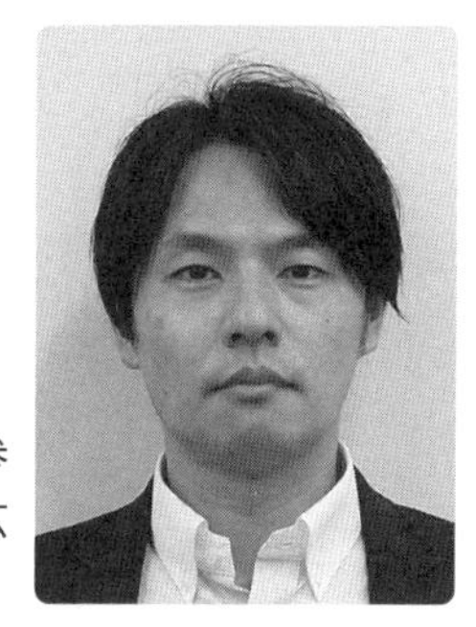

ともに、具体的な提供体制等について別途ガイドラインなどを作成するよう求めました。これを受けて、総務省では2020年度より、遠隔手術の実現に必要な通信環境やネットワークの条件整理のため、実証研究をスタートさせました。「高度遠隔医療ネットワーク研究事業」（2020～2021年度）の成果を踏まえて、2022年６月に日本外科学会が『遠隔手術ガイドライン」を策定したのですが、実際の環境で活用するには「まだまだ検証が足りない」という現場の声がありました。そこでさらにガイドラインの精緻化を進めていこうというのが、「高度遠隔医療ネットワーク実用化研究事業」（2022～2024年度）です。

遠隔手術の普及における一番の課題は、やはりネットワーク環境です。遠隔手術は外科医師が少ない離島などの地方部でニーズが高いと見込まれますが、おそらくネットワーク環境もあまり充実していないことが推測されます。このため、多様な通信環境への対応など、実際の活用シーンを想定した実証を行う必要があります。例えば、手術中に通信障害があった場合、通信回線を途中で切り替えることができるのかなど、より実践的な検証を行い、実用化に耐えうるかたちにしなくてはなりません。この事業が順調に進めば、2023年度には人への臨床実証も行う予定です。

## 医療・健康データの安心・安全な流通のために

次に二つ目の柱、PHR（パーソナル・ヘルス・レコード）データの活用による医療の高度化についてご説明します。

PHRの活用にあたり、近年大きな課題となっているのがサイバーセキュリティ対策です。実際に2021年10月、徳島県の町立病院がサイバー攻撃を受け、約２カ月間病院業務が滞る事案が発生しました。さらに、ランサムウェア等によるサイバー攻撃の事案が世界的な規模で立て続けに起きたため、2022年２～３月には総務省を含めた関係省庁で注意を呼び掛けています。こうした状況を踏まえ、関係省庁では医療情報を取り扱うガイドラインの見直しを進めています。

ちなみに、医療情報システムの安全管理ガイドラインは２種類あり、一

> 医師の偏在対策の有力な解決策と期待される遠隔医療の普及に向け、8K内視鏡システムの開発・実証とともに、遠隔手術の実現に必要な通信環境やネットワークの条件等を整理し、「遠隔手術ガイドライン」の精緻化に寄与する。

**高圧縮低遅延伝送技術による多様な通信環境に対応可能な遠隔手術の概念実証**

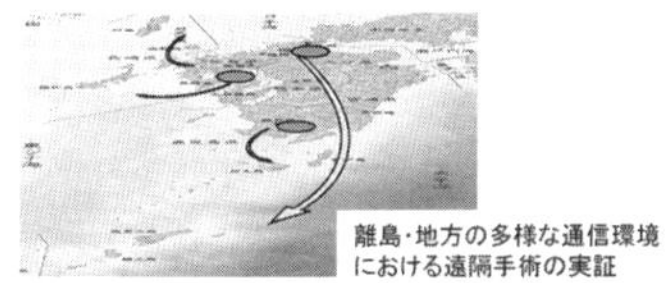


**複数コンソール機能・アノテーション機能実用化に向けた実証研究**

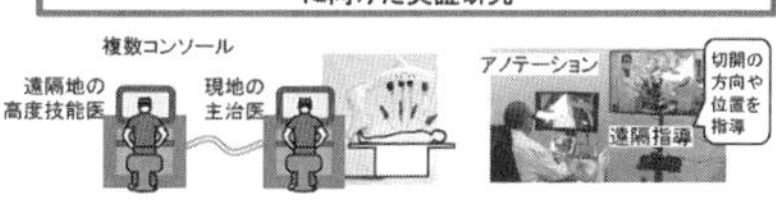


コンソール：手術支援ロボットのアームを操作するコントローラー、ディスプレイ等から構成されるコックピット。

アノテーション：遠隔の高度技能医による指導等のための現地主治医の術野映像に重ねてリアルタイムに表示できる手書等の指導機能。

**8K高精細化・リアルタイム高速信号処理アルゴリズム搭載 8K内視鏡システムの開発と実証**

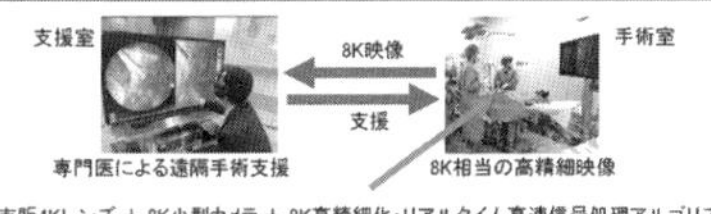


市販4Kレンズ ＋ 8K小型カメラ ＋ 8K高精細化・リアルタイム高速信号処理アルゴリズム
⇒ 8K相当解像度

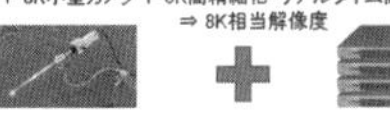

**遠隔手術支援ガイドラインの精緻化**

- 遠隔手術の提供体制に係る通信環境について、通信回線の冗長化、多様なネットワーク利用、コンソール・アノテーション機能を要件化等。
- 遠隔手術の実施体制に係る遠隔手術の適応術式について、ロボット機種、対象診療科・術式を検証に基づき規定等。

**高度遠隔医療ネットワーク実用化研究事業**

（資料：総務省）

つは医療従事者が参照すべきガイドラインで、厚生労働省が策定しています。もう一つは医療サービスを提供する事業者向けのガイドラインで、こちらは総務省と経済産業省の２省共管です。これら二つのガイドラインを総称して「３省２ガイドライン」と呼ばれたりもします。

現在、厚生労働省ではガイドラインを最新の状況にアップデートする見直し作業を行っており、それに合わせて総務省も経済産業省とともに『医療情報を取り扱う情報システム・サービス提供事業者における安全管理ガイドライン』を見直す計画です。ガイドラインはリスクベースマネジメントに基づいて整理し、次々に登場する新しいリスクに対するマネジメントプロセスが果たして適当なのか、改めて検証していく予定です。医療データはかなりセンシティブな情報ですし、患者さんはご自身のデータがどのように使われるのか、非常に高い関心をお持ちです。このため、2022～2023年度中の改訂を目指して早急に調査を進めています。

また、一般国民の関心が高い介護現場での負担軽減を図るため、「認知症対応型AI・IoTシステム研究推進事業」にも2020年度から着手しています。これは認知症患者さんの身体にIoTセンサーを装着させていただき、そこから収集されるバイタルデータや環境データ、介護者が入力する介護記録などを集積。これをAIが解析することで、認知症の行動・心理症状（BPSD）の発症を事前に予測し、介護者に通知するサービスです。コロナ禍の影響で介護施設の協力を得るのに苦労したものの、検証方法を工夫することで徐々にAIの精度も向上してきており、市場化に耐えられるものができつつあります。実用化後、まずは介護施設で導入していただくことを想定していますが、ゆくゆくは在宅で使えるようにしていければと考えています。課題はコスト面で、採り入れやすいパッケージにしないと普及させるのは難しいかもしれません。また、患者さんにとって身体にセンサーを装着されるのはストレスになりますので、ご負担を軽減できるデバイスの採用もポイントです。

## PHRデータの医療現場での活用

他には、「医療高度化に資するPHRデータ流通基盤構築事業」を2023年度からスタートさせることを計画しています。経済産業省が支援する民間PHR事業の領域と、厚生労働省が推進する電子カルテ等医療情報システム（EHR）の領域、その間をつなぐところが、われわれ総務省の領域だと考えています。

今回取り組むのは、PHRデータの流通基盤をつくり、民間事業者が収集したPHRデータを医療現場で診療に活用してもらうことで、医療の高度化に貢献する実証事業です。PHRデータの活用が医療行為にどのような影響を与えるかは、国内ではまだ医学的に検証されていません。そこでまずは技術面の課題を解決するため、PHR事業者が収集したデータを医療機関へ提供するための流通基盤を開発します。それを医療現場で実際に使っていただくフィールド検証を通じて、医学的な検証を進めていく計画です。あくまでも一般論ですが、日本人は個人情報や自分のデータが使われることに抵抗感・不安感を抱く傾向があります。それに対し、実証によりデータを活用することのメリットを体感していただくことで、こうした不安感も徐々に解消されていくのではないかと考えています。

## 医療分野での活用が期待されるローカル５Ｇ

総務省では、こうした取り組みのほかにも、先導的なICT利活用モデルの構築を通じて、ヘルスケア・イノベーションを促進しています。

その一つがローカル５Ｇの開発実証です。

総務省では2020年度から「課題解決型ローカル５Ｇ等の実現に向けた開発実証」をスタートさせています。ローカル５Ｇといえば、建設現場や工場、農場、河川の管理など、いろいろなフィールドで活用が進んでいますが、その中に医療現場があります。2020年度には、長崎県において、離島の基幹病院での診療や手術の現場を高精細カメラで撮影し、その映像をローカル５Ｇを使って本土の大学病院へリアルタイム送信することで、専門医の遠隔サポートを受ける実証が行われました。また、2022年度には、北海道において、医師が地域モビリティの中で患者さんを診察する際に、患者さんの皮膚などを撮影した高精細映像等をローカル５Ｇで遠隔の病院に送り、専門医の支援を受ける実証も予定されています。このように、ローカル５Ｇは医療現場でさまざまな活用方法があると考えています。先ほど遠隔手術の一番の課題はネットワーク環境と申し上げましたが、これは遠隔医療全般に言えることであり、その解決策の一つとして期待しているのがローカル５Ｇです。

大きな可能性を秘めたローカル５Ｇですが、一方で導入・維持コストの課題もあります。例えば、受信側の端末システムにバリエーションが少ないため、現在、防水性・防塵性が高く、工事現場でも使えるような端末システムや、小型カメラがセットになった端末システムなどの試作を進め、導入コストの低廉化を図っています。また、基地局に関するコストも課題の一つです。携帯キャリア基地局ほどではないにせよ、ローカル５Ｇ基地局もそれなりにコストがかかります。ローカル５Ｇネットワークは複数の機器で構成されるのですが、そこで使用する機器を特定メーカーのパッケ

**実証目標**

離島医療圏の高度専門医療へのアクセス向上を目的として、ローカル5G等の無線通信システムを用いて専門医の遠隔サポートを受けた離島基幹病院の医師による専門外来・救急医療の提供を実現するとともに、医師が常駐していない高齢者施設における診療・ケアを実現する。

コンソーシアム：（株）NTTフィールドテクノ、長崎県、国立大学法人長崎大学病院、長崎県五島中央病院、社会福祉法人なごみ会、医療法人井上内科小児科医院
実証地域　：長崎県長崎市、五島市
周波数・特徴　：4.8GHz帯（SA構成）　利用環境：屋内(病院、高齢者施設)

**実証イメージ**

五島中央病院（基幹病院）
L5G
専門外来
4Kカメラ
スマートグラス
手術・救急医療（模擬）
井上内科小児科
高齢者施設
スマートグラス

**実証概要**

| | |
|---|---|
| 課題実証 | ① 離島等の基幹病院における、スマートグラスや4Kカメラ映像を介した専門医の遠隔サポートによる高度専門医療提供に関する実証<br>② 離島等の医師が常駐していない高齢者施設における、看護師が着用したスマートグラス映像を介した遠隔診療・ケアサポートに関する実証 |
| 技術実証 | ローカル5Gの性能評価、電波伝搬特性評価及びエリア構築・システム構成の検証を実施すると共に、アップリンク/ダウンリンク比の検討や機器構成の要件検証を実施 |

**実証成果**

- 専門医の遠隔サポートによる高度専門医療については、脳神経内科、消化器内科、皮膚科いずれにおいても、4Kカメラ映像等から患者の表情や動き、病変など診療支援に必要十分な情報を得られ、また遅延のないコミュニケーションの実現により、専門外来支援や救急手術指導で実導入可能性を確認。スマートグラス自体の性能改善やローカル５G機器の小型化や接続工程の簡略化の課題。
- 高齢者ケアサポートについては、スマートグラスを付けた看護師が入居者の部屋を巡回診療したため「通信の途切れ・タイムラグ」の発生頻度が高くなる事象が発生した。診療介助者の"熟練"や"慣れ"が必要のため、現場が取り組みやすいシステム構成・デバイスの改良が必要。
- 遅延は全体で500msec以下(有線区間約4msec、L5G区間約8msec、エンコーダ／デコーダが約470msec)であり本実証中の医療関係者評価では遅延を感じる場面は少なかった。アップリンク帯域幅を拡大することで遅延時間をさらに改善できる知見も得た。一方、診療における人の動きや金属製等の遮へい物がある際は通信が不安定となり、今後更なる検討が必要である。将来的な普及展開では、ローカル５G基地局等の低廉化が進むことが期待される。

医療分野でのローカル5G 活用事例

（資料：総務省）

- 情報銀行は、**個人の実効的な関与（コントローラビリティ）の下で**パーソナルデータの流通・活用を効果的に進める仕組であり、その普及により、新規サービスの創出や国民生活の利便性の向上などが期待される。
- 認定情報銀行は、国の定めた基準を満たす信頼できる主体として、利用者個人の委任を受け、**パーソナルデータを管理するとともに、利用者個人が同意した範囲において第三者提供**する。
- **民間団体による任意の認定**の仕組を有効に機能させるため、平成29年11月、**総務省・経産省で合同の検討会**を立ち上げ、平成30年6月、**「情報信託機能の認定に係る指針Ver1.0」**を公表。令和4年6月に「Ver2.2」を公表。

- 令和元年6月に第一弾の認定を決定。令和4年10月時点で計6社を認定。今後も拡大を見込む。
- **健康・医療分野の要配慮個人情報**の取扱いについて検討するため、令和４年11月にWGを立ち上げ議論を開始。令和４年度中を目途に結論を得る予定。

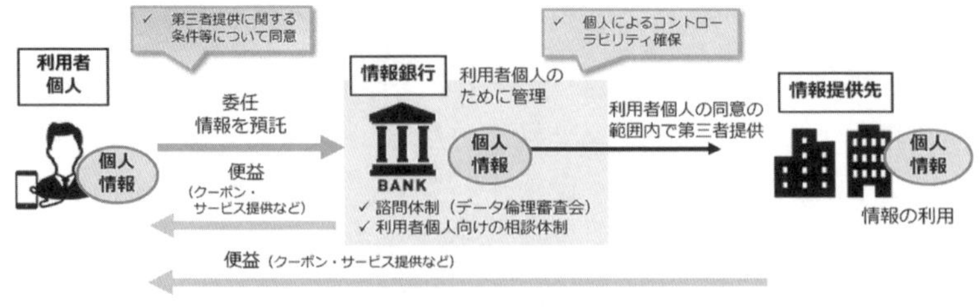


「情報銀行」とは

（資料：総務省）

ージにするのではなく、異なるメーカーの機器を組み合わせて構成できるようになれば、コストダウンに繋がるのではないかと考え、その検証にも取り組んでいます。このように、多様な端末システムの試作や機器のマルチベンダー化も試みているところです。

## 健康・医療分野での「情報銀行」の活用を促進

そしてもう一つが、健康・医療分野での「情報銀行」の活用です。

「情報銀行」とは、利用者個人の委任を受けてパーソナルデータを管理するとともに、その同意の範囲内で第三者提供を行う仕組みのこと。提供されたパーソナルデータを使って新規サービスが創出され、利用者個人には便益が還元されるモデルを想定しています。2022年10月時点で、国が定めた指針に基づき6事業者が認定を受けており、今後も拡大が見込まれています。情報銀行に関する今後の取り組みとして、健康・医療分野の要配慮個人情報の取り扱いについて議論を進めていくことにしています。健康・医療分野の要配慮個人情報としては、健康診断の結果や既往歴などが該当し、その取り扱いは慎重でなければなりません。

そのため、現在の指針では、情報銀行では取り扱わないことになっている要配慮個人情報ですが、マーケット・ニーズを調査した結果、要配慮個人情報にこそ価値があるのではないか、という意見が多くありました。認定事業者からのニーズも高く、情報銀行というスキームを普及させる上で避けて通れない議論のため、2022年度中に結論を出すべく、検討を進めてきました。情報銀行は医療・健康分野との親和性が高いと見込まれており、安心・安全を担保する仕組みとして医療情報流通のハブになっていければと思っています。

最後に、2022年10月に総理を本部長とする「医療DX推進本部」が立ち上がりました。ここまでお話してきた一連の取り組みを積極的に推進していくことで、総務省としてもしっかり貢献していくつもりです。

経済産業省

# 健康寿命延伸に向けたヘルスケア産業創出

## 「新しい健康社会の実現」に向けて担う役割

経済産業省はさまざまな政策を進めていますが、そのゴールは、詰まるところ、国民の幸せの追求や、Well-being（ウェル・ビーイング）の実現にあると考えています。そして、それらを実現する手段として、「新しい健康社会の実現」が位置付けられます。健康であることは、人々が幸せに生活する上で非常に重要な要素であり、だからこそ国民の健康を維持・増進する環境整備を進めていく必要があります。

ここであえて「新しい」とうたった背景には、日本の超高齢社会の現状があります。日本は世界に冠たる長寿国ですが、高血圧・糖尿病などの生活習慣病や認知症など、加齢に伴う疾患が急速に増加し、健康寿命は平均寿命より９～12年程度短くなっています。そのような状況下で国民の健康寿命を伸ばすには、医療や治療に入る前の“予防・健康づくり”（一次予防）が非常に重要です。そこで私たち経済産業省は“予防・健康づくり”に向けて新たなヘルスケア産業を創出・振興し、国民が便利に利活用できるように進めていきたいと考えています。その際、新たなテクノロジーを掛け合わせて進めていくことが、新しい健康社会の実現への鍵となるでしょう。

現在、社会全体でDX（Digital Transformation）が推進されていますが、ヘルスケアはテクノロジーの利活用に適しており、DXの恩恵を大いに受けることができる分野です。実際、テクノロジーにより国民一人一人

**需要面**　①健康経営の推進（企業が従業員の健康づくりを「コスト」ではなく「投資」として捉え、人的資本投資の一環として推進）

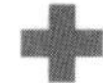

**供給面**　②ヘルスケアサービスの信頼性確保を通じた社会実装の促進

③PHR（パーソナルヘルスレコード：健康診断結果や日常の脈拍や歩数のデータ）を活用した新たなサービスの創出

**ヘルスケア産業の創出**

**健康寿命の延伸、健康長寿社会の実現**

ヘルスケア産業創出に向けたアプローチ

（資料：経済産業省）

の日々の健康データを収集・管理できる時代が到来しつつあります。ある人が「毎日何を食べているのか」「どんな生活習慣があるのか」「どのような疾患を持っているのか」などのデータを収集・分析できれば、その人の今後の疾患予防や治療に役立てることができます。ここに、ヘルスケアの新しい産業領域が広がっていくのではないでしょうか。

経済産業省商務・サービスグループ
ヘルスケア産業課長
**橋本　泰輔**（はしもと　たいすけ）

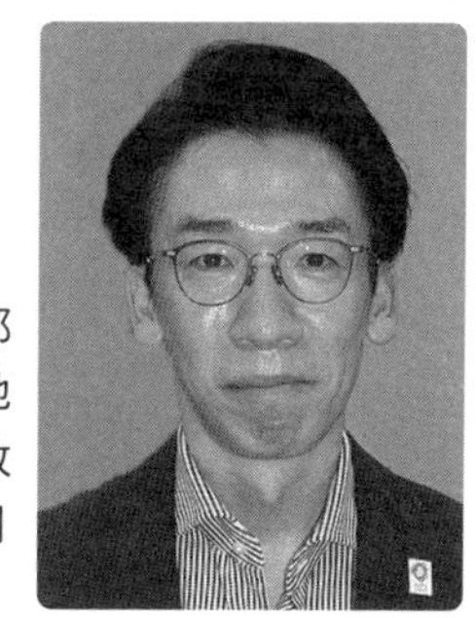

1978年10月27日生まれ。京都府出身。東京大学法学部卒。2002年経済産業省入省。その後、経済成長戦略、地球温暖化対策、産業人材政策、原子力政策、中小企業政策などに携わり、民間企業への出向を経て、2022年７月に現職。

● 健康経営とは、従業員の健康保持・増進の取組が、将来的に収益性等を高める投資であるとの考えの下、健康管理を経営的視点から考え、戦略的に実践すること。

※「健康」とは、「肉体的にも、精神的にも、そして社会的にも、すべてが満たされた状態にあること」をいう。（出典）日本WHO協会ホームページ

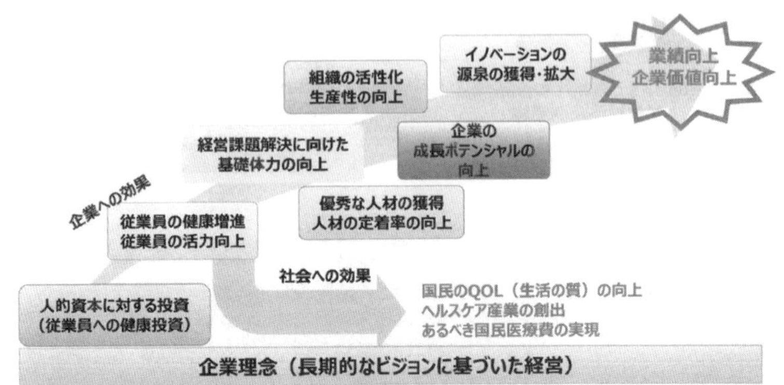


健康経営の推進

（資料：経済産業省）

## アプローチ①健康経営の推進

ヘルスケア産業創出に向けたアプローチとして、私たちは①健康経営の推進、②ヘルスケアサービスの信頼性確保、③ PHR（Personal Health Record）の推進、④ヘルスケアベンチャーの振興を掲げています。

①健康経営の推進において、改めて「健康経営とは何か」を突き詰めると、その答えは「従業員の健康づくりを“コスト”ではなく“投資”の一つとして捉え、経営的視点から健康管理を考えて戦略的に実践すること」と言えます。従業員の健康の維持・増進が仕事上のパフォーマンス向上や生産性向上に直結することは間違いないと思いますし、結果として企業の業績にも好影響を与える可能性が高いでしょう。他にも健康経営を実践する組織をつくることで優秀な人材の採用にもつながるなど、よい波及効果が期待できます。ちなみに、岸田文雄総理が掲げる「新しい資本主義」政策においても健康投資は重要な要素とされていますし、同政策のグランドデザインの中でも健康経営の推進がうたわれています。こうした観点を含めて、経済産業省として、従業員の健康づくりという観点だけでなく、競

争力の向上といった経済政策の観点からも、健康経営の推進を行っているところです。

健康経営に取り組む企業を“見える化”するため、経済産業省では以前より政府直轄事業として「健康経営優良法人」を認定する事業を進めてきました。制度を永続的に運営していく観点、また、民間の創意工夫を生かす観点から民間運営に移行することとし、2022年度より日本経済新聞社の事業を補助する形に変更しました。同社はすでに「Action！健康経営」というポータルサイトを立ち上げており、健康経営優良法人の申請受付業務もスタートさせています。「健康経営優良法人に認定されたら、どんなメリットがあるのか」などの情報を同サイトで発信していくことが不要であり、今後、同社の情報発信力やノウハウを活用しながら、有益な情報を企業に届けていく予定です。

## アプローチ②サービスの信頼性確保

②ヘルスケアサービスの信頼性確保を通じた社会実装の促進については、「なぜ信頼性確保が求められるのか」という背景からお話したいと思います。

上述の通り、国民の健康を維持・増進するためには、“医療・治療等”に入る前の“予防・健康づくり”をより活性化していく必要があることは言うまでもありません。ここでの課題は、“医療・治療等”ではさまざまなエビデンスにより「どんな治療を行うのか」「どの薬を使うのか」が定まっている一方、“予防・健康づくり”にはそのようなルールがなく、こうした事情を背景としたトラブルの発生も大きな問題となっています。そのため、私たちはヘルスケア分野にも一定のエビデンスの構築を促し、また、それをオーサライズする仕組みが必要であると考えています。とはいえ、医療分野のような厳格な法制度を短期間で構築するのは難しいため、まずは民間で事業者団体を立ち上げていただき、その中で適切なルールを決め、「この団体の会員であればルールを遵守している」と消費者に発信していただくこととしています。

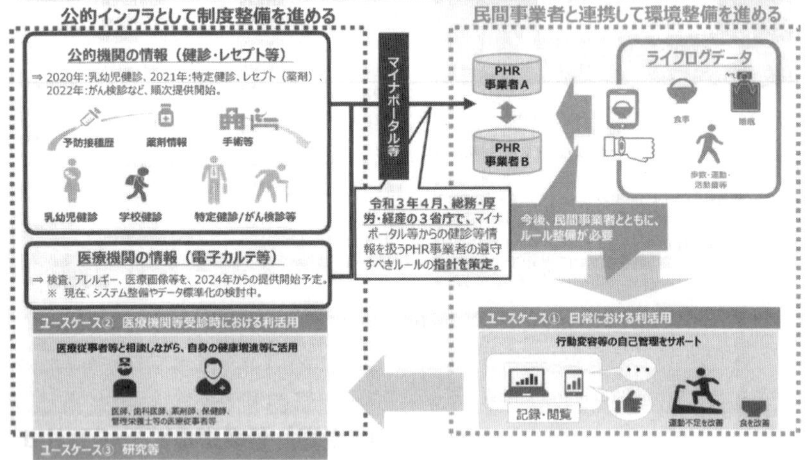


PHR の推進

（資料：経済産業省）

その上で、医学会と連携してヘルスケア分野のエビデンスを整理し、適切な指針づくりの実施も進めています。2022年８月から、高血圧・糖尿病・認知症などの特定の分野において、どのような介入をすればどのような効果が期待できるのか、医学会の協力の下、エビデンスを整理していただく事業がスタートしています。２～３年は要すると考えられますが、こうしたエビデンス整理や、それに基づく指針が確立され、それらが事業者や消費者に浸透していけば、ヘルスケアサービスにおける一定の信頼につながっていくのではないでしょうか。

## アプローチ③ PHR の推進

③ PHR（Personal Health Record）は、近年のテクノロジーの進歩を踏まえた新しい領域です。PHR を活用したサービスには多種多様な分野が想定できるため、既存の業界の枠にとらわれない、業界業種横断的な取り組みが必要です。そのため、あくまでも民間事業者が主体ではありますが、業界をまたいだ連携を促進すべく、経済産業省も民間の取り組みを後

押ししています。具体的には、PHRに関連するさまざまな企業が参画する、事業者団体の設立を支援しているところです。2022年6月には、通信・保険・製薬などの業界から15社が集まり、設立宣言も行われました。2023年度前半の設立を目途としていると聞いています。

PHRの活用に関しては、セキュリティやサービス品質の確保がまず課題として思い浮かびますが、標準化も必要です。いろいろなところから集めたデータが他では使えないとなると、応用性がなくなってしまうからです。また、運動・睡眠・食事などの日々のライフログに加えて健診のデータ、医療分野のデータとしっかり連携ができることで、PHRはより有効に活用されることになります。今後設立される事業者団体には、このような領域での活動も期待されています。もちろん、現在の15社だけでなく、幅広く門戸を開いてさまざまな事業者にご参加いただくことが重要だと考えています。

## アプローチ④ヘルスケアベンチャーの振興

PHRを含め、ヘルスケアサービスの分野は、新たな発想や創意工夫が強く期待されているという観点で、ベンチャー企業が活躍できる可能性が高い分野だと考えています。ベンチャー支援に関して、経済産業省では「Healthcare Innovation Hub（InnoHub）：イノハブ」という相談窓口を設け、「事業化したいが、何か支援はないか」「さまざまなノウハウを持つ企業と連携できないか」「大企業とプロジェクトを組めないか」など、多種多様な相談に対応しています。他にベンチャーの芽を育てていくための取り組みとして、「ジャパン・ヘルスケアビジネスコンテスト（JHeC）」を毎年開催し、ヘルスケア分野の課題解決に挑戦する企業・団体を表彰しています。

2022年度で8回目の開催となりますが、グランプリや優秀賞を受賞した企業は知名度が向上し、ベンチャーキャピタルからの資金調達が順調に進むケースが多く、過去の受賞企業ではすでに2社が上場を果たしています。

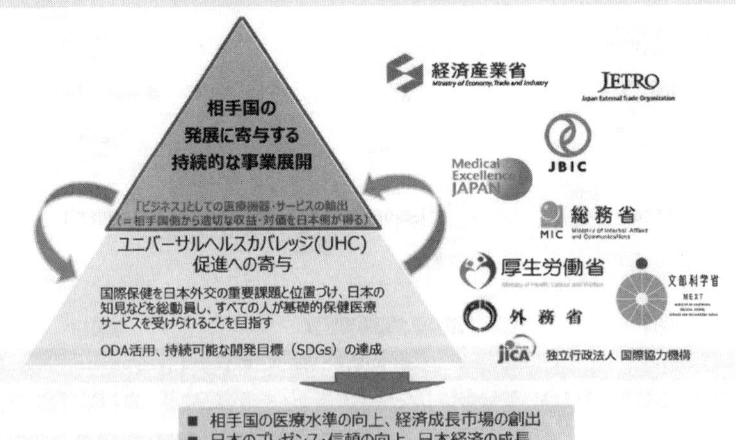


医療機関・サービス国際展開（アウトバウンド）
アウトバウンド推進のイメージ

（資料：経済産業省）

## 国際展開の支援について

国際展開に関しては、まず「健康経営」という日本独自の考え方を海外に持ち込むことができれば、健康経営にひも付くサービスの国際展開も可能になるのではないかと考えます。そのためには健康経営をされている企業を客観的に評価する指標が必要です。

一方で、医療機器や検査機器の国際展開の支援も続けており、その支援実績や事業化実績は数十社に上ります。日系企業は内視鏡や超音波診断装置などの診断機器では高い世界シェアを獲得しているのですが、治療機器分野では国際競争力を十分に持てていないという現状があります。そこで今後は、単発的に支援するだけでなく、もっとさまざまな領域に広がりを持って国際競争力を高めていきたいと考えています。

現状、国内には、一般社団法人「Medical Excellence JAPAN（MEJ）」という団体があり、主に会員のヘルスケア企業に向けて医療の国際展開支援を提供しています。 そもそも医療機器や検査機器は、現地の医療関係者や学会関係者などと深いつながりがなければ、なかなか売れるものではありません。そこでアジアを中心に海外にもMEJのような団体を設立し、互いに窓口になり、そこをハブとして各地の有力者、病院、医療関係者、学会関係者につながる環境をつくろうと動いているところです。そのような環境整備を行うことを「MEXプロジェクト」と呼んでいますが、その上で、どのような対象であれば日本の医療機器・診断機器が闘えるのか、市場を見極めながら効果的に投資をする、といった戦略的な対応を図っていきたいと考えています。

今回は一次予防の取り組みについてお話してきましたが、今後は“継続的なケア等”（三次予防）についても、経済産業省として何かできることはないか、考え始めているところです。そのあたりの課題に対して、新たなビジネスを創出することができないかを含め、検討していきたいと思います。

## 国土交通省

# Well-beingにつながる健康・医療・福祉のまちづくり

### 「幸せに死んでいくことが重要」

近年、国土交通省が担当する「まちづくり」においても、「Well-being（ウェル・ビーイング）」は最重要ワードとなっています。まちづくりにおいてはインフラなど技術的な基盤整備だけでなく健康・医療・福祉の視点が不可欠であり、最終的には「どうすれば人は幸福になれるのか」がポイントだと考えます。私は前職の内閣府で大学医学部の教員や臨床の医師の方々からお話を聞く機会が多かったのですが、もっとも感動したのは、「死なないことが幸せなのではなく、幸せに死んでいくことが重要なのだ」という言葉でした。幸せに死ぬとはどういうことか。これはまさにWell-beingにつながる思想です。幸せに死ぬためには健康寿命を延伸し、最終的に医療や介護にアクセスできることが重要で、国土交通省としてその前段にどのような施策が必要なのか考えるべきだと教えられました。

国土交通省では2014年より「健康・医療・福祉のまちづくりガイドライン」を策定し、まちづくりについても健康・医療・福祉の視点で必要な事業や施策へと大きく舵を切っていくことを基本認識としました。そのため自治体では、首長を中心に都市・住宅・健康・医療・介護などの関係部局の横断的な組織体制づくりの促進を目指します。基本施策は、日常生活圏域において健康・医療・福祉などに必要な機能を確保すること。歩行空間の整備や公共交通ネットワークの充実などに一体的に取り組み、コンパクトシティの形成を目指してきました。コンパクトシティの形成のため、病

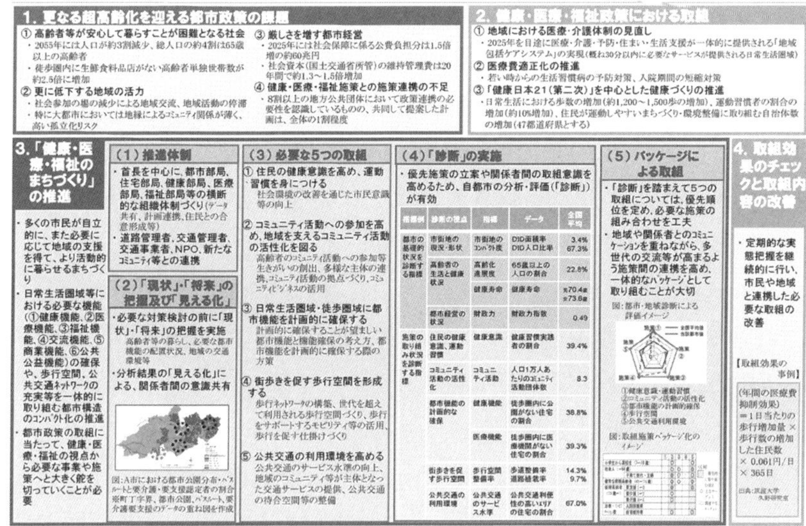


健康・医療・福祉のまちづくりの推進ガイドライン

（資料：国土交通省）

院、介護施設等の移転に対する財政支援も行ってきました。

## 「ウォーカブルなまちづくり」に329都市が参画

2020年からは「居心地が良く歩きたくなるまちなかづくり」（ウォーカブルなまちづくり）という政策を打ち出し、従来の施策をパワーアップさせました。その基本施策では公共の空間と民間が持つ空間の垣根を取り払

国土交通省都市局
まちづくり推進課長
喜多　功彦（きた　かつひこ）

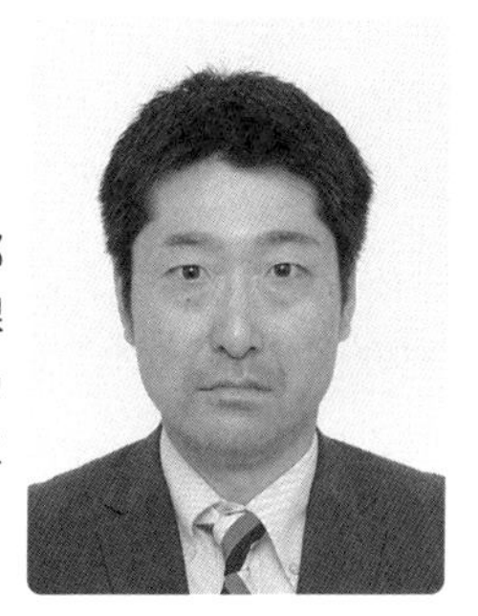

1976年2月15日生まれ、香川県出身。東京大学経済学部卒業。98年建設省入省、2016年国土交通省都市局総務課企画官、18年総合政策局政策課政策企画官、19年都市局都市計画課都市機能誘導調整室長、20年内閣府地方創生推進事務局参事官（国家戦略特区担当）、22年7月より現職。

い、両者を融合させるかたちで歩きたくなるような空間の展開を目指します。ポイントとなるのが「WEDO」です。「WEDO」とは、「Walkable（歩きたくなる）」「Eye level（まちに開かれた）」「Diversity（多様な人々が集う）」「Open（居心地のいい空間）」のこと。2022年7月31日時点で、329都市がこの考え方に共鳴され、すでに73都市が「ウォーカブル区域（滞在快適性等向上区域）」を設定されています。

人々の外出機会を増やすことはまちににぎわいをもたらすだけでなく、歩くことで人々の健康増進につながります。こうした健康福祉の考え方は、以前は医療・介護関係が中心でしたが、それだけではなくまち全体に広げていくべきだという理念が、多くの自治体の共感を得たのだと思います。折しも2020年はコロナ禍が始まった年で外出自粛が叫ばれましたが、これが逆に人々の中にある「外へ出かけたい」という気持ちを顕在化させ、オープンスペースの価値の見直しにつながりました。実際、オンラインでの交流が普及すればするほど、リアルな交流が見直されていくことに似ていると感じます。もちろん、ご参画いただいた都市の中には観光振興を目的とされているところもありますが、どちらかといえば、そこに住んでいる住民向けのデイリーユース面を目的とされるところが多く、広い意味での地域活性化を目指しておられます。それが観光客にとっても、最終的にいいまちになるのではないでしょうか。

## 課題は健康コンテンツづくりと担い手の育成

厚生労働省が健康増進法に基づいて策定した国民健康づくり計画においては、国土交通省も現在、「健康日本21（第二次）」（2013年～2023年）を実施しています。第二次終了に向けて、2023年春ごろまでに次期健康づくり運動プランを策定する必要があり、これまでの取り組みを検証し、施策をどのように進化させるか検討しているところです。

ここでのポイントは「徒歩圏（ネイバーフッド）」です。これまでは比較的広いエリアで考えていたのですが、今後は15分ぐらいで歩ける徒歩圏単位で施策を再検討し、どのような空間を創り、コミュニティの拠点を設

- 健康増進法に基づき、基本方針である国民健康づくり運動プランを厚労省が策定（大臣告示）。現計画（「健康日本２１（第二次）」）がR5年度末までのため、次期プランをR5春メドに策定予定。その後、都道府県計画等（R5年度末メド）が策定予定。
- 健康まちづくり分野について、次期プランへの記載や、都道府県計画等のためのガイドライン等の検討が必要

**国民健康づくり計画のスケジュール**

H24:健康日本21（第二次）の策定

H25～R5:健康日本21（第二次）

R2～R4：予防・健康づくりに関する大規模実証事業（事業の一つとして、健康にやさしいまちづくりのための環境整備に係る実証事業を実施）

R4:現計画の最終評価

R5春頃:次期健康づくり運動プラン策定

R5:都道府県計画等の策定

R6～:次期健康づくり運動

**都市局の健康まちづくりに関する動き**

H22～23：健康まちづくり等に関する検討会

H26：立地適正化計画制度（都再法改正）

H26.7：健康・医療・福祉のまちづくりの推進ガイドライン

H29.3：まちづくりにおける健康増進効果を把握するための歩行量（歩数）調査のガイドライン

H30.7：健康・医療・福祉のまちづくりの手引きー地区レベルの診断と処方箋ー　（地域の課題分析（診断）等の具体的手法を提示）

R2：ウォーカブル制度（都再法改正）

R4：次期健康づくり運動プランとその後の都道府県計画等と歩調を合わせ、まちづくり分野での取り組み方策を深掘り。具体的には、大規模実証調査（厚労省）や各都市での取組実態を踏まえ、記載内容やガイドライン等の整備、都市局施策の深掘りなどの検討が必要

- 健康まちづくりについては、これまで、都市局においても、立地適正化計画等の都市局施策との連携とともに、ガイドライン・手引き類を発出
- 例えば、立地適正化計画においては、多くの都市で、医療・福祉政策との連携を図っているなど、施策連携が進展
- 一方で、健康まちづくりの実行にあたっては、計画のみならず、施設整備や、健康づくり活動等のコンテンツづくり、担い手との連携が重要

○立地適正化計画の連携分野

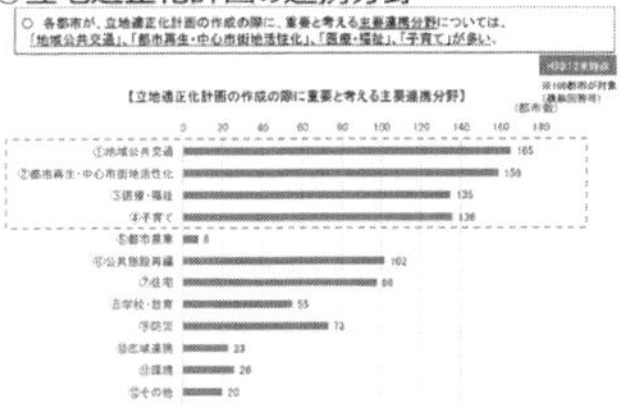

○ 各都市が、立地適正化計画の作成の際に、重要と考える主要連携分野については、「地域公共交通」、「都市再生・中心市街地活性化」、「医療・福祉」、「子育て」が多い。

【立地適正化計画の作成の際に重要と考える主要連携分野】

○健康・医療・福祉のまちづくりの推進ガイドライン

必要な取組として、
①住民の健康意識向上、②コミュニティ活動の活性化、③徒歩圏への都市機能の確保、④歩行空間の形成、⑤公共交通の利便性向上　を提示

○地域包括ケア等、介護福祉政策においても、小中学区程度のエリア単位の取組を推進

**【取組推進の課題】**

健康まちづくりを具体的に進めるためには、
- 徒歩圏等の**ネイバーフッド単位**で、
- 歩行空間やコミュニティ拠点、広場公園等の**ハード整備**
- **担い手**の強化（エリマネ、地域運営組織等）によるコミュニティ・コンテンツ活動（例：健康教室）の促進

が重要であるが、具体的施策（予算制度等）での打ち出し、連携が不十分。

**【施策の方向性】**

・**厚労省（健康局、老健局）**〔＝全般、コンテンツ（地域包括ケア・介護総合事業等）〕、**内閣府・総務省**〔＝地域運営組織等の担い手〕、**都市局**〔＝ハード（立適によるコミュニティ施設等の健康関連施設立地、ウォーカブルによる環境整備）、エリマネ〕**が連携し、デジタル技術や行動経済学の要素も加えたより具体的アクションに繋がるガイドライン**（手引きと事例）等をとりまとめ

⇒　厚労省による検討会等の立ち上げ、都市局の参画
　これまでの各都市での取組状況のレビュー、優良事例の収集

**・ガイドラインを踏まえた、予算制度の検討**

⇒　健康まちづくりに資するネイバーフッド単位のコミュニティ施設や歩行者空間整備、デジタル活用等への支援の強化（R5予算要求）

次期健康づくり運動に向けた健康まちづくり施策の方向性（案）

（資料：国土交通省）

けていけばよいのか検討を重ねているところです。エリアの広さに関しては、地域包括ケアシステムが設定する中学校区や、あるいは小学校区でもいいのかもしれません。

また、これまで国土交通省が担当してきた道路や公園や施設の管理だけでなく、地域の団体やNPOなどが行っている健康教室などの健康まちづくり活動を推進する体制づくりも必要です。例えば、地域の医療福祉関係者や大学医学部と連携して、何かヘルスケア推進に役立つコンテンツがつくれないか。ちなみに、フィットネスジムと連携した活動を上手に展開されている自治体もあります。

さらに健康づくりを推進する「担い手」の育成も重要な課題です。私が英国に駐在していたとき、ロンドン市の公園部局にはスポーツや運動を教える人材が常駐し、施設管理の人材と対等な関係で働いていました。例えば、元プロサッカー選手や元プロテニス選手が地域の子どもたちを指導し、それがスポーツの裾野を広げ、ひいては住民の健康づくりにも役立っていました。日本で「まちづくり」というと工学や建築学を学んできた人が担当することが多いですが、そういった人材が健康づくりを担当するのは難しい一面があります。一方で、健康づくりに強い人材も確実に存在するはずなので、そのような人材をどのように活用していくのか。ボランティアに頼り過ぎず、職業化できる仕組みづくりをいくつか試してみたいところです。

そして、これはあくまでも私見ですが、公園の施設計画が古い時代のものが踏襲されたままになっており、使用頻度の低い施設がそのまま残されていたり、反対に人気のある施設の利用をめぐり競争が過熱する傾向が散見されます。今後は運動施設をつくるにも、競技人口や需要のデータなどを踏まえて計画することはもちろん、マルチユースな施設としたり、時間帯や需要に応じ施設用途を変動できるようにするなど、改善を図るべきだと思います。

## スマートシティにおける医療 MaaS の取り組み

スマートシティと関連する健康まちづくりの取り組みにおいて、国土交通省がポイントと考えるのは病院までのアクセスです。医療と交通の連携は地方部で極めてニーズが高いですし、都市部でも決して低くはありません。例えば、柏の葉スマートシティ（千葉県）では、病院（国立がん研究センター東病院）と連携し、駅に到着した段階で病院にチェックインできる仕組みを構築し、「待ち時間の軽減」を図ろうとしています。さらに2022年７月には病院敷地内にホテルが開業しました。遠くから来院されたがん患者さんやご家族が治療の際に宿泊ができ、患者さんの同意が得られれば病院・ホテル間で患者情報を共有し、体調不良時にはケアスタッフによる緊急対応なども行います。病院側からすれば、遠くから来院された患者さんの様子を２～３日見守りたい。とはいえ、病床規制があるため、入院していただくことはできません。そこで隣接するホテルと連携し、すぐに対応できる場所に泊まっていただくわけです。国土交通省としては、駅と病院を結ぶ医療 MaaS（Mobility as a Service）やホテルでの医療費決済サービスなど、コンシェルジュのようなサービスで連携できれば……と考えています。これも DX が進んで、情報連携が技術的に可能になったからこそ実現できるサービスで、病床規制や増大する医療費削減の一助になり得る画期的なアイデアだと思います。

医療 MaaS に関しては、茨城県つくば市がかねてよりラストワンマイル問題に取り組み、すでに実証実験も行われています。筑波大学や民間事業者と連携し、公共交通機関から病院までの間に新型モビリティを走らせるなど、誰でも気軽に医療・福祉などのサービスにアクセスできる環境を整備しようとされており、国土交通省としてもこうした取り組みをぜひ応援していきたいと考えています。

都市のさまざまな問題を DX で解決しようとするスマートシティの取り組みは、アーキテクトなどと呼ばれる外部の専門人材を活用する点で、まちづくりの民間開放だと考えています。この専門人材は、IT 系のコンサルタントなどをイメージされやすいのですが、地域によっては、医学部の教員や病院の医師が候補者としてふさわしい場合があります。今後、ますます、地域に根ざした医療系の外部人材との連携が重要になってきます。

他にもDXを活用すれば、いろいろできることがあるはずです。財政支援的なものも含めて、政策を具体的な制度として落とし込み、次期「健康日本21」の方向性を出していきたいと考えております。

## 未採用の自治体はぜひ施策の理解と活用を！

2020年4月、新たな国家戦略特区として、「デジタル田園健康特区」が指定されました。地方部で特にニーズが高い健康・医療などの課題に対して、複数の自治体が連携して課題解決を図る取り組みで、まずは岡山県吉備中央町・長野県茅野市・石川県加賀市の3自治体が指定を受けました。地理的に離れた3自治体がデジタル技術を使ってデータと施策の連携を図っていくという、全く新しい取り組みです。

この構想では、自治体を超えたデータ連携はもちろん、地域の医療機関・医療従事者と連携し、救急医療における救急救命士の役割や在宅医療における看護師の役割などのタスクシフトを推進していきます。また、「医療版」情報銀行制度の構築や、AI・メタバースといった新技術の積極的な活用も視野に入れています。もちろん、自治体だけでこうした取り組みを推進するのは難しいため、岡山大学医学部病院や諏訪中央病院など地元の医療機関や医師などの専門家、情報通信事業者、医療機器事業者などと緊密に連携することで、健康・医療分野に着目した新しいまちづくりを目指しています。国土交通省も厚生労働省、内閣府、デジタル庁、総務省などの関係省庁と連携しながら、推進していく計画です。

今後はここまでご紹介した施策を自治体に浸透させていくことが目標となります。具体的には、自治体の都市部局や福祉部局などに直接伺って、私たちの施策の趣旨・内容・メリットをご説明に回らせていただくことを考えています。観光面でも福祉面でも、いろいろな活用方法がある施策だと自負していますので、まだ手を挙げていない自治体には、全国の地方整備局を通じて個別にご相談の機会をいただければ何よりです。すでにご参画いただいている自治体からは、外へ出かけたくなる空間、歩きやすい空間、にぎわいがある空間は健康・観光・商業活性化・地域コミュニティづくりのそれぞれの観点からも重要だと、ご理解と共感をいただいています。ぜひ制度を知っていただき、活用していただければと思います。

# 第3章

## 地方自治体

## 広島県

# 県民の健康寿命延伸と新たなヘルスケア産業創出にまい進

**――広島県では、健康を今後の政策の重要な柱と位置付けられていると伺いました。**

**湯﨑**　「人生100年」と言われる中で、特に県民の皆さんの健康寿命をいかに延伸していくかということが非常に重要なテーマだと考えています。本県では、2020年に「安心▷誇り▷挑戦　ひろしまビジョン」を策定しました。同ビジョンは、概ね30年後、つまり2050年のあるべき姿を構想し、10年後の2030年の目指す姿を描くバックキャスト手法で、17の施策領域をまとめているのですが、健康も重要な柱と位置付け、健康寿命が全国平均を上回り、平均寿命の延び以上に延伸していくことをKPI（重要業績評価指標）に掲げています。

**――広島県の健康寿命の現状を教えてください。**

**湯﨑**　2019年時点での本県の健康寿命は、男性72.71歳、女性が74.59歳（全国平均男性72.68歳、女性75.38歳）です。男性は初めて全国平均を上回りましたが、女性は全国的には低位となっています。

**――健康寿命が全国平均を上回ることが第一の目標というわけですね。**

**湯﨑**　その通りです。同ビジョンでは、①ライフステージに応じた県民の健康づくりの推進②県内企業と連携した「からだとこころ」の健康づくりの推進③がんなどの疾病の早期発見・早期治療の推進④高齢者が生きがいをもって活躍できる生涯現役社会づくりの推進⑤「運動・食・集い」を軸とした介護予防の推進の五つを政策の方向性として挙げ、すべての県民の生活の質（QOL）の向上を目指して、健康づくりの取り組みを進めてい

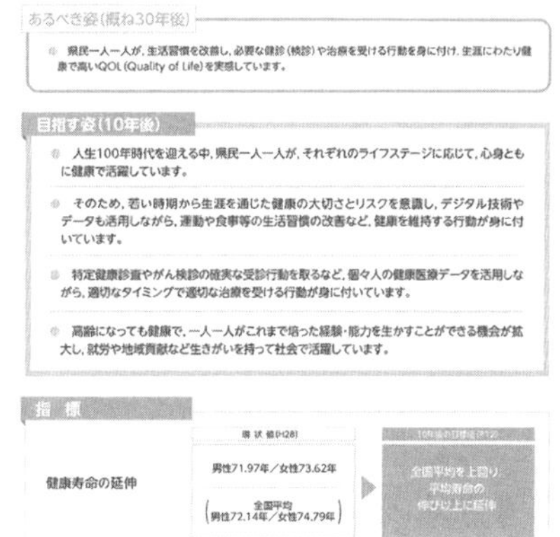

健康

あるべき姿（概ね30年後）

- 県民一人一人が，生活習慣を改善し，必要な健診（検診）や治療を受ける行動を身に付け，生涯にわたり健康で高いQOL（Quality of Life）を実感しています。

目指す姿（10年後）

- 人生100年時代を迎える中，県民一人一人が，それぞれのライフステージに応じて，心身ともに健康で活躍しています。
- そのため，若い時期から生涯を通じた健康の大切さとリスクを意識し，デジタル技術やデータも活用しながら，運動や食事等の生活習慣の改善など，健康を維持する行動が身に付いています。
- 特定健康診査やがん検診の確実な受診行動を取るなど，個々人の健康医療データを活用しながら，適切なタイミングで適切な治療を受ける行動が身に付いています。
- 高齢になっても健康で，一人一人がこれまで培った経験・能力を生かすことができる機会が拡大し，就労や地域貢献など生きがいを持って社会で活躍しています。

指　標

| | 現状値(H28) | |
|---|---|---|
| 健康寿命の延伸 | 男性71.97年／女性73.62年<br>（全国平均 男性72.14年／女性74.79年） | 全国平均を上回り，平均寿命の伸び以上に延伸 |

広島県の健康分野の将来ビジョン（安心▷誇り▷挑戦　ひろしまビジョン）
（出典：広島県）

ます。年を重ねても健康でいるためには、若いときから運動や食事など適切な生活習慣を定着させていくことが非常に重要だと思っています。

**――生活習慣を変えていくというのはなかなか難しいことだと思いますが、具体的には、どのようにして行動変容を促すのでしょうか。**

**湯﨑**　いわゆる働き盛り世代を対象に、DX（デジタルトランスフォーメーション）の施策の一つとして、デジタル技術を使って、若い時期から、

**広島県知事**

**湯﨑　英彦**（ゆざき　ひでひこ）

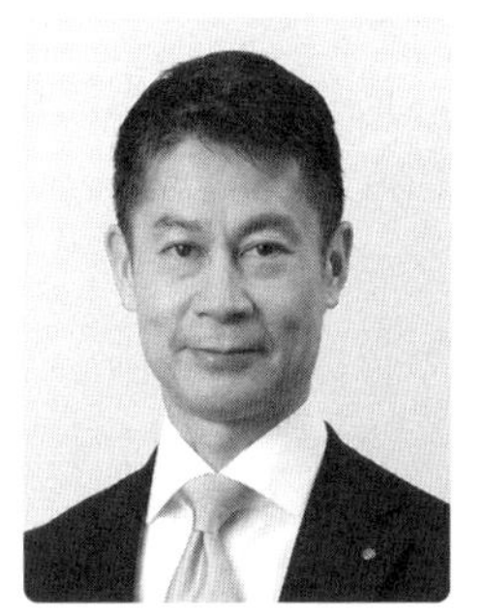

1965年生まれ、広島県広島市出身。広大附属高等学校、東京大学法学部卒業後、1990年通商産業省（現・経済産業省）入省。1995年スタンフォード大学経営学修士（MBA）取得。同年資源エネルギー庁原子力課長補佐、1997年通商政策局米州課長補佐、1998年米国ベンチャーキャピタルイグナイト・グループ出向。2000年アッカ・ネットワークスを設立し、代表取締役副社長に就任。2009年11月より現職。現在、４期目。

適切な運動や食事といった生活習慣につなげていく実証試験に着手しています。健康診断のデータを使って、AI（人工知能）で解析して、将来の健康リスクを見える化していくわけです。具体的には、「現在の生活習慣のままだと、こんなリスクがありますよ」とスマートフォンで見えるようにして、生活習慣を変えていくようにさまざまな介入を行っています。

今後、どのような介入方法に実効性があるのかということや、どれぐらい効果があるのかといったことをエビデンスとしてまとめ、エビデンスが確立できれば、これを応用して健康寿命の延伸につなげていく考えです。

**――「見える化」というと、国ではPHRを活用して、一人一人の健康データを管理できるような仕組みを構築ようとしています。貴県では、広島県医師会と共に地域医療ネットワーク「HMネット」を稼働されていると聞きました。**

**湯﨑**　今後、データを活用して健康管理をしていく仕組みの構築、特にご指摘のPHRの活用は、本県にとっても相当重要になってくると見ています。PHRをベースに、いかに自身の生活習慣改善につなげたり，予防的な介入を行ったり、あるいは適切な医療・介護サービスの提供を行うかといったことが課題になってくると思います。また、データをAIで解析して新しい産業に結び付けていく視点も問われてくるでしょう。

**――PHRの活用ということになると、県民の皆さんの同意をどのようにとっていくかという点も課題になるのではありませんか**

**湯﨑**　それはまさにこれからの課題だと言えるでしょう。PHRというのは、個人にとって健康状態の確認や適切な医療を受けるために重要ですし，社会的にも重複投薬や重複検査などを避け、コストを抑えながら適切な医療を提供するという意味で、患者一人一人と医療業界にとって、大切だと思っています。これらをPHR活用のメリットとして、どうやって県民の皆さんに参画していただくかという方法論は本県にとって大きな課題だと認識しています。

## モノづくりの強みを生かして、新たに医療機器産業を創出

**――「安心▷誇り▷挑戦　ひろしまビジョン」では、民間企業に対しても県の考え方を打ち出されていると聞いていますが、どのようなことになりますか。**

**湯﨑**　同ビジョンでは、県内企業に対し、従業員の健康を重要な経営資源と捉えて、「健康経営」を実践する企業を拡大させていく考えを打ち出しています。

加えて、健康すなわちヘルスケアという領域は、世界的に見ると成長産業の一つとも言えるわけです。このため、本県では、2011年度から医療関連の産業を、新成長産業分野と位置付けて、企業の育成やクラスターの形成を進めてきています。

**――もともと貴県は、“ものづくり”を軸に、造船・鉄鋼・自動車などの重工業や、電気機械・電子部品などの先端企業まで層の厚い産業群を形成されていますが、ここに新たに医療関連の産業も育成されていく、と。**

**湯﨑**　例えば電子機器、あるいはプラスチック、金属などは、医療機器関連のデバイスとか、器具などに転用できます。実績ベースで申し上げると、2011年度から2020年度まで10年間で、生産額では90億円だったのが375億円に上昇しています。

**――現実に、数字に現れているのは説得力がありますね。実際にどのように運用されているのですか。**

**湯﨑**　「ひろしま医療関連産業研究会」という産学官連携組織を立ち上げ、同研究会を中心に動かしています。同研究会の構成員は、当初28社で始まったのですが、現在453社にまで拡大しています。この開発を進めていくために、臨床現場や介護の現場が重要になりますけど、それを会員企業とつなぐために実証フィールドも提供しています。これまで200案件以上使用されていまして、さらに、2018年には、スタンフォード大学の池野文昭先生のご指導のもと、広島大学に「バイオデザイン共同研究講座」を設置しました。同講座では、バイオデザインの考え方に基づいて、革新的な医

療機器をつくっていくための人材育成を行っています。

## 期待される広島大学を中心とした健康医療分野への進出

**――2013年に策定された「日本再興戦略―未来への挑戦」および翌年にまとめられた「医療分野の研究開発における総合戦略」および2016年に政府の健康・医療推進本部で決定された「健康・医療戦略の実行状況と今後の取組方針2016」などで、新しいヘルスケア産業の創出についてうたわれていますが、貴県の取り組みはこうした国の動きとも呼応したものと言えますね。**

**湯﨑**　これからの時代は、ヘルスケアに対するニーズが高まっていくはずという見立てもあって、先述した「安心▷誇り▷挑戦　ひろしまビジョン」の重点項目に健康を位置付けたわけです。さらにアクションプランには、これまでの医療機器中心の投資から今後10年間は、医薬品などの創薬、あるいは機能性表示食品やヘルスケアサービスなど健康医療分野へウイングを広げていきたいと考えています。

**――詳しく教えてください。**

**湯﨑**　特に中国や東南アジアなど新興国の医薬品などの創薬、あるいは機能性表示食品などヘルスケアに対するニーズが拡大しています。新型コロナウイルスのまん延で、この傾向に拍車がかかっていますので、そうしたマーケットを捉えた開発をしていこうということですね。

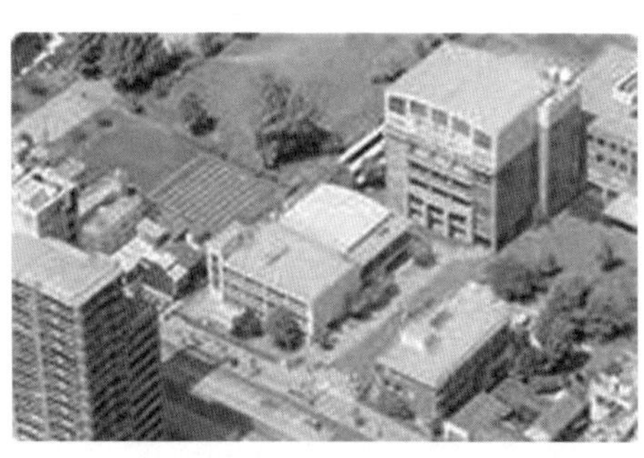

広島大学 PSI GMP 教育研究センター
（出典：広島大学）

例えば、広島大学の山本卓教授のゲノム関連、ゲノムの解析とゲノム編集などの研究がバイオ DX 産学共創拠点として、国立研究開発法人科学技術振興機構（JST）の「共創の場形成支援プログラム」に採択されました。同研究は、国内外のゲノム技術開発をけん引するトップランナー的な役割と高く評価されており、本県でもゲノム関連技術を使った産業づくりにぜひつなげていきたいと期待しています。

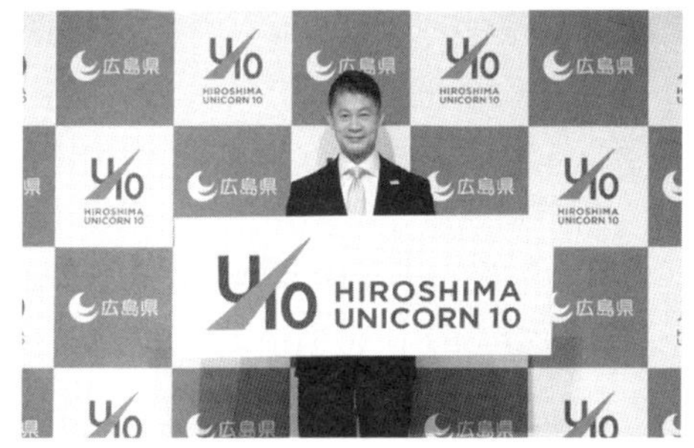

ひろしまユニコーン10を発表する湯﨑知事
（出典：広島県）

**――確かに、広島大学では、2022年に「PSI GMP 教育研究センター」が新設され、メッセンジャーRNA ワクチンをはじめ、核酸やペプチドなど治験薬製造施設が整備されつつあると聞いています。**

**湯﨑**　ご指摘の通りです。実は、広島大学は経済産業省の「ワクチン生産強化のためのバイオ医薬品製造拠点等整備事業」（2021年度補正予算）にも選ばれています。大学では唯一選ばれ、治験薬製造設備の稼働は2025年３月を予定しています。これに伴い、シード期の支援ファンドを同大が創って、内外のスタートアップを呼び込んでいくプランも着々と進んでいます。

**――岸田政権もスタートアップについては、かなり力を入れていますし、湯﨑知事もスタートアップ育成についてはひとしお思い入れがあるのではありませんか。**

**湯﨑**　そうですね。山本先生の技術をベースに、2019年に広大発のスタートアップ企業「プラチナバイオ」も設立されました。同社はゲノム関連技術のプラットフォームをつくっていく会社ですが、既にその技術は内外から注目されています。

本県では、2022年度からユニコーン企業に匹敵するような世界規模の成長企業が地元から生まれるのを後押しするプロジェクト「ひろしまユニコーン10」をスタートしています。

**――「ユニコーン」とは、発行済み株式総額10億ドル（約１千億円）以上のスタートアップ企業ですね。「プラチナバイオ」も「ユニコーン」になっていくことを期待しています。**

**湯﨑**　同社は、2022年の「ひろしまユニコーン10」12社のうちの一つに選ばれています。本県では、今後10年間で10社のユニコーンを設立させたいと考えています。まさに、ヘルスケア産業は将来の本県をけん引する産業になる可能性は十分にあると見ています。

## まちづくりにも、健康の概念を。人が中心の「ウォーカブルなまちづくり」を積極的に推進

**――最近では、国土交通省都市局などが中心になって「ウォーカブルなまちづくり」を推進するなど、まちづくりにも健康の要素が盛り込まれることが多くなりました。行動経済学のナッジ理論に基づいて、人々が自然に歩けるようなまちづくりをすることが、結果的に県民や市民の健康に寄与するという考え方です。湯崎知事はこうした傾向をどのように捉えておられますか。**

**湯崎**　ご指摘の「ウォーカブルなまちづくり」については、県民の皆さんの健康づくりにも非常に役に立ちますし、まちのにぎわいをつくる上でも非常に重要な要素だと考えています。「居心地が良く歩きたくなるまちなか」と言っていますが、まちづくりにおいて、人中心の空間を創っていく上でも不可欠だと言えるでしょう。

**――5月に、G7広島サミットが開催されるにあたり、世界からさまざまな人たちが広島を訪れるわけですよね。サミットの会場や平和公園周辺だけでなく、市内中心部にも回遊してもらえるような動線が必要ではありませんか。**

**湯崎**　その通りです。今現在も、平和公園には、外国をはじめたくさんのお客さんが来られるわけですが、市内中心部に入っていく人はすごく少ないんですよ。典型は、修学旅行生ですけどね。平和公園に行って、平和公園から帰ってしまうわけです。平和公園にバスを乗りつけて、そのまま宮島へ行っちゃうんですよ。広島の町を探訪しないんですよね。ですから、まちのデザインの中で、例えば本通りと呼ばれるメインストリートの入口なども外国人観光客を含めて、皆さんに歩いてもらう要素は非常に重要だと思います。

それを面的に進めていくためには、エリアマネジメントという考え方が重要で、今、各地区にエリアマネジメント団体や民間企業などが出来ていますので、そこと協力をしながら、歩行空間やあるいは歩行者を拒否しない建物にも注力しています。

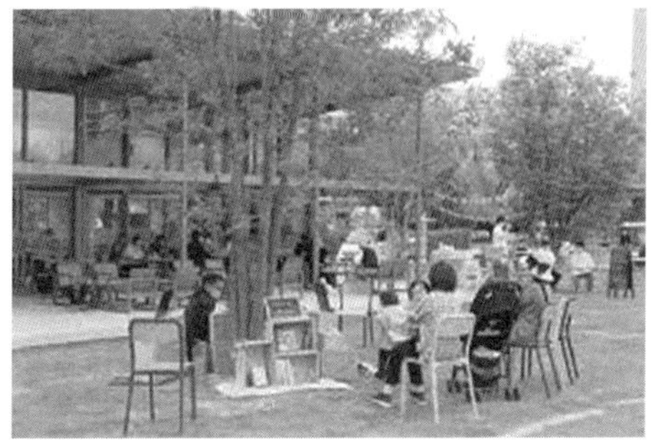

福山市中央公園　Park-PFI を使って、市民の憩いの場が広がっている
（出典：広島県福山市）

**——具体的には、どのようなものがあるのでしょうか。**

**湯﨑**　現在、広島市内の再開発を進めていく中で、従来は、金融機関やオフィスが入っていたりして、土日になると開いていないビルがいっぱいあるわけです。そこで、広島銀行は、1階はお店になっていて、カフェもあって、土日も開いていて、人々が通り抜けられるような店舗を徐々に増やしてくれています。さらにベーカリーショップの「広島アンデルセン」は、緑地や公園などを整備してくれて、人々が歩いたり、憩ったりできるまちづくりに貢献してくれています。

**——広島市以外の動きでは、どのようなものがありますか。**

**湯﨑**　例えば、福山市の駅前広場では、完成してまだ10年ぐらいしか経っていないんですけど、クルマ中心の構造になっているので、歩行者のための空間につくり直そうという動きを同市が「福山駅周辺デザイン計画」をつくって、推進しています。歩道を使ってオープンテラスを作ったり、芝生広場化して、人々が歩いたり、憩ったりということができるような空間づくりをやっています。さらに市内南側の図書館を併設する中央公園にはPark-PFI を使って、おしゃれなガーデンレストランなどを民間事業者が整備していて、公園に人が大勢集まってきています。公園で身体を動かして、遊ぶ、あるいは憩うというコンセプトなのですが、こうした取り組みを県としてもしっかりとサポートしていきたいと思っています。

**——ありがとうございました。**

## 神奈川県小田原市

# 市民の健康増進に具体化・活用した公民連携の理念

### 地域医療連携の整備と充実

**――まずは、小田原市の概要、魅力などのご紹介をお願いします。**

**守屋**　私は平素、“かつて人々は小田原を目指した”という表現を積極的に発しています。遡ればこの地には鎌倉時代から人々の往来がありました。下って戦国時代には北条五代がこの小田原を治め、江戸時代には宿場町として繁栄し、同時代に活躍した二宮金次郎は郷土の偉人として敬愛されています。明治期には政財界・文化人が数多く移り住み、いわゆる“邸園（邸宅と庭園を合わせた造語）文化”の地域の一つとなり、戦後は日本を代表する製造業各社がこぞって事業所を構えました。

このように、過去1000年以上にわたり人々が集積してきた地勢的な力がこの小田原にはあります。現在、当市は人口19万人ほどですが、人口規模を大きく上回る民間プレイヤーがまちの歴史を形成してきたと言えるでしょう。従って、市政を運営する上で民間プレイヤーとの連携は不可欠だと私は認識しています。この方針に則り、2022年３月に策定した第６次小田原市総合計画「2030ロードマップ1.0」には、「公民連携」を推進エンジンの一つに掲げました。地元だけでなく、市外部の民間プレイヤーにとってもいろいろなことに挑戦できるという意味を込めており、それが企業誘致にもつながっています。

**――2020年からのコロナ禍によって市況に変化などは。**

**守屋**　さまざまな制約を余儀なくされましたが、一方で、人口が社会増に転じ、その傾向が続いています。もともと風光明媚な地に加え都心まで1時間圏内、新幹線で約30分と交通の便も良く、豊かな食産業も多々あることから、都市生活のライフスタイルから転換するのに適した地と捉えられたのだと思います。

振り返ると私が市長に就任した2020年5月は、まさしくコロナ第1波の只中にありました。以来間もなく3年、徐々にウィズ・コロナの時代に入りつつあると認識しています。前述の総合計画で「生活の質の向上」を目標に掲げていますが、今般のコロナ禍では世界最高水準の医療・福祉サービスの提供が当たり前でなくなりました。これは8年間務めた県議会議員時代から地域医療連携を掲げてきた私にとっても、改めてこの問題の再考を迫られる事態でした。

**――市長が描く地域医療連携の姿とはどのようなものでしょう。**

**守屋**　2021年夏、全国的に救急搬送先が見つからず、医療機関に電話もつながらない、という状態になりました。その中で小田原市立病院は県西地域2市8町の患者を受け入れる地域の基幹病院として、コロナの疑い患者から重症患者までシームレスに対応していました。しかし、コロナ禍の只中、他の各種疾患の発生が低下するわけではなく、これらすべての患者を小田原市立病院のみで受け入れることは到底できません。

そこで、民間病院各院とも顔の見える関係を作って、相互に情報を共有することで地域医療の連携網の構築に努めました。特にコロナ流行ピーク

**神奈川県小田原市長**
**守屋　輝彦**（もりや　てるひこ）
昭和41年11月9日生まれ、神奈川県小田原市出身。東京電機大学工学部卒業、東京大学大学院修了。平成4年神奈川県庁入庁、23年神奈川県議会議員（2期）、令和2年5月第23代小田原市長に就任。

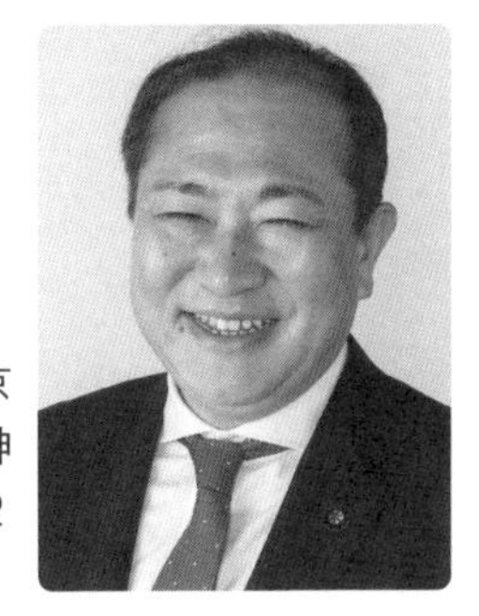

時には、重症患者として搬送され、院内で一定の回復を見たものの自宅療養の段階まではまだ至らない、しかし、入院が継続するとベッドが空かず次の重症患者を受け入れることができない、という問題が顕在化します。民間病院で、こうした転院患者を受け入れる体制を取ることで、役割分担して地域医療を支える、という仕組みが求められます。実際、各波ピークの時に市内では救急搬送の受け入れ不能が発生していないので、この地域医療連携の確かな奏功を感じています。

**――2020年９月には県立病院とも連携されたとか。**

**守屋**　はい。神奈川県、小田原市、地方独立行政法人神奈川県立病院機構の三者で提携し、小児や周産期など専門医が確保しにくい分野など、それぞれの病院の特色や強みを生かす機能分化・連携強化を進めていくという協定を結びました。そして、小田原市立病院は次代の地域医療連携を担うべく建て替え計画を進めています。

## 減塩の推奨と「グッピーヘルスケア」の活用

**――コロナ禍によって市民個々の健康増進意識が、より一層高まりを見せたという側面もあろうと思いますが、健康寿命延伸に向けた各種施策の中で、代表的な事例などを教えて下さい。**

**守屋**　健康増進におけるポイントは、やはり自身の健康づくりにあまり関心の高くない方々に、いかに意識と行動の変容を促すか、という点だと捉えています。

実は当市は脳血管疾患の死亡率が県内でも高く、塩分も日本人の平均摂取量よりも１日当たり３グラム多いという傾向があります。そこで、飲食店に減塩メニューの取り揃えをお願いしつつ、こうした取り組みについて医師会などと連携しながら、広く市民に啓発しています。さらに市内スーパーでは“野菜たっぷり　ひそかに減塩弁当”を開発・販売し、大変好評を得ています。この減塩弁当は新たに減塩した惣菜を開発するのではなく、既に販売されている市販の弁当を当市の管理栄養士が監修し、惣菜の組み合わせによって減塩を図るという構成になっています。従って製造工

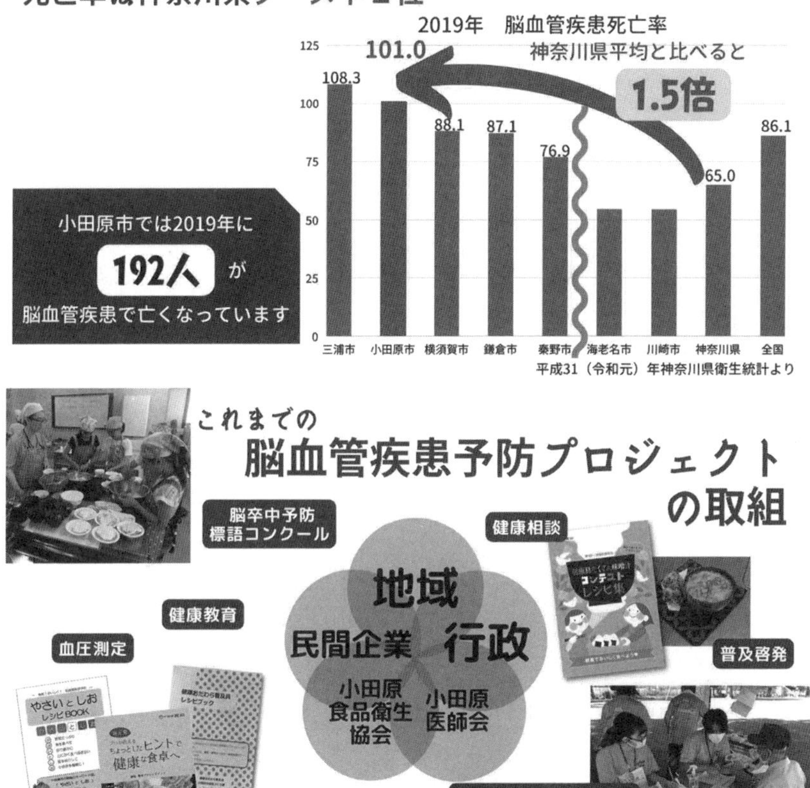


（出典：小田原市）

程上の負担も少なく、味も従来のままということで市民にも受け入れやすいという利点があります。逆に市民の方からは、「自分は糖尿病なのだが、このお弁当を食べて大丈夫だろうか」などの問い合わせが寄せられました。個人レベルで減塩への関心が表れている、つまり行動変容につながっている良い例だと言えるでしょう。

**――アプリを使った健康増進にも取り組まれているそうですね。**

このシールが目印！
小田原市健康づくり課
管理栄養士 監修
野菜たっぷり弁当

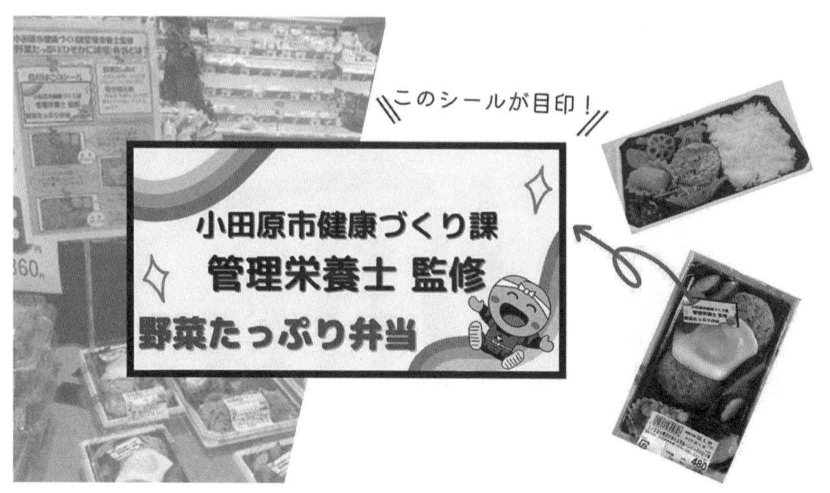

野菜たっぷり弁当シール

（出典：小田原市）

**守屋**　2019年より、民間事業者開発のスマートフォン健康管理アプリ「グッピーヘルスケア」を活用した市民の健康増進支援を実施しており、私も使用しています。市民が、日々の歩数や睡眠時間、体重の増減や健康診断結果の記録など健康増進や健康管理を行うことでポイントが付与される仕組みで、毎月、規定以上のポイントを獲得した方はギフト券や地場産品が当たる抽選に参加することもできます。また2022年７月には、“10万歩14DAYSチャレンジ～涼を求めて夏歩き。～”と題し、連続した14日間で合計歩数10万歩を達成すると、景品とポイントがもらえるイベントを実施しました。このような多様な記録を可視化して気軽に確認でき、またインセンティブを設けるなどして習慣化していくことが大事だと思っています。

**――運動の推奨と言う意味では、政府はウォーカブルなまちづくりなどを進めています。貴市においてはいかがでしょうか。**

**守屋**　外出を控えるという点において、コロナは大きな影を落としました。感染リスクが減るのと相対してコミュニケーション不足、運動不足が懸念され、会話と運動の重要性を改めて痛感した次第です。

小田原市
参加無料
スマホで始める
小田原市の健康応援アプリ登場!
歩いてポイントを貯めると
Amazonギフト券1000円分
または小田原地場産品が抽選で
当たる!!
小田原市民の方なら誰でも参加可能!
参加はこちらのアプリから!
GUPPY healthcare
グッピーヘルスケア
対象者：小田原市民の方
参加方法
STEP1
アプリをダウンロード
STEP2
「+」から小田原市を選択
STEP3
お住まいの町名と行政地域を入力し参加をタップ
小田原市
タップ!
参加
タップ!
獲得ポイントと基準
起動
アプリを起動したら
10pt
/日
記録
10pt
10pt
10pt
歩く
2,000歩/日
10pt
5,000歩/日
10pt
8,000歩/日
10pt
イベント
市の健康イベントに参加したら
100pt
健診
健診を受診したら
300pt
上記活動で
1,000ポイント以上
貯まったら･･･
Amazonギフト券
1,000円分もしくは
小田原地場産品が抽選で
それぞれ10名様に 当たる!!
翌月1日に自動抽選
で検索!

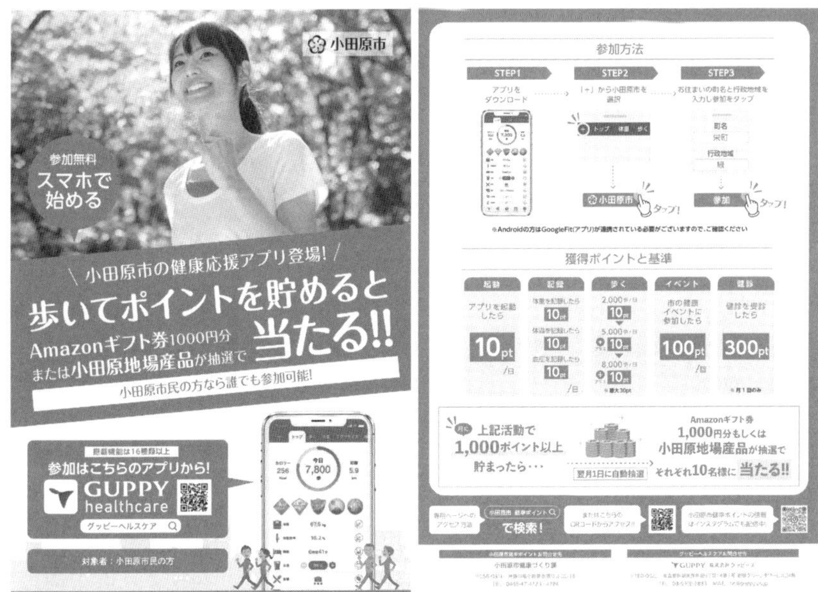

健幸ポイント事業ちらし

（出典：小田原市）

私は1992年に神奈川県庁入庁後、20年近く都市政策に携わってきましたが、県議時代にはWHO（世界保健機関）が提唱する“エイジフレンドリーシティ”という概念に出会いました。当時はまだ全国的には一般的ではありませんでしたが、神奈川県では県が先頭に立って各自治体に具体化を呼び掛けた理念です。その要諦は、健康増進はもとより、まちの構造はどうあるべきか、すなわち都市には「出歩きたくなる」、「歩きやすい」などの要素が必要で、それをいかに取り入れて具現化するかが問われる内容でした。具体的には外出時にバリアとなる歩道の段差を無くしたり、そぞろ歩きしながら休憩もできるような公園の整備、などなどです。これらはいずれも息の長い取り組みになるのですが、コロナ禍においてもこうした政策を地道に進めているところです。

**――高齢者の移動手段の確保についてはいかがお考えでしょうか。確保が難しいとますます外出意欲の低下につながりかねません。**

**守屋**　コロナ禍は公共交通機関にも深刻なダメージを与えました。高齢者にとっては買い物や通院が日々の外出の大きな目的となっていますので、公共交通の衰退は非常に深刻な問題です。当市では現在、地域公共交通計画の改定作業を進めており、その中ではいかに高齢者の外出をサポートしていくべきかが、大きな課題となっています。

## 活発な地域コミュニティを活用し、外出の促進を

**——健康増進計画の改定中とうかがいました。その要点などに触れていただけましたら。**

**守屋**　2022年度にスタートした総合計画の中で、健康増進に関する目標を掲げました。例えば平均寿命の延び以上に健康寿命の延伸を図るべく、男女とも2030年までに健康寿命をあと１歳あまり延ばし、女性85歳、男性80歳を目指すなどの各項目を取り入れています。その具体的な方策が前述の減塩や運動習慣の推奨、ということになります。

ちょうどコロナによる行動制限が全国的に緩和され、人々が外出の重要性を再認識しつつあるときですので、ここはやはり当市の特性を大いに活用すべきだと思っています。小田原は世代を超えた地域コミュニティが非常に活発な地で、朝の公園でのラジオ体操、公民館での健康運動などが頻繁に、日常的に行われ、多くの市民が参加しています。

**——コミュニティが活発ということは、移住者の受け入れやすさにもつながりますね。**

**守屋**　そうですね、かくいう小田原もかつては一時期“城下町なのでよそ者に冷たい”などと評されたものですが、最近移住された方々とお話ししますとむしろ、冷たい土地柄などという話はまったく聞きません。地元の人々はオープンでウェルカムな気風に溢れ、すぐに近所の人と仲良くなれるとのことでした。また地元の人にとっては長年見慣れた場所や光景でも、移住してきた方々にとっては新鮮な地域の魅力として映り、そうした小田原の新しい価値を私たちの方が再認識しているところです。

**——移住される方々には子育て世帯も少なくないと思われます。2023年４**

**月に発足するこども家庭庁の政策をはじめ、ヘルスケア関連について政府に対しご意見、ご要望などありましたら。**

**守屋**　当市も現在デジタル化に取り組んでおりますが、これは2021年にデジタル庁が発足したことが大きな契機になっています。同様にこども家庭庁の発足は、子ども政策全般において大いに期待を寄せています。移住される方は確かに増えてはいますが、地域人口の自然増に直結しているかというとなかなかそこまでは難しい。やはり地域全体で子どもを産み、育てやすい環境づくりを進めることが不可欠です。市行政としては例えば教育と福祉の部門が連携し、出産からお子さんの成長に合わせて切れ目ない伴走型支援に取り組んでいます。今回、国から伴走型支援と経済的支援を並行して進めるという方針が示されているので、当市としても財源をしっかり確保しながら、さらなる支援をどのようにしていくべきか、持続可能な仕組みづくりとは何かなどについて、こども家庭庁発足を機に議論を深めていきたいと考えています。

介護保険制度が導入されたように、子ども支援についても何らかの保険制度の導入が長らく議論されていますが、論点はいかに子どもの育成や教育に対し投資すべきか、という点に集約されると言えるでしょう。総合計画策定時にも、有識者各位から子どもや教育へのさらなる投資の必要性を指摘されました。未来における投資以上のリターンが、すなわち地域の成長、国の成長につながりますので、私たちとしても子ども政策にはこれまで以上に力を入れていきたいと思います。

**――ありがとうございました。**

## 岡山県吉備中央町

# 行政・企業・アカデミアの力を結集した小規模自治体の挑戦

### 少子高齢化と過疎化が進む町が<br>スーパーシティの提案に続いてデジタル田園健康特区に

**――まずは吉備中央町のあらましにつきまして、ご紹介いただけましたら**

**山本**　吉備中央町は岡山県の中央部に位置する人口約１万1000人の自治体で、2004年に賀陽町と加茂川町が合併して誕生しました。町の中南部に「人間尊重・福祉優先」の構想をもとに創られた「吉備高原都市」と呼ばれる地域があり、そのまちづくりが現在のデジタル田園健康特区に結び付いています。現在、町の高齢化率は40％を超え、少子高齢化と過疎化が進んでいることから、将来に向け町の活性化を図るのが私の使命だと考えています。

**――吉備中央町は2022年４月に、長野県茅野市、石川県加賀市と並んで、デジタル田園健康特区の指定を受けられましたが、その前年にスーパーシティ構想に提案されておられました。こうした国の構想に対し、提案を目指そうとお考えになった背景や経緯はどのようなものだったのでしょう。**

**山本**　ご指摘の通り、デジタル田園健康特区に先だって、2021年４月に内閣府のスーパーシティ構想に応募した経緯があります。スーパーシティ構想とは、「住民が参画し、住民目線で、2030年前後に実現される未来社会を先行実現することを目指す」もので、①生活全般にまたがる複数分野の先端的サービスの提供、②複数分野間でのデータ連携、③大胆な規制改革の三つがポイントに挙げられています。

ここで吉備中央町は、「住民がワクワクしながら安心・安全に生活できる未来型シティの創出」をビジョンとして掲げました。やはり安心・安全が確保されないと住みやすい町とは言えません。吉備中央町のような自然豊かな場所で、さらに安心・安全に暮らし、かつ都市部のようなサービスを受けられる町にしていきたい、という思いで取り組んできました。

私は町長に就任以来、なんとかして町内への転入人口を増やしたいと頑張ってきましたが、結果として大きな人の流れをつくることは困難でした。そうした中、県内のある企業のトップの方とお会いした際に、「吉備中央町は吉備高原都市もあるし、スーパーシティに向いているのでは？」というお話になりました。もちろん、私もスーパーシティについては承知していましたが、当初はわれわれのような小さな自治体が手を挙げるものではないと考えていました。しかし、振り返れば吉備高原都市という素地の上に、「人間尊重・福祉優先」に留まらず、近未来の技術を使って最先端の町をつくるスーパーシティ構想を進めることは、吉備中央町の未来構想に合致するのではないかという考えに至りました。そこで急遽、議会への説明を進め、「町にとって、これは必要なものだ」「このチャンスを逃したら100年はないですよ」と説得を続けるうちに、賛同してくださる企業もどんどん増えていきました。最終的に岡山大学さんが参画してくださったこと、富士通㈱さんが事業計画策定を手伝ってくださったことが、しっかりとした計画ができた要因だと感謝しています。

**岡山県吉備中央町長**
**山本　雅則**（やまもと　まさのり）

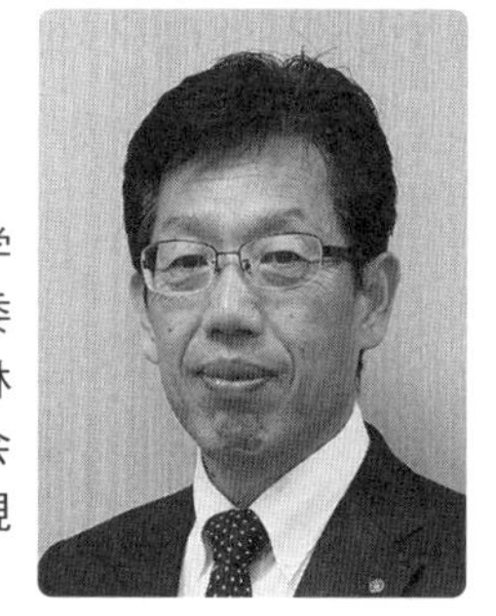

1958年７月10日生まれ、岡山県出身。国士舘大学政経学部卒業。1981年旧賀陽町入庁、2004年吉備中央町教育委員会事務局生涯学習課課長補佐、2006年農林建設部農林課課長補佐、2007年農林課課長補佐、2008年教育委員会事務局局長補佐、2012年10月より吉備中央町長就任（現在、３期目）。

**――スーパーシティ構想では非常に短期間で申請までたどり着かれたとお聞きしています。その原動力はどこにあるとお考えですか。**

**山本**　自治体と企業とアカデミアの連携が重要だと改めて感じました。こうした構想を立案するとき、われわれのような小さな自治体だけではノウハウも乏しく、構想の立て方も知見がありません。申請締め切りも迫っていて、スーパーシティ構想に手を挙げた全国31自治体の中では、われわれがいちばん最後でした。

もちろん、申請までの準備が短期間で整った理由として、小規模自治体ならではの機動力もあるでしょうが、最終的には企業さんや大学さんとの常日頃からの人間関係や職員の思いの結集が大きかったと感じています。人の縁が縁を呼び、多くの力量ある人々が集まってくださり、有能なチームを作ることができました。

**――デジタル技術を扱うとはいえ、基本的には人間関係が土台となるわけですね。地方におけるデジタル実装には、首長のご判断と住民の方々への情報発信が重要だとされています。**

**山本**　住民の方々へのご説明については、やはり吉備高原都市という特別な区域の存在が大きな効果を発揮しました。同区域の住民の方々に何度か説明会を実施したところ、「住みやすくしてほしい」「現在ある課題をなんとかしてほしい」など、熱心なご意見をくださいましたし、医療関係者の方々のご賛同もいただけました。住民の生の声を聞き、私自身も「これはなんとしてもやり抜かねばならない事業だ」と肝に銘じました。

## エンゲージメント・コミュニティの実現に向けて 五つの事業領域を展開

**――そしてその直後からデジタル田園都市国家構想推進交付金に申請され、国の採択を受けられました。構想では、「誰一人取り残さないエンゲージメント・コミュニティの創生」をビジョンに掲げておられますが、要点をご解説いただけますか。**

**山本**　この事業には五つの領域があります。

## 政策目的 -実現したい地域の将来像-

**吉備中央町 誰一人取り残さないエンゲージメント・コミュニティの創生**

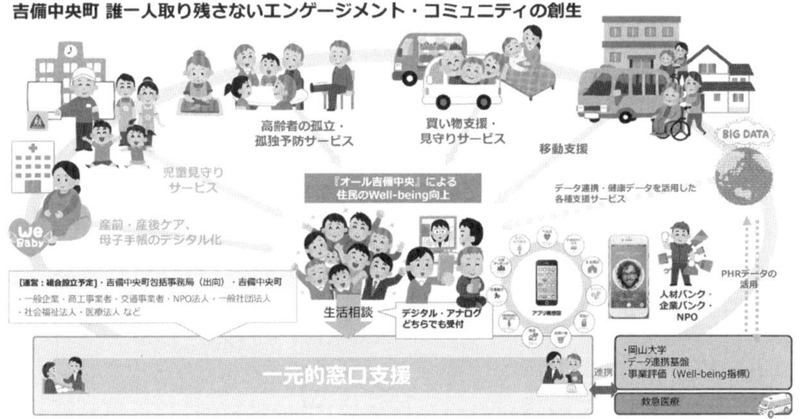


（出典：吉備中央町）

## 事業概要

| 事業領域 | 目的 |
|---|---|
| 救急医療 | 救急医療情報共通基盤の構築　デジ田健康特区 |
| 母子保健・児童見守り | 医療・健康・母子保健・子育てのサポート基盤の構築　デジ田健康特区 |
| 介護・高齢者見守り・移動 | 孤立・孤独の解消 |
| インクルーシブスクエア設立 | 住民参画型の一元的窓口支援拠点・組織の構築 |
| データ連携基盤 | 住民にとって各サービスを安心・安全・便利に使える環境の構築 |

（出典：吉備中央町）

一つ目の「救急医療」では、救急救命士が救急車の車内で医師の指示を受けながら医療行為を行います。大変残念なことですが、吉備中央町は医療インフラが脆弱で、救急搬送でも場所によっては大きな病院まで1時間近くかかることもあります。病院にたどり着くまでに命を落とされる危険もあるわけで、そのリスクを少しでも軽減したいと考えています。

二つ目の「母子保健・児童見守り」については、少子化対策として母子保健や子育てサポート基盤の構築を目指しています。やはり子どもの数が増えないことには、人口減を止めることはできませんから。ご両親、特にお母さんに安心して子育てしていただくためにも、現行の母子健康手帳をスマホで撮影するだけでデジタライズできるシステム（ウィラバ）を2022年9月から導入しています。これにより町内の母子のデータを把握し、お子さんが健康に成長することはもちろん、未病関連項目を追加してお母さんの健康管理にも活用しています。お母さん方が健康であることで子どもたちも元気に育ち、第2子第3子の出産にも前向きになられるでしょうから。

**――母子手帳のデジタル化はウェルビーイングの本質ですね。ぜひ実現していただきたいところです。**

**山本**　三つ目が「介護・高齢者見守り・移動」です。移動支援や買い物支援・見守りサービス、高齢者の孤立・孤独予防サービスがこの中に含まれます。それぞれの地域で助け合ったり協力し合ったり、あらゆる世代の方が安心できるようにウェルビーイングと併せてエンゲージメント・コミュニティの構築に取り組んでいます。

四つ目は「インクルーシブ・スクエアの設立」です。前述の取り組みを進めていくためにも、住民の方々からデジタル・アナログのどちらでも生活相談を受け付けられる一元的な相談窓口が必要だと考えました。具体的には有限責任事業組合（LLP）を立ち上げて運営に当たることとし、一般企業や医療法人・社会福祉法人・交通事業者・NPO 法人などの参画を募っています。まだスタートしたばかりですが、われわれとしては地域内にある社会福祉協議会や高齢者施設などとしっかりタイアップして展開して

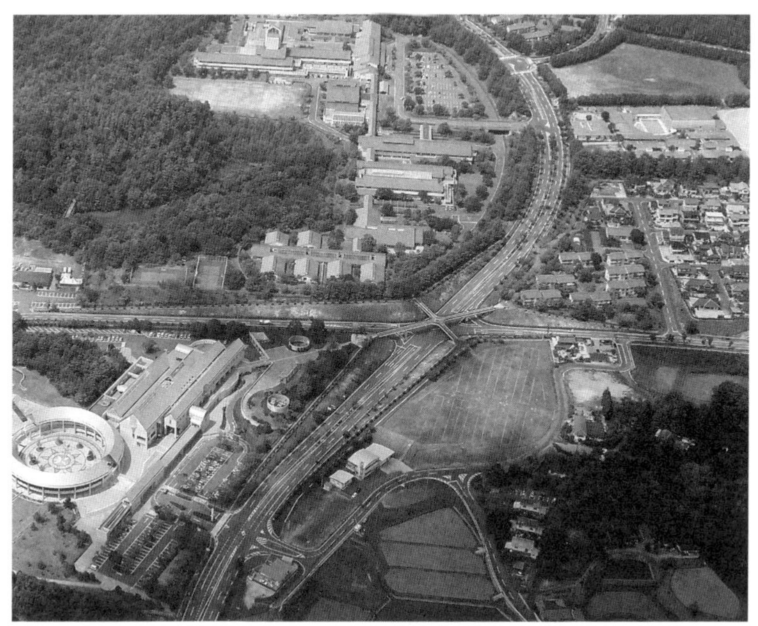

吉備高原都市

（出典：吉備中央町）

いきたいと考えています。ちなみに、この事業では吉備中央町もLLPに参画していることが特徴です。本来なら事業をお願いする自治体側が組合に入ることはほとんどありませんが、LLPの事業が町の思いと同じ方向性にあることをチェックするため、参画することになりました。

五つ目は「データ連携基盤の整備」です。住民の皆さんに各サービスを利用していただくためには、ある程度データを集約し、活用しないことには意味がありません。また、同じくデジタル田園健康特区の茅野市・加賀市とデータ連携するように国から勧められた経緯もあります。遠隔地の自治体同士の連携はこれまでにない試みで、なかなかハードルが高いのですが、将来的には類似した内容のデータを共有し、それぞれの強み弱みを生かして、ともに向上していきたいと考えています。

## 全国に名を知られない小規模自治体には あらゆる努力が必要

**――この3年というもの、コロナ禍が自治体のデジタル活用を加速させてきた側面もあると思います。どのような施策で対応を？**

**山本**　地方における一定の層の方々にはデジタルに対して抵抗感を覚える向きがあります。ですので、われわれも「デジタル技術を使って、それぞれの課題を解決しましょう。そうすると住みやすい町になりますよ」と常日頃から言い続けています。この事業に関しては、必然としてスマートフォンやタブレット型端末を使用する機会が増えるため、現在、町内に10館ある公民館でデジタル教室を開催しています。地域の方々も喜んで参加され、デジタル端末の利便性を改めて感じておられるようです。

コロナ禍において私がもっとも懸念したのは、コロナ禍で高齢者が引きこもりがちになり、健康を損なわれる方や孤独死に至る方が増えることです。吉備中央町でも一人暮らしの方が少なくありません。コロナ禍で声かけも難しくなっていますが、デジタル化が進めば一人暮らしでも安否確認ができることが大きいですね。例えば岡山大学病院の医療関係者の方々と連携し、見守りができれば、より安心感が増していくはずです。そんな取り組みを進めていきたいと考えています。

**――国に対するご要望・ご提案をお聞かせいただけますか。**

**山本**　デジタル田園都市国家構想は、取り組みの内容によりタイプ1～3に分かれ、国の補助金額や補助率も変わってきます。吉備中央町はもっとも補助率の高いタイプ3に採択されたのですが、各種メディアから「あんな小さな自治体が？」と驚きの声が挙がりました。採択を受けたことに喜びを感じる一方で、私は「この事業は数年でできるものではない」「国の支援なくして完結することは難しい」と痛感しています。引き続き、国からはご支援をいただき、吉備中央町だけでなく全国にこの恩恵が広がってほしいと願っています。

**――最後に町の将来像についてお聞かせください。**

## 吉備中央町の特徴 -自然災害に強い町-

**直下型地震の可能性が極めて小さい安定した地盤**

- 約1億1千万年前から、吉備高原は地殻変動の影響をほとんど受けず、安定している。
  （国立大学法人岡山大学大学院教育学研究科宇野教授）
- 東北大学の地震波解析によると吉備高原は深さ２０kmまで1枚の強固な岩盤で作られていることが判明

● 活断層の位置・主な被害地震

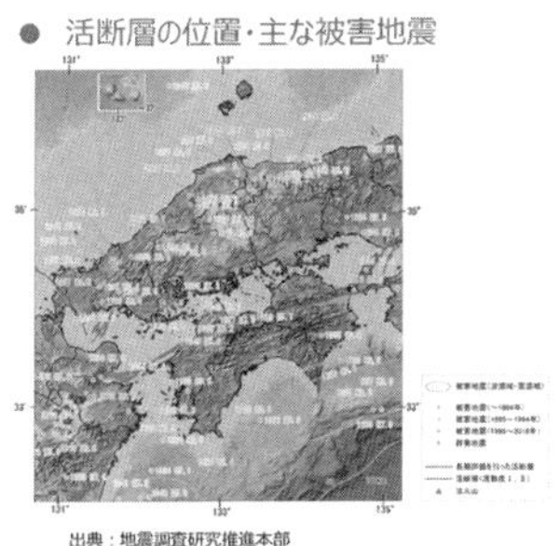

出典：地震調査研究推進本部

● 1923年から2020年の地震観測回数（震度４以上）

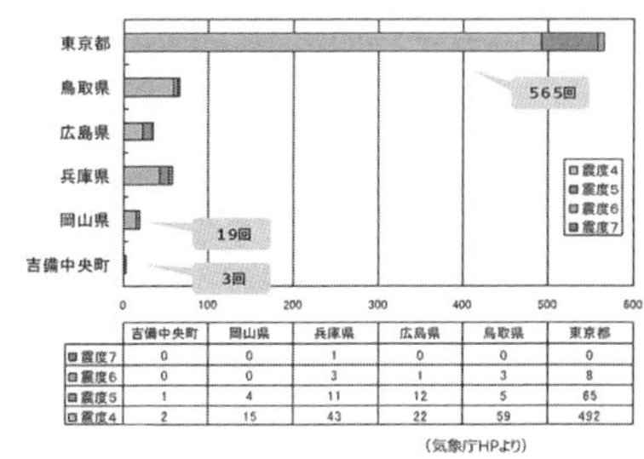


| | 吉備中央町 | 岡山県 | 兵庫県 | 広島県 | 鳥取県 | 東京都 |
|---|---|---|---|---|---|---|
| 震度7 | 0 | 0 | 1 | 0 | 0 | 0 |
| 震度6 | 0 | 0 | 3 | 1 | 3 | 8 |
| 震度5 | 1 | 4 | 11 | 12 | 5 | 65 |
| 震度4 | 2 | 15 | 43 | 22 | 59 | 492 |

（気象庁HPより）

（出典：吉備中央町）

**山本**　吉備中央町のように全国に名を知られていない自治体は、あらゆる努力が必要だと私は考えています。「人口が減ってもいいではないか」とおっしゃる方もいますが、私は広い面積を持つ自治体にはある程度の人口が必要だと考え、吉備中央町の良さをアピールし続けています。例えば、直下型地震の可能性が極めて低い安定した吉備高原の地盤などは、特に強調したい点です。この安心・安全のメリットに加えてデジタル田園健康特区でさらに住みやすい町になることを、多くの方に知っていただきたいです。

――**ありがとうございました。**

# 第４章　座談会

## 教育分野から進める
## “ウェルビーイング”
## ～新たな気付きを与え、誰一人取り残さない教育の実現に向けて～

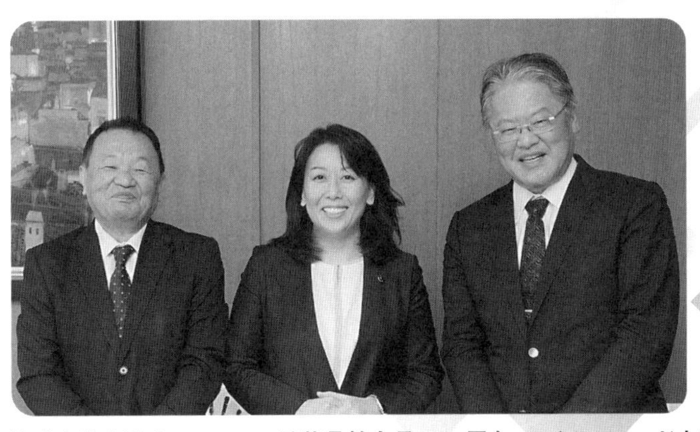

株式会社市進ホールディングス
代表取締役会長
下屋　俊裕

千葉県柏市長
太田　和美

司会：スタンフォード大学
循環器科主任研究員
池野　文昭

## ウェルビーイングの概要と教育分野との関わり

**池野**　書籍「ヘルスケア・イノベーション」。第3弾となる本書では、そのテーマを“ウェルビーイング”としています。今回の座談会では柏市の太田和美市長、そして株式会社市進ホールディングスの下屋俊裕会長にお集まりいただき、教育分野から進めるウェルビーイングについてお話を伺わせていただけましたらと考えています。

ではまず私から、改めてウェルビーイングとは何か。そしてウェルビーイングにおける教育分野の重要性についてお話しさせていただきます。

そもそもウェルビーイング、2年ほど前から耳にする機会が増えたこの言葉ですが、WHO（World Health Organization：世界保健機関）では、身体的：体、精神的：心、社会的：コミュニティの三つがすべて満たされている状態――と定義しています。分かりやすくいうと、「健やかで、幸せな人生を送るための個人、自分、社会を造っていくこと」と解釈できるのではないでしょうか。

日本は第二次世界大戦後、経済的な成長による復興に向けて、多くの方が努力をしてきました。しかし現在、経済的な豊かさだけではなく、個人の幸せや健やかさ、そして成熟した幸せな社会の構築――を目指していきましょうと社会の在り方が変わってきています。もちろん、これは日本だけではなく世界的な潮流といえますが、そうした動きの中で生まれたのがウェルビーイングという言葉、あるいは概念だと思っています。

そしてウェルビーイングと教育の関係性についてですが、一見すると、その関係性は低いようにも感じます。しかし決してそんなことはなく、特に子どもたちの教育が間違った方向に行ってしまうと大人になっても健やかで幸せな社会を構築するのが難しくなってしまう可能性があります。そのため教育というのはすべての国、すべての時代において最も重要な部分であり、かつウェルビーイングを達成するための能力、資質というものを引き出していくための教育スタイルが非常に重要になってくると考えています。

2015年にOECD（Organisation for Economic Co-operation and Development：経済協力開発機構）が、教育に対するウェルビーイングの指標を示しました。指標では、子どもたちが健やかで健康に生きていくための能力や資質を小さな頃から引き出すための教育が非常に重要だとうたい、また世界各国でそのための取り組みを進めていきましょうといった動きが起こっています。

## 「学習支援室」と「スクールソーシャルワーカー」の全中学校設置

**池野**　さて、そうした動きがある中、千葉県の北西部に位置し、県内屈指の商業都市でもある柏市。柏市は商業だけではなく、教育分野においても先進的な取り組みを進めていると伺っています。では太田市長、そんな柏市の先進的な教育分野の取り組み、ウェルビーイングについてお聞かせください。

**太田**　まず、子どもたちのウェルビーイングについてですが、ウェルビーイングとは何かを考えると、やはり子どもたちを取り巻く学校や家庭、そして地域での生活における幸福度や健やかさのことになるのではないでしょうか。また単純に、幸せであるということだけではなく、子どもたちが心身ともに健康であり、子どもにとって最善の利益が守られている状態だと思っています。

そのことを踏まえ、教育分野におけるウェルビーイングについて考えたとき、第一にすべての子どもたちに教育を受ける権利が保障されているということ、そして子どもたちが自分たちの持つ力を最大限に発揮できる状況にあるというのが非常に重要な視点になるのではないかと考えています。

例えば、不登校状態にある子どもたちにも適切な教育の機会が提供されているか、そして特別な支援を要する子どもたちが適切な支援や配慮を受けながら、十分に能力を発揮する場面がつくられているかということです。

柏市長
**太田　和美**（おおた　かずみ）
1979年８月生まれ、千葉県柏市出身。日本大学法学部卒業。2005年千葉県議会史上最年少（当時）で千葉県議会議員に初当選。2006年には衆議院議員に初当選し、現役最年少の国会議員（当時）となり、以降衆議院議員を通算３期務める。2021年11月、柏市初の女性市長に就任。

柏市では、そうした考えのもと“Leave no one behind（誰一人取り残さない）”をモットーに子どもたち一人一人の命と人権を守るためにさまざまな取り組みを行っています。今日はそのうち、特に不登校支援に関する２点についてお話しさせていただきます。

現在、全国的にも不登校児童・生徒の人数が非常に増加しています。柏市でも同様の傾向がみられますが、不登校児童・生徒が学ぶ機会を得られないということは、子どもたちのウェルビーイングが保障されているとは言い難く、自治体としても何らかの対応をとっていく必要があります。

そのため柏市では、取り組みの一つとして市内すべての中学校（21校）の校内に学習支援室を設置し、個別支援教員と呼ばれる専任の職員を2022年度から配置しています。この校内学習支援室は、教室での人間関係につまずいてしまったり、人の視線が気になるため、少人数での居場所が必要だったりする子どもたちが、安心して通うことができる場となっています。実際、学習支援室に通うことで、不登校傾向にある子どもたちが再び教室に戻れるようになった事例もあります。千葉県内には同様の支援室を設置している自治体もありますが、柏市のように市費で、かつ教員免許を取得している職員をすべての中学校に配置している自治体はありません。

二つ目として、スクールソーシャルワーカーの中学校配置が挙げられます。スクールソーシャルワーカーは、全国的に2008年度からはじまった事業ですが、いじめや不登校の背景には、本人の心の問題だけではなく、家庭や友人関係、そして地域、学校など子どもたちが置かれている環境の問

| | |
|---|---|
| 校内学習支援室 | ・学校によって呼称はさまざまであるが、主に中学校内での不登校支援の場のこと。対人関係に不安を抱え、教室に入りにくくなっている生徒の居場所、学習の場となっている。 |
| 個別支援教員（生徒指導・不登校支援） | ・市立中学校において、問題行動・非行傾向にある生徒への個別支援及び別室登校している不登校傾向のある生徒への学習指導等を行うことを目的として配置している教員免許を有する者。令和４年度より、全ての市立中学校に配置している。 |
| スクールソーシャルワーカー | ・「子どもの最善の利益」を優先し、市立小中学校において、児童生徒一人一人の生活の質の向上、学ぶ権利の保障とそれを支える学校・地域をつくることを目的として配置している福祉の専門家である。 |

千葉県柏市の取り組み

（出典：柏市）

題が複雑に絡み合っている場合があり、家庭や学校だけで解決していくことが困難なケースが多くみられます。そのため、子どもたちの状況に立って必要な支援策を検討し、学校内外の関係機関と連携しながら対応していく必要があると考えています。このようなケースに対応し、子どもたちと家庭、学校、関係機関などとネットワークを構築し、連携、調整する役割を果たすのがスクールソーシャルワーカーになります。

柏市では、2023年度から市内すべての中学校にスクールソーシャルワーカーを配置していきます。もちろん多くの自治体でもスクールソーシャルワーカーを設置していますが、県内の自治体をみても柏市のようにきめ細やかに全校に配置している自治体はないのではないでしょうか。

## 柏市と市進ホールディングスによる連携事業

**池野**　学習支援室とスクールソーシャルワーカーの全中学校設置というのは凄いですね。また柏市では本日ご登壇いただいた市進ホールディングスと教育分野における連携事業を進めていると伺っています。具体的にはどういった事業になるのでしょうか。

**太田**　現在、市進ホールディングスと連携し、さまざまな取り組みを進めています。例えば、生活困窮世帯やひとり親家庭の中高生を対象に、学習支援や進路相談を行う「子どもの生活・学習支援事業」や基礎学力向上に向けた「放課後学習支援事業」。また不登校児童が通う“教育支援センター　きぼうの園”での学習支援事業にも携わっていただきました。

令和の日本型学習教育の姿として、個別最適な学びが位置付けられていますが、個に応じた指導を充実していくことで、家庭の事情や経済的状況などに左右されることなく、すべての子どもたちに必要な力を育んでいく、そのための事業を連携しながら行っています。

**池野**　太田市長から柏市と市進ホールディングスの連携事業についてのお話がありましたが、具体的な事業概要、あるいは事業を展開した背景について下屋会長からもお話しいただけますでしょうか。

**下屋**　当社では「人を創る、ともに創る」をビジョンに掲げ、学びの場、生活支援の場を通じて豊かな人生、笑顔あふれる社会の実現を目指して、教育サービス事業と介護福祉サービス事業の２大セグメントで行っています。学習塾事業などの教育サービス事業では、小学校低学年からの教育に注力することで子どもたちの主体的な学習意欲を高め、学力向上を図るといった事業を展開しています。そうした中、柏市からご提案をいただき、太田市長からもお話がありました「子どもの生活・学習支援事業」、「放課後学習支援事業」、そして「不登校児童生徒の学習支援」といった取り組みを連携して行っているところです。

簡単に事業概要について触れると、まず「子どもの生活・学習支援事業」については、2019年度より柏市内のいくつかの地区において生活困窮世帯の中高生を対象に、当社の個別学習塾：個太郎塾にて、一人一人の状況に応じた学習指導や進路相談などを行っています。

「放課後学習支援事業」では、2017年度より柏市の公立中学校２校で、受験を見据えた基礎学力の向上を目指す中学３年生を対象に放課後の学習支援を実施。そして「不登校児童生徒の学習支援」として、柏市の適応指導教室“きぼうの園”などに通う中高生を対象に、2015年度より夏・冬休み期間に短期集中型の学習指導を行いました。本事業では生徒たちの基礎学力向上を図るとともに、一人一人が課題解決に向けて自主的に取り組めるようなサポートも実施していますが、ここ数年は新型コロナウイルス感染症の影響もあり休止している状況にあります。

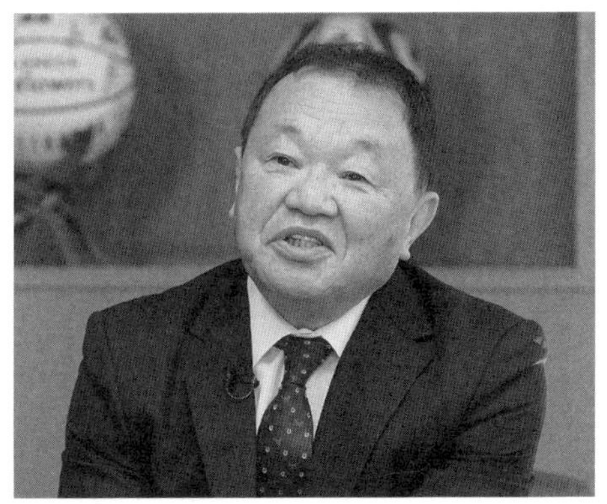

株式会社市進ホールディングス
代表取締役会長
**下屋　俊裕**（しもや　としひろ）

1952年11月生まれ、鹿児島県出身。順天堂大学大学院修了。1977年市進入社、1997年第一事業本部教育本部長、1999年第二事業本部教育本部長、2001年取締役第二事業本部教育本部長、2008年常務取締役第二事業本部本部長、2010年取締役副社長、2011年代表取締役社長を経て、2020年より現職。
そのほか、株式会社ウイングネット、株式会社江戸カルチャーセンター、株式会社市進ラボの代表取締役社長、同会長を歴任。また2020年より株式会社学研塾ホールディングス代表取締役会長に就任。

さまざまな事情を抱える家庭がある中で、民間教育ではどうしてもできる範囲に限界があります。そうした折に柏市から声を掛けていただきましたので、当社で協力できることがあれば全力で応えたい、そして民間教育が地域で育つためには、その地域の方の支援がなければ困難だと言わざるを得ませんので、地域に根ざした教育事業を展開できるよう、また企業として少しずつでも恩返しができればと考え、事業を展開してきました。

またもう一つの理由として、教育の現場では、若い先生や元気な先生など、児童や生徒たちと世代が近い先生が重宝がられるため、塾の先生では年配になればなるほど活躍の場が少なくなってしまう傾向にあります。しかし、年配の先生方は長年の経験に基づく指導技術や優れた聞く力を有していますので、学力がなかなか向上しない子どもたちを個別で指導する機会があると、非常に根気強く丁寧に向かい合い、その結果、子どもたちの学力が急に向上するといったケースが多々あります。

不登校の子どもたちも同様に、問題が解けるようになった、あるいは悩みを聞いてもらえた——などで学校に戻れるようになったケースもあります。子どもたちは、本当に小さなきっかけで自分自身や周りの環境を変え

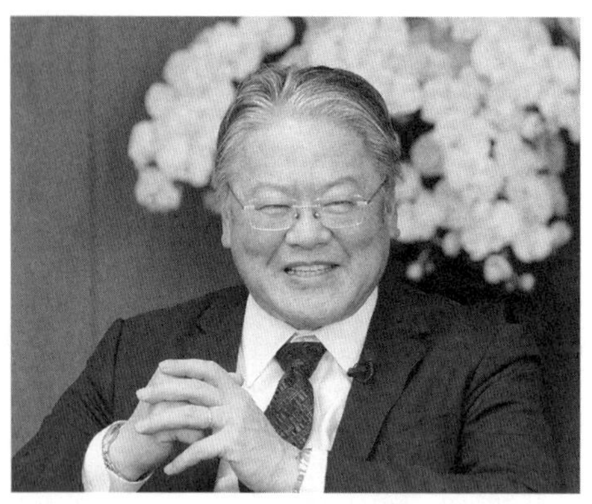

スタンフォード大学循環器科主任研究員
**池野　文昭**（いけの　ふみあき）

1967年生まれ、静岡県浜松市出身。自治医科大学卒業後、1992年医師国家試験合格。同年、静岡県に入庁し、県立総合病院、焼津市立病院、国民健康保険佐久間病院、山香診療所などで勤務、地域医療に携わる。2001年渡米、スタンフォード大学循環器科で研究を開始し、200社を超える米国医療機器ベンチャーの研究開発、医療試験などに関与する。日米の医療事情にも精通し、さまざまな医療プロジェクトにも参画している。

ることができますので、そうした意味からも何か少しでも役に立てればと考え、事業を進めているところです。

**池野**　教育分野における官民連携事業として非常に興味深い取り組みといえます。では事業を進める中での気付き、あるいは今後の展望について太田市長からお聞かせください。

**太田**　下屋会長のお話にもありましたが、これらの事業は子どもたちの生活・学習支援事業ですので、子どもたちの未来を支えるためにひとり親や生活困窮世帯などの中高生を対象に一人一人に適した学習支援や進路指導、居場所づくりに向けた取り組みになります。

生活が困窮して塾に通えない子どもたちから、高校受験や高校生活が始まる前に保護者と受験や勉強についての話をする機会が増えた、あるいは学校以外の場所で自分を心配してくれる人がいることを感じることができたという話も聞いています。

このような子どもにとって、これらの事業・取り組みは自分自身を受け入れてくれる場所にもなっていますし、そこで得た感覚は自己肯定感を高めることにもつながっていくのではないでしょうか。そのため取り組みの対象となっている中学３年生と高校生を2023年度からは受験を意識し始める中学２年生まで拡大していく予定になっています。

## 子どもたちに新しい気付きを
## ——体験型民間学童保育「アフタースクールナナカラ」

**池野**　下屋会長はいかがでしょうか。事業の今後の展望、あるいはそれ以外の事業として注力している取り組みなどがありましたら是非、お聞かせください。

**下屋**　子どもたちに学びの楽しさを知って欲しい、そのために当社でできることがあればこれからも精一杯努めさせていただきます。また、先ほど経験豊かなベテランの先生方について触れましたが、そうした先生方にも子どもたちと接する際には、何らかの形で自信を持たせるようにしてほしいとお願いしています。子どもの自己肯定感が低下する中、例えば、自分はこの分野が得意だったとか、間違えても積極的に発言できるようになった——とかでもいいんです。あるいはコミュニケーション能力がある、物怖じしない、そういう部分でも構いません。文章を書かせると10人が10人、異なった回答をし、そのすべてが正解であるように、子ども独自の感性で答えている部分を褒めてあげてほしいと伝えています。子どもたちが持つ個性や独自性、それぞれの発想力、そういった部分を褒めてあげれば、それは自信や自己肯定感につながります。単純に知識を与えるだけではなく、何らかの形で子どもたちに自分にはこういう力があるんだという気付きを与えることができればと思っています。

こうしたことをより実践的に行っている取り組みの一つに「アフタースクールナナカラ」があります。アフタースクールナナカラでは、夏休み期間などに子どもたちが仮想企業（ナナカラ会社）をつくり、事業計画を立てて計画を実行、事業で得た収益の活用までを一貫して行うという活動を実践しています。各スクールの子どもたちの中から社長・副社長を任命し、決算書に準じたものを作成、期末には私に決算報告を行ってもらっています。少し具体的に言えば、会社の事業としてお米作りを行い、そのお米をナナカラカフェに卸す、そしてカフェでいつも食べているナナミール（軽食）を保護者の方にも食べてもらう、そこで収益が上がれば、その収

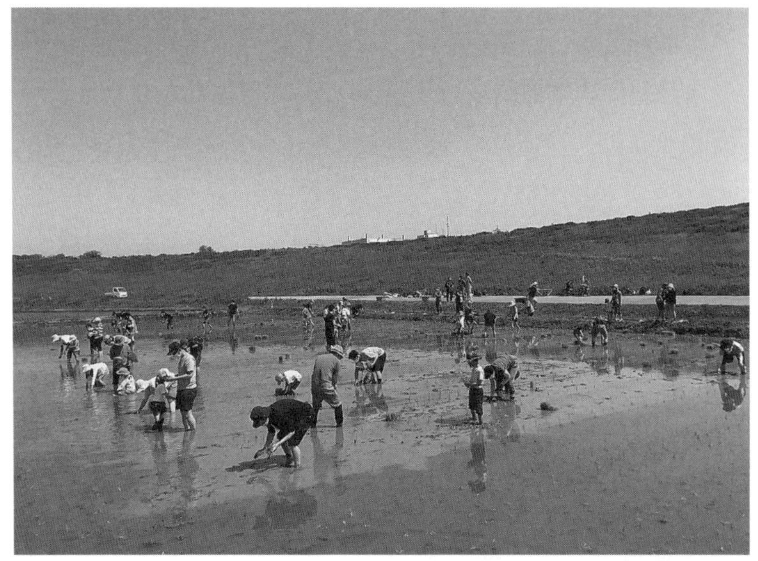

アフタースクールナナカラ　契約農家での田植え（特別栽培米）
（出典：市進ホールディングス）

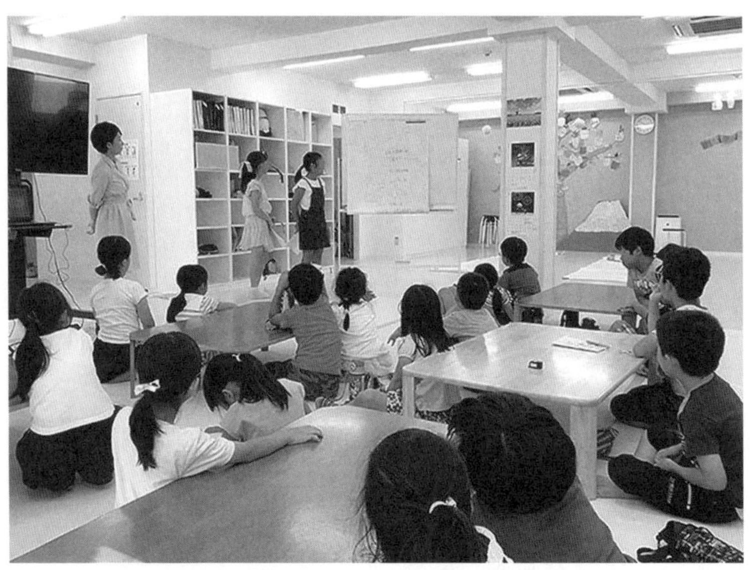

ナナカラでの子ども先生によるプレゼンテーション
（出典：市進ホールディングス）

益の使い方、例えば次の学童の子どもたちのためにおもちゃや本を購入することなどを考える――という活動になります。

ただ収益の使い方には必ず寄付を一つ入れて、その目的、用途についてきちんと考えてほしいと伝えています。寄付には、どこに寄付をするのか、何に使われるのかなど用途もさまざまですので、それを子どもたちできちんと話し合い、ナナカラ会社の社長と副社長に説明してもらうようにしています。寄付もそうですが、自分たちがほかの誰かのために行動する、社会貢献といえば少し大げさかもしれませんが、小学校の頃からそうした経験、考える機会を与えることができればと思っています。

ナナカラカフェ以外にも、世界で一冊の自分たちの本をつくろうなどさまざまな講座がありますので、そうした経験から子どもたちが新しい気付きを得る、そんなところが他の学童とは異なる試みになっているのではないかと考えています。

ただ、学童の先生方にとって、目的のない子どもたちを長時間預かるというのは非常に技量が必要とされますので、ここでは熟練の先生やスタッフが必要になります。そのため現在、千葉県内でも年間で１校開設できるかできないかになりますし、全体でも６スクールしかありません。そのため一つずつでも丁寧に充実した形で運営していければと考えています。

## 新型コロナウイルス感染症の教育分野への影響

**池野**　GIGA スクール構想などもあり、教育分野を取り巻く環境もここ数年、大きく変わろうとしています。そうした中で発生した新型コロナウイルス感染症は教育の現場にも大きな影響を与えたと思います。具体的にはどういったことがあったのでしょうか。

**下屋**　感染予防の観点から行政主導による休校要請があったのと同時に、学習塾や予備校といった民間企業にも同様の要請がありました。当社としても、きちんと要請を受け入れ、最初の３カ月間は完全に教室を閉鎖する形で対応しました。しかし、受験を控えた生徒、勉強を進めたいという生徒もいます。そうした要望をはじめ、“学びを止めない”ため、休校期間は映像授業と双方向オンライン授業で対応しました。

オンラインであれば、自宅にパソコンがない場合であってもスマホなどの媒体、端末で授業を受けることができますし、授業の復習などは映像授業を活用することで、好きな時間に必要な分野の授業を受けるといった形を取ることができます。このように“学びを止めない”ことはできましたが、やはりみんなで授業を受ける、集団の良さという部分もあります。休校が明けた第一回の授業の時には、久しぶりにみんなに会えたことを喜ぶ子どもたちの歓声が非常に印象に残っています。

しかし、この3カ月間で、学校に行かなくても授業が受けられる、学びを続けることができると証明されましたので、DX化が進められる中、新しい学びの方法への筋道ができたことは新型コロナの影響のうち、数少ないプラスの部分だったのかもしれません。

また千葉県内でも、当社の映像授業を配信してほしいといった要望がありましたので、ある自治体と包括協定を結び、休講期間中を中心に、3万人の小・中学生にIDを発行して体験、活用してもらうということも行いました。

今回、双方向オンライン授業や映像授業の配信などを行いましたが、大事なのは、そこに先生と生徒の会話があることであり、ただ配信するだけの授業は継続しづらいということが分かりました。そうした点で、何気ない会話や質疑応答など学びの継続における人の関わりの重要性を改めて認識する機会になったとも思っています。

**太田**　行政の立場からは、やはり全国一斉休校により、改めて学校の福祉的な役割が認識されたのではないかと思っています。学校は学ぶ場としての学力保障を行う場であるとともに、子どもたちの安全・安心な居場所としての機能も備えていることが再認識されました。

柏市では、そんな新型コロナにおける全国一斉休校から3年間、まさに非接触の3年間だったといえますが、これによってGIGAスクール構想の推進をはじめ、全国の各自治体がさまざまな工夫をして切り抜けてきた期間だったと思います。

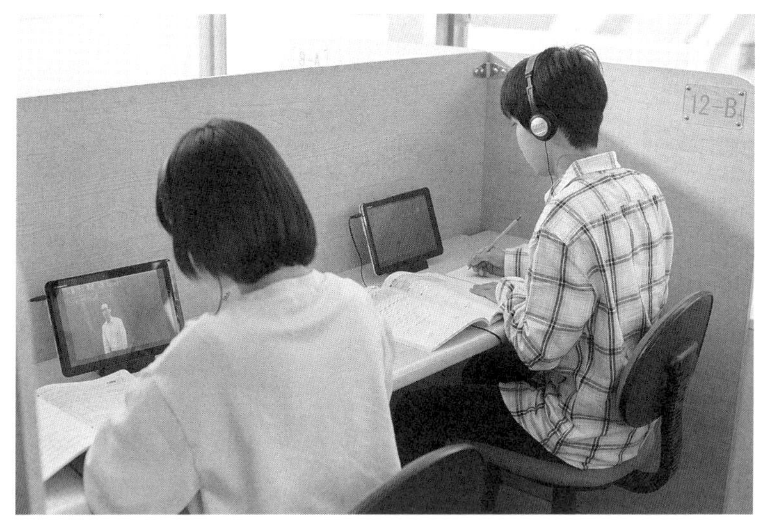


双方向質問が可能な映像配信授業
（出典：市進ホールディングス）

特にGIGAスクール構想によって、一人一台端末が実現されましたので、休校中でも授業の動画配信やオンライン授業が可能になりました。また朝の会をオンラインで行ったり、先生方がメッセージ動画を作成したり、子どもたちが配信しているといった学校もありましたが、それぞれ“つながり”を感じられるような工夫があったように感じています。

またデジタルの活用だけではなく、アナログ的な面も重要だと思っています。例えば、一斉休校によって給食がないことで、栄養状態が心配な子どもたちにはスクールソーシャルワーカーがお弁当を自宅に届けたりもしました。ソーシャルディスタンスが叫ばれる中ではありましたが、必要な支援から子どもたちが取りこぼされることのないように、心の距離までもが離れることがないように——そんな工夫をしてきました。

**池野**　子どもたちだからこその工夫が必要であり、行政と民間それぞれの立場で工夫をしながら乗り越えてきたわけですね。では大人はどうか。大人の皆さんは昼間会社に行きます。社会人人生の中で最も重要な時間、多くの時間を占めるのが会社生活になるのではないでしょうか。それが新型コロナによって会社に行く必要がなくなった、家で待機しなければならなくなった。当然、デジタル技術を用いることで家でも仕事ができるようになったのは、下屋会長の仰る通り、新型コロナの影響のうちのポジティブな面の一つだと思っていますし、そのことで社員同士のコミュニケーションや対話の重要性を再認識したというのは非常に重要な点だと思います。

そういった意味では、デジタルでは補完できないもの、事柄も明らかになってきましたので、ポストコロナでは、それらをハイブリッドで上手に使っていくことが重要になってくるでしょう。

私自身、コロナ前までは日本で大学の客員教授として対面での講義などを行っていましたが、コロナによって学校に行けなくなりましたので、授業はすべてオンラインで行いました。大学としてはオンラインであれば世界の著名な先生に講義してもらえる、学生にとってはそんな先生と議論を交わせるといった学びの場ならではのメリットも存在しています。現在、コロナもようやく終息の兆しをみせはじめていますが、対面かモニター越しか、それぞれの利点を生かし、状況によって使い分けるといった使い方が重要になってくるでしょう。

## 世界からみた日本、これからの教育の在り方とは

**池野**　少しだけ視野を移し、別の方向からお話をさせていただきます。今回、ウェルビーイングをテーマにお話を伺ってきました。冒頭、ウェルビーイングとは何か、どういったものなのかについて触れましたが、これを客観的な数字で表そうとしている人たちがいます。そこで示されたデータの一つに世界幸福度ランキングがあります。もちろん示された数字が完全に正しいとはいいませんが、2020年度のランキングで日本は全世界54位、OECD（Organisation for Economic Co-operation and Development：経済協力開発機構）38カ国に限れば下から６番目とされています。アメリカは全世界16位になっていますので、日本は決して幸せとはいえない国だとされています。このランキングは西洋人が作ったものだから、西洋の国が有利になるに決まっているという人もいますが、これ以外にもユニセフのレ

ポートから作成した“子どもの幸福度”において、日本の子どもは身体的ウェルビーイング、つまり体の健康は第１位になっています。しかし、生活度と自殺率を指標とする精神的幸福度は38カ国中37位とされています。

そして、もう一つ気になる数字として、日本の10～30代の死亡原因の１位が自殺という点です。OECD 加盟国において、10～30代の死亡原因の１位は交通事故などの不慮の事故とされています。この数字から、子どもたちが自分たちの将来に悲観している、それは大人が原因かもしれませんし、それ以外にも原因があるかもしれませんが、それでも言えることは、子どもたちが自分に自信が持てないからというのも、重要な要素だといわれています。

例えば、日本国内で子どもたちの心理的ウェルビーイングの低さを示すデータがあります。データ結果として、「今の自分が大好き」と回答した子どもが45.6%、つまり多くの子どもたちが自己肯定できないということが分かります。また「自分は役に立たない」と感じている子どもが49.9%。約半数の子どもたちが自分をダメな人間だと思っているというわけです。この辺りに自殺第１位を覆すための回答、原因究明のヒントがあるのではないかと思っていますし、原因究明と解決に向けた取り組みは今後の日本教育においても非常に重要になるのではないかと思っています。

現在、学校や塾といった教育機関の目的の一つ、最大の目標といってもいいかもしれませんが、希望校への合格、受験の成功があります。これまでウェルビーイング、子どもたちの幸福といった話をしてきましたが、受験生を抱えた親からすると、ウェルビーイングも結構だが、いい大学に入れなければ、いい会社にも勤められないし、それこそ不幸だろうと考えてしまうことは仕方のないことかもしれません。確かに受験勉強、勉強ができるということはもちろん重要ですが、それは子どもの個性の一つでしかなく、限られた時間の中で一つの回答を導く、それを大量にこなしていく能力を測定したのが偏差値ですが、その技術を磨くことに終始し、それ以外はどうでもいい、例え人格が崩壊していてもかまわないとなってしまうとやはり問題だと言わざるを得ません。

実際、世界的にもそうした傾向は問題だと警鐘を鳴らしているところもあり、アメリカのペンシルベニア大学教育分野の著名な先生によるメキシコ、ペルー、ブータンの中学校で行った実験結果の論文が発表されています。実験は、これまで通りの教育をしたグループと教育に心理学的なアプローチを加え、ポジティブに物事を考えられるようにしたグループで本人たちの幸福度を調べたものです。結果としては心理学的なアプローチを加えた方が明らかに自身の肯定感や幸福感、社会に対する意義などが高かったというものになっています。

そういう意味では、これからポジティブ心理学の教育現場への導入は重要なテーマになってくると思いますが、同じくらい重要なのが個性の尊重になるのではないでしょうか。テストでは見えてこない子どもたちの個性をどうやってすくい上げていくのか。数値化できない分野に注力するようになれば偏差値が落ちてしまうかもしれませんが、そうならないように全体のバランスも考慮して取り組みを進めていくことが重要になると思っています。少なくとも、今、子どもたちが死にたい国ナンバーワン、実際に子どもたちが自殺をしている日本では、子どもたちがポジティブに自分たちのことを考えられるような、受験には役に立たないかもしれませんが、ポジティブ心理学的なアプローチが必要なのではないかと思っています。

**下屋**　日本で探求学習が浸透しない理由の一つに「決まった答えがない」という点があります。池野先生のお話を伺い、改めてその点を実感しています。

ただ、民間教育に携わり、小学校受験から大学受験まで関わる私たちは受験の重要性やそこにかける家庭の思いも知っています。そうした中で一つ心がけているものに、最終的な学校の選択は各家庭の判断に任せたいというものがあります。しかし限界以上に伸び切った状態で判断するのではなく、ある程度はゆとりをもって進学してほしいとは思っています。なぜなら、学生生活の後には長い社会人生活という時間が待っているわけですから、学生生活で疲れ切って、伸びたゴムのようになってしまうことのないようにしてほしいと思っています。いくら成績が良くても、それは決して幸せとはいえないと感じていますから。

**太田**　不確実性が高まる社会の中で、子どもたちが答えのない問題に対して、自らの頭で考え、そして行動し、いわゆる生きる力を身に付けていくことが必要だと思っています。その中で、自己肯定感を高める取り組みとしてウェルビーイングを考えたときに、自らの幸せだけではなく、自分たちを取り巻く環境や地域を良くしていきたいと考えられる子どもを育み、学校や家庭、地域の人々とともに学習の場をつくっていくことが必要だと思っています。

柏市の取り組みをもう一つ紹介させていただきます。柏市は人口43万人を有する中核都市ですが、その中で42ある小学校のうち、１校を「小規模特認校」としました。これは柏市の東部地区にある手賀東小学校ですが、明治６年に開校して、創立150周年を迎えた柏市で最も歴史のある小学校です。この手賀東小学校は、１学年当たりの定員が17名と少人数でのきめ細やかな学習支援、そして生徒指導が行われています。また充実したICT教育と体験学習を結び付けた教育を実践していることから、市内全域から入学を希望する子どもたちが増えている状況になっています。

特色のある取り組みの一つに、手賀東小学校では地域の特性を生かして、地域全体を学びの空間として捉えた体験学習があります。そこでは学年を超えた異年齢のグループをつくり、地元の農家さんと連携して、トウモロコシや落花生の農業体験をしています。

そうした自然体験活動も大きな特徴の一つですが、先日、創立150周年の記念式典が行われました。私も出席させていただきましたが、そこでは子どもたちが体験を通じて地域に関わる中で、地域におけるさまざまな課題、そして農家の困りごとや悩みごとを発見し、課題解決に向けて異年齢のグループでお互いを助け合うなどする中で、上級生は下級生に優しく教えることを学び、下級生は上級生にあこがれの気持ちを抱くなど自然の大切さを学びながらお互いを助け合い、人間として成長していく姿を目にしました。

これは小規模特認校ならではの活動であるように思いましたし、このよ

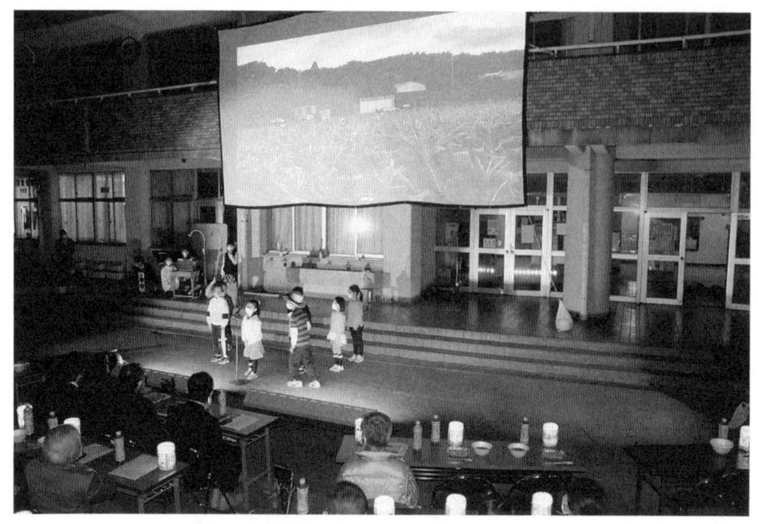

柏市－小規模特認校（手賀東小学校）
（出典：柏市）

うに子どもたちがまず学校に行って楽しいと感じてもらえるような環境づくりが非常に重要なんだろうと思っています。手賀東小学校は現在、全児童の半数以上、53％を学区外から登校する児童が占めており、子どもと保護者に選ばれる小学校になっています。

このように体験を通じて地域の課題を発見し、自分たちで課題解決に向けた方策を考えるという手賀東小学校の取り組みは、子どもたちの自己肯定感を高めることにもつながっているのではないかと思っています。

## 座談会を振り返り――総括

**下屋**　民間企業として、できることには限りがあります。それでも、スタートラインはみんな同じようにそろえてあげたいという思いがあります。しかし、何らかのきっかけでスタートラインに立てない子どもがいることを知っていますので、本当に根っこの部分で手助けや協力できることがあれば精一杯努めていきたいと思っています。

先ほど受験の話がありましたが、現場では本当に矛盾する部分を抱えながら先生たちも頑張っています。その中で一つ先生たちにお願いしているのは、教え込んでほしくないということです。先生たちは基本的に教えたがりですので、問題を解くときには子どもたちがノートに線を引くまで、あるいは一文字書くまでは待ってほしいと伝えています。ある意味で根比べになりますが、そこまで待てる先生であってほしいと思っています。

そしてGIGAスクール構想によって子どもたちがタブレットなどの端末を持つようになり、デジタル教科書などで、授業のすべてが端末一台で完結できるようになりました。しかし、その時は絶対に手を動かす作業は怠ってほしくないと思っています。つまり端末を見て目だけで記憶するのではなく、手元の紙に書いて問題を解く、そうした作業があるかどうかで子どもたちの理解度や記憶の定着も変わってくるはずです。端末一台で完結するといった便利さの中に潜む危険、そういった点についても気付かせてあげたいと考えています。やはり目の記憶、耳の記憶よりも手で書いた記憶が一番勝りますので、そういった部分に気を付けながら子どもたちと接していきたいと思っています。

**太田**　本当に子どもたちのウェルビーイングとは何か。それを考える非常に貴重な機会になりました。またウェルビーイングの定義は何か、学習指導要領にも載っていませんので、国の教育振興基本計画でも議論は始まったばかりだと思います。今後、本当に学習指導要領にウェルビーイングという言葉が出てくるかもしれないと思うほど、その必要性や重要性を改めて感じました。

ウェルビーイングと学力の相関関係ですが、今後、研究によって子どもたちに対する自己肯定感やポジティブ教育を日本でも行っていくことができれば、それによって学力が向上したという結果が出てくるかもしれません。以前来日したブータン国王が国会で「我が国はGDP（国内総生産）ではなく、GNH（国民総幸福量）というもので指標を図っていきたい」と演説されましたが、日本の教育も学力だけではなく、子どもの幸福度にどういった指標をもって教育を実践していくのかが重要になってくるのではないでしょうか。

## 「手の記憶」は目の記憶、耳の記憶に勝る

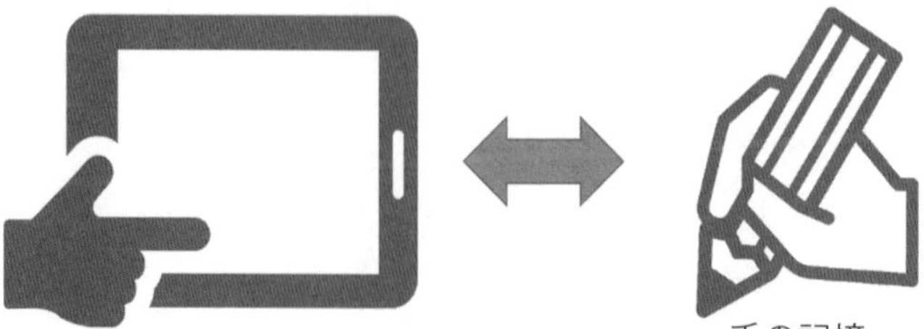

タブレットの操作　　紙に書く作業

「反射的な学習」・「短期記憶」が主体　　手の記憶<br>「長期記憶」につながる

（出典：市進ホールディングス）

まだ課題も多く、そのことによって学力が下がってしまうのではないかといった意見もあるかもしれません。しかし、他者と比べるだけではなく、子どもたちが困難な場面に遭遇しても何とかできる、たとえ勉強ができなくても目の前の壁を乗り越えていく自身の力を信じることができることが重要だと思っています。その場の学力の保障だけを考えるのではなく、自分たちが安全に健やかに育っていける学校や地域をつくっていく。そして子どもたちが困ったときにSOSが出せて、相談できる環境を整えていくこと、その上で多様な選択肢から子どもたちが自分でより良いものを選択していけるような環境づくりを行政としても行っていきたいと思っています。

**池野**　今日のテーマの一つに教育がありましたが、教育を怠った国は亡びるというのは歴史が物語っています。確かにみんな教育をやっていますが、教育の仕方を間違えた国も亡びる可能性があります。そこで問題になってくるのが、どの教育が正しくて、どの教育が間違っているのかは現時点で誰も分からないということです。また今の状況はどうかと問われても、その成否を出すことができません。だからといって何もしませんというのもダメですので、現時点で自分たちが正しい、あるいは良かれと思っ

たことをできる範囲で実施してみる、一歩進んでみる。そして進みながら間違った部分は修正していけばいいのではないでしょうか。

従来、日本では完璧な計画ができるまでスタートしない傾向にありました。しかし、計画立案まで5年、6年も経ってしまうと計画を始めた時点で情報はすでに古くなってしまっていることがあります。国の政策や方向性を示す場合には一朝一夕にできることではありまんので、熟考も必要ですが、こと柏市であれば、確かに大きな都市ではありますが、地方自治体の一つとして、国に先んじで今回のお話にあったような取り組みを進めることができるかもしれません。その中で市進ホールディングスの塾に通う児童、生徒さんと何かをやってみるというのもいいかもしれません。何よりまずは小さくはじめることが非常に重要で、そこから学び、フィードバックを柏市にして、柏市が今度は国に対して意見する。柏市と市進ホールディングスにはそんなロールモデルになってもらいたいと思っています。日本は世界有数の少子高齢社会であり、課題解決に向けた取り組みには全世界が注目しています。日本というGDP世界第3位の先進国が高齢化率約30%になっている。明らかに労働人口が減っている中で社会福祉をどうやって維持していくのかに注視されています。そうした課題解決に向けた切り口として、今の子どもたちが大人になった時にどういった大人になっているのかがあると思っています。

もちろん国民一人一人あたりのGDPがすべてではありませんが、ある程度のお金、経済力がなければ社会保障も達成できませんし、軍事費も達成できません。先ほど偏差値教育について触れましたが、やはり基礎学力をキープすることは非常に重要になりますけれど、それだけではダメなんです。それは必要条件かもしれませんが、十分条件ではなく、十分であるためには“人間力”を磨かなければいけません。そのためIQだけではなく、EQといっていますが、従来の基礎学力だけではなく人間力を。そして人間力を養うためには健康であることが必要になりますし、この健康には身体の健康、心の健康、そして社会的な健康があり、これらが一つ一つ独立したものではなく、複雑に絡み合っていることが重要になりますし、その点からも初等教育、中等教育、そして高等教育は非常に重要だといえます。

また教育というのは人を育てる、人をつくっていくわけですから、教師の果たす役割は非常に大きいものになります。そのため教師の皆さんには本当に頑張っていただき、教師自身のウェルビーイングを達成していただきたいと思っています。教育は国の未来にとって重要な取り組みになりますので、柏市と市進ホールディングスには日本のモデルとなるような取り組みを実施していただきたい、また日本のモデルになれば世界に注目されますので「世界の柏市」、そして「世界の市進ホールディングス」になっていただければと思っています。

本日はありがとうございました。

# 第５章

## 浜松ウエルネスフォーラム2023　レポート

# 「予防・健幸都市」の実現に向けて

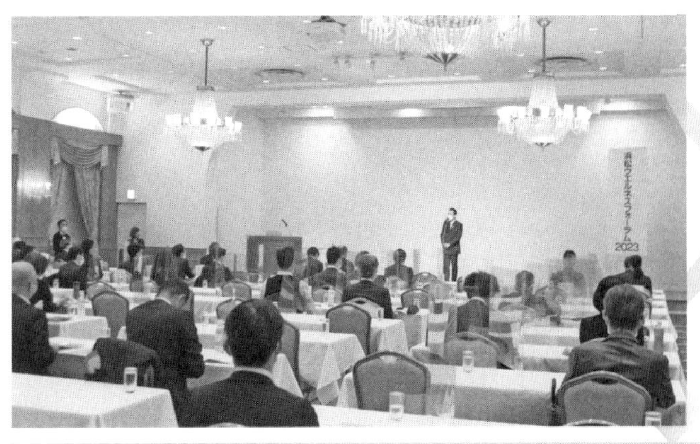


2023年２月13日、浜松市と株式会社時評社は、「浜松ウエルネスフォーラム2023～予防・健幸都市の実現に向けて～」をグランドホテル浜松（浜松市中区東伊場１－３－１）で開催し、フォーラムの様子は、Zoomを通じて全国に配信された。

今回のフォーラムは、経済産業省商務・サービスグループヘルスケア産業課長・橋本泰輔氏と総務省情報流通行政局地域通信振興課デジタル経済推進室長・内田雄一郎氏による基調講演のほか、浜松市で実践されている「浜松ウエルネス・ラボ」参加企業による官民連携社会事業報告などで構成。浜松市が掲げている「予防・健幸都市」の実現に向けてのさまざまな実証事業の内容が発表された。なお、当日のフォーラムは、「浜松ウエルネス・ラボ」公式HP（https://www.hamamatsuwellnesslab.jp）で視聴できる。

健康増進を軸に、市民のウェルビーイング向上に向けて先進的に取り組んでいる「浜松ウエルネスフォーラム」の実証報告ということもあり、全国から多数のオンライン参加者が集まった。

（フォーラムレポートは時評社のまとめです。講演内容や講師の役職については、フォーラム開催時のものになります。）

## 浜松ウエルネスフォーラム2023
# 「予防・健幸都市」の実現に向けてのポイント

主催：浜松市　㈱時評社

▶経済産業省が進めているヘルスケア施策は、PHR を使うためのインフラ整備になる。エビデンスの確保も重要なので、エビデンスの構築についても注力している。投資の拡大については、健康経営の推進と、新たな保険外サービスの創出という狙いから、介護分野への取り組みも始めようとしている。

▶総務省における医療情報化には、①遠隔医療の普及② PHR データの活用の２本柱がある。経済産業省や厚生労働省とも協力しながら、通信インフラの高度化・高速化に伴う新たな経済活動を推進中だ。

▶浜松市の2022年度健康増進事業としては、①官民連携ヘルスケア事業の推進②健康経営の推進③ヘルスケアサービスなどの創出④地域の官民連携体制の強化⑤官民連携社会実証事業⑥事業報告――などを骨子に掲げている。

▶キリンビバレッジ株式会社は、今年度は、飲料βラクトリンという成分を含んだ機能性表示食品を摂取しながら脳トレアプリ「KIRIN 毎日続ける脳力トレーニング」を行う実証実験を行った。

▶ファンケルは、「有酸素能力」を見える化する新技術～ AT を簡便に測定する新たなデバイスを開発するため、浜松市民を対象とした社会実証事業の計画を練っている。一般の市民を対象にした研究としては全国初の試みとなる。

▶ SOMPO ひまわり生命は、糖尿病予備群を対象としたソリューションの開発を行いたいと考え、浜松市民を対象にした実証事業を行った。この成果をもとに、2022年10月に「リンククロス血糖コーチング」という商品をリリースした。オールデジタルで、行動変容、意識変容を促す商品設計になっている。

▶スズキは、人生100年時代に80～90歳になっても移動の自由を奪われることなく、長く安全に運転してもらえるように認知症の兆候を検知する実証事業に乗り出すことにした。普段通りに運転しているだけでどこよりも早く認知症の兆候を検知して、治療・予防に結び付けることができる。

▶ SocialHealthcareDesign は、独自開発したプラットフォームを使い、①職域におけるアプリ②サポート画面③ヒューマンスキル研修の三つの商品を展開している。「浜松ウエルネスプロジェクト」においては、研修事業の実証をしていく。特に企業の経営層に対して、自分自身の仕組みを学ぶ研修を行い、継続的な効果があるかどうかを調べることにしている。

▶ PREVENT は、６カ月にわたる健康づくり支援プログラムの実証事業を行った。参加者には、歩数や脈拍数、睡眠の状況などをモニターできるデバイス、尿測定を通じて毎日の食塩摂取量を測定できるキットを提供。生活習慣を数値化し、スマホアプリと連携できる仕組みにした。結果は、生活習慣の変化で善玉コレステロールが増えていたり、脳卒中や心筋梗塞、生活習慣病が重篤化していく可能性はほとんど見られず、今後の医療費適正効果に期待できる内容となった。

▶聖隷検診データを活用した「健康ビッグデータ分析」については、2022年度は、新型コロナ流行前後の人々の行動変化に焦点を当てて分析をしてみた。総じて若い人は、コロナ禍によって生活習慣が良くなっている傾向にあるが、高齢者の場合はやや心配な兆候が見られた。

## 開会挨拶

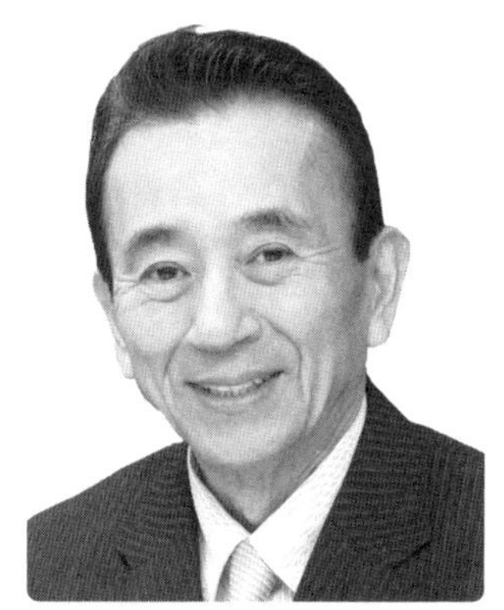

浜松市長
**鈴木　康友**

新型コロナウイルスの発症から４年が経過し、ようやくウイルスの弱毒化が進んで、国の方も感染症法の類型を２類から５類に移行するという流れになった。今年はアフターコロナに向けた大事な１年になってくると思われる。現在、NHK 大河ドラマ「どうする家康」の放送で、浜松は大変活気づいているが、今年はコロナで傷んだ地域経済を回復させる大事な年になると実感している。

「浜松ウエルネスフォーラム」も久しぶりにリアルで多くの皆さまに集まっていただき、開催できる運びになった。

ご案内の通り、現在、人生100年時代と言われており、どんどん寿命が延びている。だからこそ、平均寿命より大事なのは健康寿命じゃないかという見方が強くなってきた。2010年から厚生労働科学研究班が大都市（政令指定都市、東京都特別区）を対象に健康寿命の調査をしており、ランキングを発表している。おかげさまで浜松市は、2010年から女性は４期連続で１位、男性も３期連続１位となり、言ってみれば健康寿命が最も長い健康都市と言っても過言ではないだろう。

また、日本総合研究所が２年に１度、政令指定都市を対象に、幸福度ランキングという調査を実施しているが、2022年度、また浜松が政令指定都市20市の中で第１位に返り咲いた。2018年に第１位になったが、2020年は、さいたま市に抜かれて２位だった。

こうして見ると、本市は、市民の皆さんが健康で幸福に暮らせる素晴らしいプラットフォームができ上がっていると思う。このプラットフォームをさらに磨き上げるべく、健康寿命をさらに延伸させて、市民の皆さんが健康で幸せに暮らせるように「予防・健幸都市」という新たな都市像を創り、この「浜松ウエルネスプロジェクト」を立ち上げた。ここには名立たる医療機関、あるいは研究機関、大学、そして市内外のそうそうたる企業の皆さまにも参加をいただき、まさに官民連携の中でプロジェクトが進められている。

同プロジェクトは、「浜松ウエルネス推進協議会」と「浜松ウエルネス・ラボ」という二つの推進母体で構成され、そこで行われているさまざまな実証実験や取り組みの成果報告が行われる予定となっている。私はその成果を大変楽しみにしているところだ。

また、今回は経済産業省商務・サービスグループヘルスケア産業課の橋本泰輔課長、そして総務省情報流通行政局デジタル経済推進室の内田雄一郎室長に基調講演をしていただくことになっている。さらに、その前には「浜松ウエルネスアワード」の表彰式も行わせていただき、「予防・健幸都市」を啓発、浸透させていただきたいと考えている。これからもこの取り組みをさらに進化させていく。ご案内ではあるが、実は、私、今期で退任させていただくことになり、４期16年の市長に終止符を打つことになった。しかし、同プロジェクトのような大事なプロジェクト・政策は、次期市長に継承していくべく、しっかり準備をしている。今後も「浜松ウエルネスプロジェクト」を継続し、進化していくことを期待してもらいたい。

結びに当たり、今回のこのウエルネスフォーラムが、参加された皆さまにとって有意義な会となることを心から祈念し、私からのご挨拶とさせていただきたい。

本日は、こうしてご参加いただいたことに改めて感謝申し上げたい。

## ヘルスケア政策の現状と今後の方向性

私からは、「ヘルスケア政策の現状と今後の方向性」というテーマで国の施策について全体的な話をしてみたい。

ご案内の通り、わが国が直面する課題だが、既に人口減少が始まっていて、これから2050年にかけて劇的に人口が減っていく。当然ながら高齢化率はどんどん上がる一方、生産年齢人口は急激に減っているため、「不健康期間」（健康寿命と平均寿命の差）もわずかしか改善していないと言わ

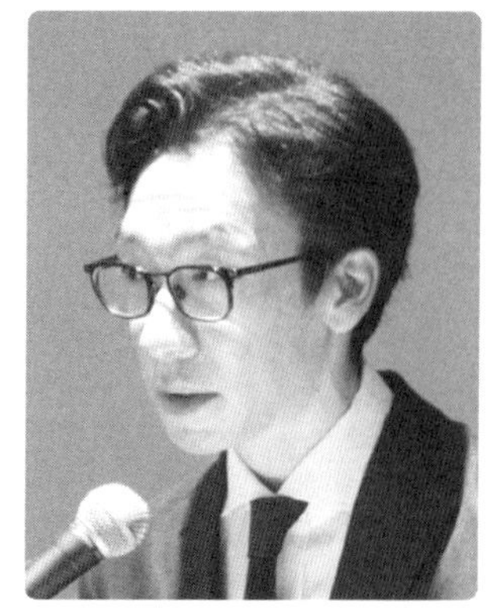

経済産業省商務・
サービスグループ
ヘルスケア産業課長
**橋本　泰輔**

れている。他方、高齢化に伴う認知症当事者や慢性透析患者の数はどんどん増えてくるため、全体的な社会構造として、経済にも大きくマイナスに作用するし、社会保障という観点でも極めて大きな負担になる。こうした中で、ヘルスケア政策は、まさに国民の健康増進を目指すものだが、それ自体極めて大きな価値があり、国民の皆さんのウェルビーイングやQOLの向上につながっていくという作用がある。

他方、健康な人が増えれば、労働力も増えることになるし、生産性の向上にもつながっていくため、経済にも良い影響をもたらす。また社会保障の面からも、担い手の増加にもつながっていくため、ヘルスケア政策は、わが国の将来を考えても担うべき位置付けは非常に大きいと言える。経済産業省の役割としては、予防・健康づくり、健康増進の領域なので、「予防・健幸都市」を目指しておられる浜松市の取り組みとも非常にマッチするところが多いと思う。

こうした中で、今、進めている施策の全体像を申し上げると、最近のテクノロジーを活用してトレンドになってきたPHR（パーソナルヘルスレコード）を使うためのインフラ整備、環境整備をいかにしていくかということが一つある。また、信頼性の確保という点では、エビデンスが非常に大事になっているので、エビデンスの構築・整備という点に注力している。こうしたインフラ整備のもとで、投資の拡大という中で、健康経営の推進を行い、各地域でのヘルスケアエコシステムの構築も行っている。

さらに、投資が進んでくればさまざまな産業が集まってくるという狙いで、ベンチャー支援を行っているし、新たな保険外サービスの創出という面で、介護分野への取り組みも最近始めようとしている。

国内で産業が育ってくれば、アウトバウンドで国際的に売り出して、途上国なりの医療水準の向上に貢献するとともに、外貨も稼いでいくことになるだろう。また、医療基盤が整ってくれば、インバウンドという面で、海外の富裕層の方々に日本に来ていただいてお金を落としていただく可能性が広がる。また、海外のさまざまな症例に触れていくことでわが国の医療水準の向上にもつなげていくといった全体像も描きつつ、インバウンド政策を推進している。

では、個別の政策について、触れていくことにして、まず、医療DX（PHR）の推進だ。現在、いわゆる公的な医療・健康情報である健診情報やレセプト情報、また電子カルテ情報などのデータベースが構築されようとしている。マイナンバーカードを使えば自分の過去の健康情報が取り出せるようになってきている。

他方で、「民間事業者と連携して環境整備を進める」については、いわゆるライフログといって、ウェアラブル機器なども使いながら、歩数や脈拍、運動量、睡眠の質、あるいは食事の内容について、写真を撮ることで情報を蓄積することができるようになっている。

つまり、公的な情報と民間から取れるような情報が突合できるようになってきているわけだが、ここから新しいビジネスを創っていきたいと考えている。もちろん、具体的なビジネスを創るのは、民間の皆さんの役割になるが、そのための環境整備、特に必要になってくるのがデータの標準化だ。また、センシティブな個人情報に関係してくるので、その取扱いも非常に大事になってくるだろう。

われわれは、日常における利活用で、健康増進のサポートをするようなサービスが出てきてほしいと期待している。サービスのイメージとしては、その人の健康状態を把握しながら日々の行動変容を促していくようなサービスを想定している。また、医療機関の診断の場でこういった日々の情報を使っていくという点で、日々どれぐらい運動しているのか、どういった物を食べているのかという情報が非常に有用とされている。そうした円滑な利活用の環境を創っていきたいと考えている。そこで、民間の皆さんに主体的にルールをつくってもらうため、現在PHRに関する横断的な業界の方々に団体の設立に向けた準備をしていただいているところだ。次に、ヘルスケアサービスの信頼性確保について説明したい。ヘルスケアサービス、行動変容による予防・健康づくりだが、医薬品に比べてエビデンス構築がなかなか進みにくいという面がある。オーソライズされた仕組みがなかなか整備されていないため、市場に有象無象のものが出てくる。こうした点を改善していかないと、消費者の信頼を得てビジネスが育っていく環境ができないと考えている。そこで、まず、できることとして、事業者団体を設立してもらって、自主ガイドラインを策定していただくとともに、事業者に自主的にサービスの提供体制や、情報管理のあり方、広告表示のあり方などを決めてもらって、事業者団体に参加している方々に守っていただくという仕組みを消費者に示していくことで一定の信頼を得ていけるように取り組んでいる。その上で、アカデミアや医学界の方々にも連携してもらって、エビデンスの整理ができるような仕組みづくりを行っているところだ。

浜松市では、「浜松ウエルネスアワード」などを創設し、自治体を挙げて企業の啓発に取り組んでおられるので、私から特に申し上げるべきことはないのかもしれないが、健康経営の推進にも触れておきたい。

健康経営とは、従業員の健康保持・増進ということが生産性の向上、最終的には企業価値の向上につながるという考え方で、企業が戦略的に従業員の健康づくりをしていくことを促進している。

政府として実施している施策を紹介すると、まずは健康経営の顕彰制度を通じた推進が挙げられる。具体的には、健康経営優良法人認定制度を運用している。例えば、大企業には１万以上の法人がいるが、その中で健康経営度調査に回答してもらって、一定以上の取り組みを実施している企業を「健康経営優良法人」として認定している。さらに、その中の上位500社を「ホワイト500」に認定。さらに、東京証券取引所とも連携して原則１業種１社になるが、「健康経営銘柄」も選んでいる。こうした優良法人を選ぶことで、企業に従業員の健康への投資の促進を行っている。中小企業も、基本的には同じ構図で推進している。認定法人は毎年増えていて、今年度は、申請ベースで、大企業3000以上、中小企業が１万4000以上という水準で進んできている。

健康経営に対するインセンティブ措置については、地方自治体での入札優遇、金融機関などの金利優遇などさまざまな形で実施されている。浜松市でも、さまざまな優遇措置を取られており、健康経営に対する啓発、インセンティブを積極的に展開されていて、大変ありがたく思っている。

## 総務省における医療情報化の取り組み ―「遠隔医療の普及」と「PHR データの活用」を通じて医療 DX を推進―

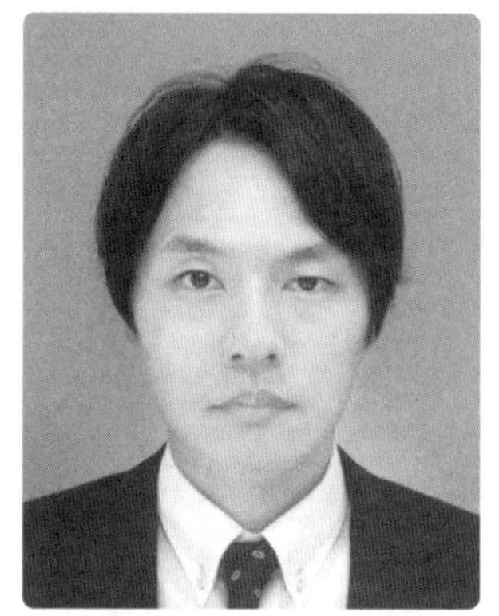

**総務省地域通信振興課**
**デジタル経済推進室長**
**内田　雄一郎**

私からは、「総務省における医療情報化の取組」というテーマでお話したい。

まず、総務省と医療との関係について説明すると、総務省は情報通信を所掌し、ICT の利活用の促進が本来業務だ。そのような観点から、医療・健康分野における先導的な ICT 利活用モデルの構築に取り組んでいる。

総務省における医療情報化には、①遠隔医療の普及② PHR データの活用―という２本の柱があり、経済産業省や厚生労働省とも協力しながら、通信インフラの高度化・高速化に伴う新たな医療モデルの構築を推進中だ。

具体的には、遠隔医療の普及に係る取り組みとして、「課題解決型ローカル５Ｇなどの実現に向けた開発実証」がある。この開発実証は、2020年度から開始され、今年度が３年目になる。例えば、長崎県長崎市、五島市で行われた取り組みでは、本土にある長崎大学病院と離島にある五島中央病院とをローカル５Ｇのネットワークでつなぎ、長崎大学病院の専門医が五島列島での専門外来の診療を遠隔でサポートした。神奈川県川崎市の聖マリアンナ医科大学病院では、病院内にローカル５Ｇのネットワークを構築し、医師などの視覚情報や CT 画像、Ｘ線画像といった大容量データを病院関係者間でリアルタイムに共有している。

2022年度からは、「遠隔手術ガイドライン」の精緻化を図るため、AMEDの研究開発事業として、「高度遠隔医療ネットワーク実用化研究事業」を3か年で実施している。具体的な研究テーマは、①遠隔手術の実現に必要な通信環境やネットワーク要件などの整理②8Kという高精細な内視鏡システムの開発実証③手術支援ロボットの遠隔からのアノテーション機能の実証－などになる。

総務省では、遠隔医療システム導入を円滑・適切に行うために必要となる知識や情報、システムの運用手順、構築パターン、導入事例などをまとめ、「遠隔医療モデル参考書」として公表している。遠隔医療には、医師対医師（D to D）と医師対患者（D to P）があり、D to Dは、先述した五島市の事例のように、遠隔地にいる専門医が患者と対面する医師の医療行為を遠隔サポートするケースを指す。他方、D to Pは、医師が離れた場所にいる患者に対してオンラインで直接診療行為を行うもので、一般的にオンライン診療と呼ばれている。このコロナ禍によって、医師が初診から電話やオンラインによって診断や処方をすることが可能になった。これによってオンライン診療も一気に一般的な診療方法となった。そこで広まった新たな導入モデルも取り込む形で、D to Pの参考書の改定を計画している。

次に、PHRデータの活用の観点からの取り組みについても説明したい。まずは、AMEDの研究開発事業から「認知症対応型AI・IoTシステム研究開発事業」を紹介したい。認知症患者の介護士の負担軽減を目的とし、2020年度から3カ年の事業を行ってきた。介護施設の認知症患者にウェアラブル端末を着けてもらい生体データを取得したり、あるいは施設内にセンサーを置き、温度、湿度などの環境データを収集する。さらに、介護士が入力する介護記録と統合し、AIで解析することによってBPSDを事前に予測し、適切なケア方法を提示するという研究開発となる。今年度が3カ年計画の最終年となるため、社会実装を見据えた総仕上げが現在進められている。今後、認知症患者の増加が想定されている中で、介護士の負担をどれだけ軽減させることができるかといった観点で取り組んでいる。

「認知症対応型 AI・IoT システム研究開発事業」の後継事業として、2023年度からの２カ年で実施する「医療高度化に資する PHR データ流通基盤構築事業」についても触れておきたい。同事業は、日々の活動から得られる PHR データを医療現場の診療に活用することで、医療の高度化や診察内容の精緻化を図る狙いで、各種 PHR サービスから医師が求める PHR データを取得するためのデータ流通基盤を構築するものである。もうすぐ AMED で公募が開始されるが、まずは、医療現場で求められる PHR データを特定し、統一的なデータ交換規格を設定するところからスタートする。最終的には、PHR データが診療に与える効果を医学的に検証し、エビデンスを取得したいと考えている。

最後に、情報銀行についても触れておく。情報銀行とは、利用者個人の委任を受けてパーソナルデータを管理するとともに、その同意の範囲内において第三者提供を行う仕組みのことで、提供されたパーソナルデータを使って新しいサービスが創出され、利用者個人にはその便益が還元されるモデルを想定している。情報信託機能というのが正式名称で、金融機関の投資信託と同じような仕組みだと考えていただきたい。お金の代わりに情報を預けてもらい、それを利活用し、それで生まれた便益からリターンが返ってくるという仕組みだ。

総務省および経産省では、2018年に「情報信託機能の認定に係る指針ｖer1・０」を公表した。その指針に基づき、一般社団法人日本 IT 団体連盟が情報銀行の認定制度を運用している。総務省では、情報銀行における健康・医療分野の要配慮個人情報の取扱いについて、今秋から検討を開始した。端的に言えば、安心・安全を担保するための仕組みとして、情報銀行が医療情報流通のハブになれないかといった検討になる。

医療情報はセンシティブな情報なので、個人情報保護法上も要配慮個人情報として他の個人情報とは異なる取扱いが求められる。このため、現在は、情報銀行においても取り扱えないことになっているのだが、事業者の皆さんに話を伺うと要配慮個人情報にこそ価値があるといった声を多く聞く。そうしたニーズにお応えするために、健康・医療分野の要配慮個人情報を安心・安全に流通させるためのルールを検討し、そのルールに沿った形で認定指針を改定したいと考えている。

健康・医療分野の情報をレベル分けすると、例えば、健康診断の結果、既往歴、アレルギー、お薬手帳の内容など要配慮個人情報に該当するものは、レベル２情報としている。歩数、体重などのいわゆるライフログといったものはレベル１情報としており、要配慮個人情報ではないので、現在でも情報銀行で取扱いができる。しかし、やはりデータを使ってサービスをつくっていこうとした場合には、レベル２に分類されるようなデータがあったほうがよりサービスの創出につながるといったニーズを耳にする。要配慮個人情報の一つひとつの取扱いについて個人の皆さんから同意を得るのはなかなか難しい面もあるので、そのハブとして情報銀行が入ることによって、安心・安全な流通が担保されるようにしたい。こういった情報の価値を引き出して、新サービスを創出するために情報銀行に何ができるかといった観点で検討を進めていきたいと考えている。

総務省では、これからも遠隔医療の普及、そしてPHRデータの活用と、この二本柱を軸に医療DXを進めてきたいと考えている。今後も、皆さまのご支援、ご協力をよろしくお願いしたい。

## 「浜松ウエルネスプロジェクト」2022年度事業概要

私からは、人生100年時代を見据えた「予防・健幸都市」の実現に向けた「浜松ウエルネスプロジェクト」の枠組みを説明させていただく。

当プロジェクトの概要だが、まず生活習慣病予防などの予防・健康事業、そしてヘルスケアサービスなどの創出に向けたヘルスケアビジネス支援事業の二つを大きな柱としてプロジェクトを推進している。推進主体は、二つの官民連携プラットフォーム、「浜松ウエルネス推進協議会」、「浜松ウエルネス・ラボ」によって構成されている。

まず、「浜松ウエルネス推進協議会」から説明すると、現在、企業の数が132社、そして、関係団体、医療機関、大学が18団体、合わせて150の企業・団体に参画してもらっている。

2022度の事業内容は、①官民・民間連携ヘルスケア事業の推進②健康経営の推進③ヘルスケアサービスなどの創出④地域の官民連携体制の強化⑤官民連携社会実証事業⑥事業報告―などを骨子に掲げている。質が高く、市民に有益な事業を創出・展開することを目指している。

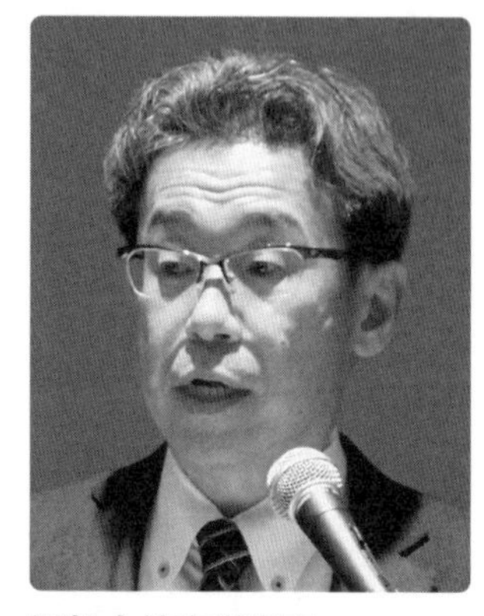

浜松市健康増進課
ウエルネス推進担当課長
**原川　知己**

では、「浜松ウエルネスプロジェクト」のもう一つの柱、「浜松ウエルネス・ラボ」についても説明したい。「浜松ウエルネス・ラボ」は、キリンホールディングス、ファンケル、SOMPOひまわり生命保険、第一生命保険、住友生命保険、スズキ、PREVENT、Social HealthCareDesignなどの企業と浜松医科大学、聖隷福祉事業団に参画いただいている。

実証事業のフローとしては、浜松市の課題である、生活習慣病予防、介護予防などの解決に向けて、民間企業の質の高いシステムやサービスなどによる事業を審査を経て実証を進めている。得られた実証事業の結果、例えばデータやエビデンスについては、市民に還元し、民間企業においては事業化につなげてもらったり、学会や論文などで発表いただいている。官民連携により、官民双方がウィンウィンになるような形で運営されており、費用は、民間企業が全て負担している。

2022度の社会実証事業については、キリンビバレッジ、ファンケル、ひまわり生命保険、スズキ、PREVENT、Social Healthcare Designから報告していただくことになっている。

健康ビッグデータ分析については、数十万にもおよぶ人間ドッグの市民健康診断データを聖隷福祉事業団が持っているが、浜松医科大学、静岡大学との共同研究で、データ分析に取り組んでいる。得られた結果については、ヘルスケアサービスの創出に向けて活用していきたいと考えている。

具体的には、後ほど浜松医科大学の尾島先生から報告していただく。浜松市としても、市民の健康寿命の延伸に寄与できるよう、当プロジェクトのさらなる推進に務めていきたいと思っている。

## “脳の健康習慣化”に向けた「キリン脳ケアチャレンジ！」

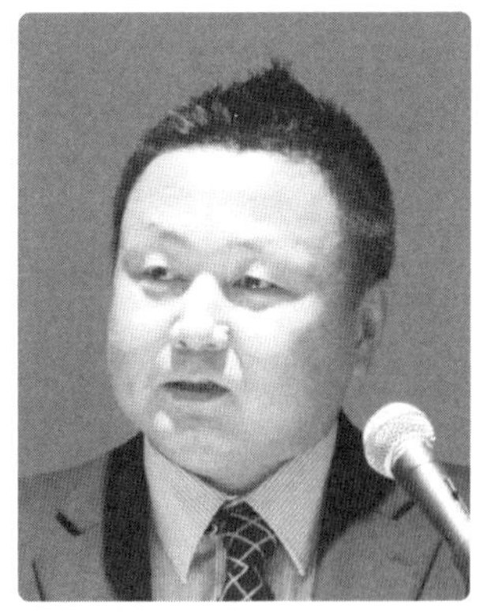

キリンビバレッジ株式会社
企画部
新規事業開発室担当部長
**上野　健史**

キリンビバレッジ株式会社は、「脳と心の健康課題への貢献」と題し、ヘルスサイエンス領域における脳科学研究を通じ、ココロもカラダも満たされた健康習慣を実現し、社会課題を解決しようとさまざまな商品、サービスを、さまざまなコミュニティの皆さまと一緒に課題解決を図っている。

その一つが、「浜松ウエルネス・ラボ」の参画で、これまでの成果を発表したい。私どもは、素材・商品のエビデンスを取得しつつ、しかしながら、健康、特に脳の健康は何から取り組んでよいのか分からない、続けるのが難しいといった課題がある。そこで、今回は聖隷福祉事業団の協力をいただき「浜名湖エデンの園」の入居者の皆さんを対象に、脳の健康セミナーおよび脳活動量の測定体験を行うことで脳の健康へ興味を喚起した後、４週間にわたって、飲料の$\beta$ラクトリンという成分を含んだ機能性表示食品を摂取しながら脳トレアプリ「KIRIN 毎日続ける脳力トレーニング」を行う実証実験を行った。

事前の調査では、食や運動など継続的な活動は少ないコミュニティであったが、このチャレンジに、特にコミュニティみんなで「脳ケアの習慣化」に取り組んだということが大きな意味があると思う。しかも「脳ケアチャレンジ」の楽しさ、記憶力維持への関心が高まり、継続性、習慣化への意識変化、楽しく継続的に行動するなどの変化が確認されたといった成果が得られた。

高齢者には、「脳トレはちょっと距離があるかもしれない」とコミュニティ側の皆さんに伺っていたが、実際やってみると「アプリのハードルが低くて楽しくできた」、「脳トレにしろ、筋トレにしろ、何歳からでも始められるし、それなりの成果が上がる。こういったことが分かって一般常識になればいい」といった喜びの声を多数頂戴した。施設の皆さんみんなで実施したことが大きいと思うが、脳トレを続けるほど、スコアが上がることが確認されたといった結果に結び付いた。

当社は、こうした成果をラボ内でとどめるだけでは「もったいない」と考え、エデンの園での発表会、近隣施設での体験会も開催し、更にはWEBページでの情報の発信に努めた。ぜひ、今後全国の施設でも「キリン脳ケアチャレンジ」に取り組んでいただきたいと考えている。

また当社は今回の事例や得られた知見を施設内にとどまらず、さらに外に展開するモデルも考えた。具体的には杏林堂薬局のご協力をいただき、一部店舗で実施した。脳活動量の測定を同薬局の健康相談会で実施、脳ケアの体験の場を創出して、管理栄養士の皆さんと一緒に脳ケアの啓発および$\beta$ラクトリンの販売を検証するといったスキームだ。当社としては、研究だけで終わらず、脳の健康習慣の醸成を進め、社会課題の解決に向け実証結果の活用・展開を推進していきたいと思っている。これまでは、素材ができて、研究して、実証していくということが多かったと思うが、ようやく機能性素材を製品化して、実際、市民の皆さんの健康にお役立ちできる一歩手前ぐらいまで来ているかと感じている。

今後、「浜松ウエルネスプロジェクト」で実証してきた商品やサービスを、他エリアにも展開して、得られた知見を、浜松市にもフィードバックし、長期的に有用知が相互循環して健康課題が解決できればよいと願っている。ただ、おそらくこれはメーカー１社でできる、基礎自治体１団体でできる、あるいは大学１拠点でできるといったことではないと思うので、ぜひ皆さまと協力して、健康課題の解決に向け「浜松ウエルネス・ラボ」で実践できるようにしていきたい。

## 「有酸素能力」を見える化する新技術～無酸素性作業閾値（AT）を簡便に測定する新たなデバイスの開発～

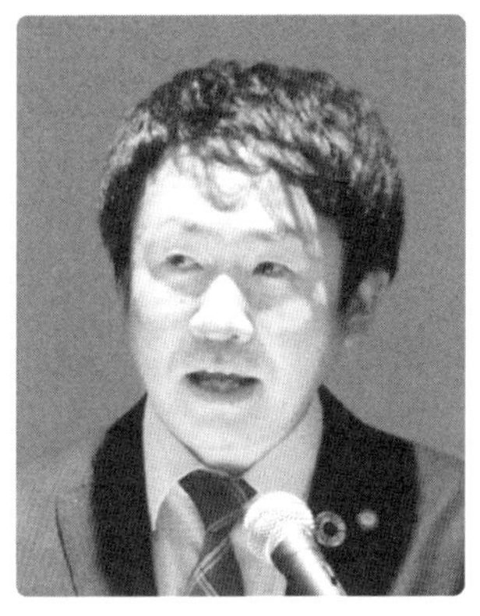

㈱ファンケル
新規事業推進部長
前田　弘之

本日は、当社で開発中の新規事業、新技術を浜松ウエルネス・ラボを通じて実証化する内容について報告したい。運動をテーマとする本取り組みでは、一人一つの有酸素能力、つまり一人一つの体力を見える化する技術についての話となる。

骨や関節、筋肉が丈夫になる、強くなる。あるいは、身体が疲れにくくなる、血液がきれいになる、さらさらになる。やせる、見た目も若返る、脳を活性化する、免疫力が高まるなど「運動は最大の薬である」という言葉も欧米初め諸外国では一般に使われている。

具体的には、ウォーキングやジョギングは、有酸素運動の代表的なものとして有名だし、短距離走、筋トレなど、短時間に強い力を発揮する運動は無酸素運動と呼ばれ、運動は、有酸素と無酸素で大きく２種類に分類されている。

では、例えば、Ａさんは「１キロメートルを７分半で走ってみましょう」とか、「体力を向上させるためには、その１キロメートルをあと30秒早く走るといいですよ」ということが分かるとより具体的だ。

長寿であることは喜ばしいことだが、一方、不規則な食事、栄養バランスの偏り、運動不足、そういった生活習慣の乱れなどから心臓や血管などに負担がかかり、さまざまな生活習慣病が発生していることも事実だろう。

運動には、有酸素運動と無酸素運動の二つがあることはお伝えしたが、少しずつ負荷をかけることによって、人の身体は無酸素運動に切り替わっていく。実は、その運動効率が一気に上がる境界線があることが分かっている。つまり、一人一人に最適かつ効果的な運動強度があるということだ。従来は、それを知るためには高額な機械が必要だったため、専門の施設、例えば病院や医療機関、体育系の大学などで医師によって測定されてきた。こういった技術、理論は、1973年、運動生理学のワッサーマン教授がATというポイントを報告して以来、呼気ガスを用いた分析法が長らく使用されている。

これまでも多くの研究者がこれを簡単にするように挑戦してきたが、実用化される技術がなかなか見つからなかった。ようやく約50年の時を得て、当社の研究員が新しい測定法を開発・発見することができた。この方法論は、呼気ガス、つまり、体内から排出される二酸化炭素を測定するのとは逆転の発想で、体内にある酸素量、すなわち血中酸素飽和度に着目して、独自の計算ロジックを発掘したものになっている。この開発は、国際的な学術誌の『Scientific Reports』に2022年11月に掲載され、特許登録を行っている。

そこで、当社は、この新しい測定法、新しい測定技術を用いて社会実証の調査研究を進めていきたいと考え、「浜松ウエルネスプロジェクト」を通じ浜松市民の皆さんを対象にした社会実証事業の計画を練らせてもらった。

この取り組みは、全身持久力、自らの体力を知り、疾病の予防や健康増進に有用であるといったことにつながるはずだ。現在、当社でも開発中の技術となるため、一般の生活者、市民の皆さんを対象とする研究としては、全国初の試みとなる。従来型の高額な機械や施設では測定するのに、ざっと約２万円はかかる。もちろん、この実証事業に参加いただく市民の皆さんは無料でご自身の体力を知ることができるので、ぜひ積極的に参加してもらいたい。

## 血糖変動とメッセージによる行動変容<br>～実証事業から社会実装へ～

われわれはさまざまな糖尿病の専門医や、患者さんにアンケートを実施して、商品を開発するが、糖尿病の患者さんの重症化をどうしていくかというアプローチも重要なミッションとなるが、その一歩手前、いわゆる糖尿病予備群の皆さんに対し、糖尿病にさせないということが非常に大事だと認識していた。

と言うのも、当社は2019年に、糖尿病患者さんを対象とした保険商品を設計し、患者さんの体調が改善するごとに還付金がもらえるなど、患者さんのインセンティブを保険内で解決できる仕組みとした商品を販売していた実績があったからだ。

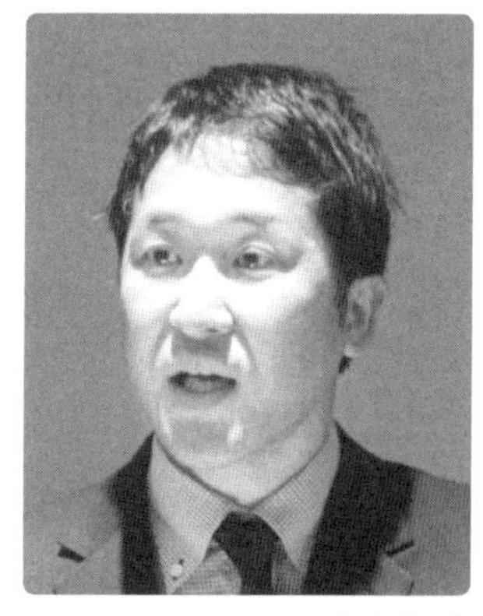

SOMPO ひまわり生命保険
サービス企画グループ課長
**宮﨑　雄次**

そこで、われわれは、「浜松ウエルネス・ラボ」を通じて糖尿病予備群の皆さんを対象にしたソリューションの開発に移りたいと考え、浜松市民の皆さんを対象にした実証実験を行った。

実際、どういった実証事業をしたかというと、いわゆる24時間常時血糖測定器と言われるIoTデバイスを参加者の方に着けてもらい、アプリからメッセージが配信されて、自分の血糖値を見える化させた。後半には、薬局に来店いただき、管理栄養士の皆さんから、フェイス・トゥ・フェイスで、個々のアドバイスを受けるというスキームで実施した。

参加者の皆さんにアンケートを取らせてもらったが、おおむねポジティブな意見が多かった。ただネガティブな意見としては、「実証のためのデバイス費用が個人負担するには高額」や「なかなかフェイス・トゥ・フェイスで訪問管理栄養士のもとを訪問するのが手間」などの意見を頂戴した。

デバイス費用に関しては、恐らく皆様も感じ取っていただいていると思うが、日本においてはヘルスケアに関しての投資を個人がするというのはまだ浸透してないというのがわれわれの印象で、ここを企業において、どのような仕組みに組み込めるか考えているところだ。

本件に関し、数社、ヒアリングしたところ、大手の企業であれば、自前で健康経営に対する取り組みが結構進んではいるが、中小企業の経営者の皆さんについては、「まだこれから、何をやっていこうか」という状況が浮き彫りになったので、当社としては健康経営の切り口で提供できるということに可能性を感じて、昨年10月に、この「リンククロス血糖コーチング」というネーミングで世の中にリリースをした。人のアドバイスなどではなくて、オールデジタルで行動変容、意識変容を促すような設計になっているのが特長だ。時間軸を１カ月単位で区切って、どういった顧客体験をしていただきたいかというので整理をしている。

具体的には、１週目については、このデバイスから気付いていただき、２週目においてはメッセージも併せて読んでいただくことで改善していただく。３～４週目には、きちんと継続していただくことで、意識変容、行動変容の定着を図っていくことを狙いにしている。

もちろん、従業員の皆さんだけのプラスではなく、企業経営者の皆さんにもきちんとレポートを出すことで、会社単位での健康経営に関する取り組みの後押しや結果の見える化にきちんと対応できるような設計になっている。

われわれとしては、この血糖コーチングを、ぜひ浜松市の実証から展開させていただいて、かつ、ここできちんとマネタイズをすることで、さらに次のヘルスケアサービスの投資という形で、質の向上を図っていきたいと考えている。浜松市はもとより日本国民、全国民に対してヘルスケアに関するサービスを提供して、当社のビジョンである健康応援企業の実現を果たしていきたい。

## 高齢ドライバーにおける日常の運転行動特性と認知機能の関係性

わが国は超高齢社会と言われて15年ほど経つが、2025年には全人口の３割が65歳以上となると言われている。2019年に発出された「認知症施策推進大綱」では、認知症の発症を遅らせ、認知症になっても希望を持って日常生活を過ごせる社会を目指し、認知症の人や家族の視点を重視しながら「共生」と「予防」を両輪とした施策を推進することが示されている。自動車メーカーとしても、移動の自由や居場所を奪わないモビリティサービスによる社会づくりと、本実証事業のように、できる限り長く安心・安全

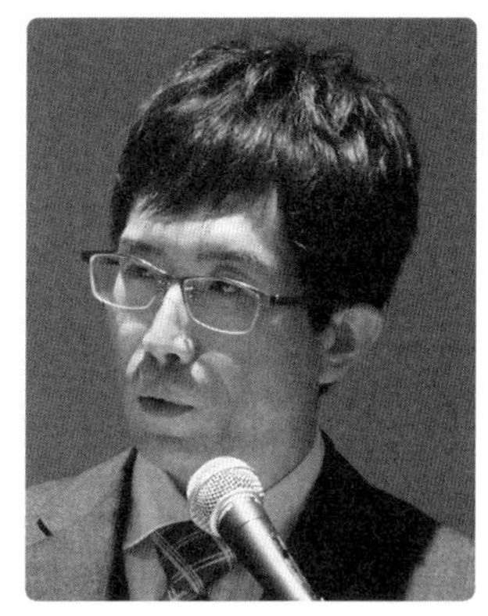

スズキ株式会社
次世代モビリティ
サービス本部
神谷　直輝

に運転を継続できるよう、認知機能低下に早期に気付き、治療や予防につなぐ取り組みが必要と考えている。

認知機能の低下は、さまざまな原因で引き起こされる。現在70種類以上あると言われているが、早い段階で気付くことで、適切な医療や介護サービスを選び、生活上の支障に備えることも可能だ。ただ、残念ながら認知症を早期に、簡易に発見する方法はまだ確立されておらず、多くの人が認知機能の低下によって、生活、あるいは仕事上で支障が起きてから診断されている。その状態では、運転にも支障を来していると考えられるため、早い段階で見つけることが必要となる。しかしながら、多くの高齢者が定期的に認知機能検査を受けているわけではないため、日常生活の中で気付ける仕組みが求められる。

一方、自動車の運転の特徴を整理すると、まず、多くの成人が継続的に行う日常活動であるということだ。さらに、自動車内の環境は、毎日、同じ場所で繰り返し同じ行動を取る環境なので、人の行動や生理状態を長期的に定点観測的にモニターしやすい。さらに自動車の運転自体が、さまざま認知機能と運動機能を統合する複雑な活動なので、認知機能の低下、例えば注意機能の低下や空間認識能力の低下などの影響を受けやすい。

そこで、われわれは、今回の実証事業に乗り出すことにした。人生100年時代に80歳、90歳になっても移動の自由を奪われることなく、長く安全に、いきいきとした生活を実現してほしいというのが本実証事業のコンセプトだ。毎日、通勤のように、運転しているだけで、どこよりも早く認知症の兆候を検知して治療・予防に結びつけたいと考えている。

具体的な実証事業の流れだが、浜松市に住む、もしくは勤めている60歳から75歳で、週３日程度運転される人を対象に200人の募集をかけた。参加者には、最初、この実証事業の詳細な説明を行い、同意取得後、運転などに関するアンケートと認知機能テストを2種類実施した。こちらはMMSEとエーザイが開発した「のうKNOW」という、脳の健康度を測るチェックを使用した。また、普段使用している車のアクセサリーソケットに、手のひらサイズの端末を設置し、3カ月間、日常の運転の加速度と位置情報をドライビングデータとして取得した。3カ月後、取得したデータを一人ずつレポート形式にまとめて返却し、その内容を説明した。

実証で使用したデータをまとめる際は、いつも自分が通る道のどこで急な運転操作をしているのか、どういう状況で急操作が起きやすいかなど、一人一人が自身の生活圏で運転の振り返りができるように工夫している。

参加者については、現時点で190名ほど同意の取得が完了し、データの取得も170名ほど進んでいる。当初は、3年ほどかかる見通しだったが、想定以上に関心が高く、前倒しで終了する見込みを立てている。

## 健幸度向上支援プログラム実証事業<br>～第1弾健幸度向上研修事業～

当社は、世界の未病領域で個人と社会の幸せをつなぐイノベーションを創造することを理念に掲げ、ITを使って、個人と企業、双方が満たされた状態を生み出すことを目的に活動している。一人ひとりの状態に合った支援を実現するために、日本でもトップクラスの有識者らと共に研究を続け、独自にプラットフォームを構築した。

研究の結果、われわれが得た結論は、未病者における最終ゴールの見直しだった。「健康」を最終ゴールにするのではなく、WHOが定義する「健幸」が最適だという結論に至った。つまり、ココロもカラダも、そして人間関係であるキズナも全てが満たされた状態こそが未病者全員が望んでいる状態と考えた。一方、健やかで幸せな「健幸」を目指すには、未病者本人にも気付いてもらわなくてはならない点が多々ある。それは、頑張ることよりも、自分自身が本当にどうありたいのか、を正しく認識すること、そして改善においては、ココロ・カラダ・キズナのバランスを常に意識するということだ。

そこで、当社は、独自開発したプラットフォームを使い、①職域におけるアプリ②サポート画面③ヒューマンスキル研修の三つの商品を作り、実証の活動をしている。

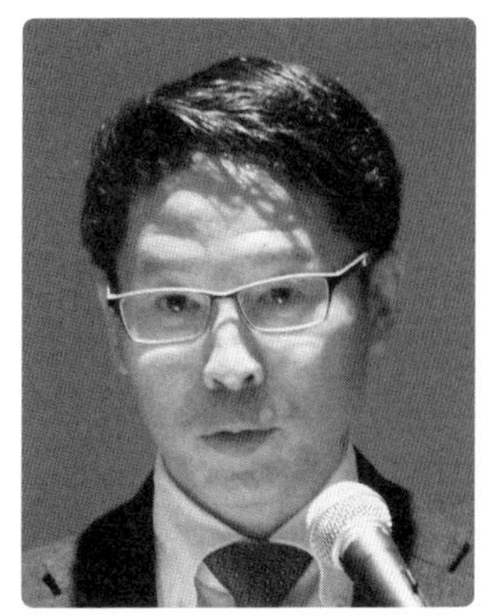

Social Healthcare Design 株式会社
代表取締役 CEO
**亀ヶ谷　正信**

まず、アプリは、「Happiness Book」と呼称し、個人のための「健幸」サポートアプリをコンセプトとした。個人が特定できない形で運用できるように配慮し、92問のアンケートに答えることによって、ココロ・カラダ・キズナの健康バランスが見える化される仕組みだ。ココロ・カラダ・キズナの健康は、現在の詳細情報だけではなく、過去との比較もできる。さらに他者との比較もできることで、より客観的な自分の状態を知ることができるような設計になっている。

次に、サポート画面は、アプリユーザーのための支援ツールという位置付けで、組織全体の概況や変化を見える化できるので、ココロ・カラダ・キズナが急激に悪化し、サポートが必要な人も見える化が可能だ。これは離職予防に大きく役立つ。チームメンバーの構成におけるパーソナリティを見える化することで、チームメンバーでの相互理解や、チームとしての強み・弱みの分析を行うこともできる。もちろん、個人は特定できないが、対象者のココロ・カラダ・キズナ全体の状況を見ながらサポートメッセージを送ることができるような仕組みになっている。

当社の最大の特徴は、ヘルスケア領域においてパーソナリティを加味した点と言えるだろう。さらに脳科学ベースであるという点だ。個別細分化された一人ひとりのウェルビーイングを満たすためには、最終的にはシステムよる自動化が欠かせない。そこで当社では、当初より個別最適化をテーマにシステム開発をしてきた。健康課題、外部環境、内部環境をもとにした詳細なセグメントでは、１万以上ものパターンを構築している。今後、データが溜まっていくことで、個別最適化した意思決定支援が自動化されていくだろう。

三つ目の研修では、「Happiness Book」による分析結果を手元に置き、ウェルビーイングというテーマを通し、脳科学ベースで自分自身をより深く知ってもらうことを狙いにしている。研修は、企業における体系的なヒューマンスキル育成プログラムとも言えるだろう。

「浜松ウエルネスプロジェクト」においては、この三つの商品のうち、研修事業について実証していく。特に、企業の経営層に対して、自分自身の仕組みを学ぶ研修を行い、継続的な効果があるか否かを実証していくことになっている。研修を通し、人生における最終目的が健やかで幸せな「健幸」であること、さらに自分自身の脳のメカニズムによってさまざまな問題も引き起こされていたと自らが気付くことが目的になる。

## データにもとづく循環器疾患重症化予防事業～事業成果報告～

当社からは、「データにもとづく循環器疾患重症化予防事業」というテーマで、事業の成果報告を発表したい。特に生活習慣病対策については、生活習慣病の改善によって疾病発症や重症化を予防できる領域の一つになっている。

浜松市においても、高額医療費の約35％を生活習慣病関連の医療費で使っていることを考えると、いかに生活習慣病を改善していくことが非常に重要になってくることがお分かりいただけたかと思う。

そこで、実証事業は、６カ月間の健康づくり支援プログラムで、参加者には、歩数や脈拍数、睡眠の状況などをモニターできるデバイスや、尿測定を通じて前日の食塩摂取量を測定できるキットなどを提供し、生活習慣を数値化し、スマートフォンのアプリケーションと連携できる仕組みにした。その間に、主治医の先生、かかりつけ医の先生とも連携し、健康づくりプログラムを推進していくという内容だ。

運動に関しては、ウェアラブル端末を活用して日々の歩数をモニタリングしながら、運動の処方を行ったり、自宅でできるような運動プログラムも構え、実験参加された方に合った適切な健康づくりの提供も行った。

実証開始時点で、59人に参加をいただき、完遂できたのは57人だった。ほとんどの参加者がプログラムの完遂を半年間できたとの結果になった。

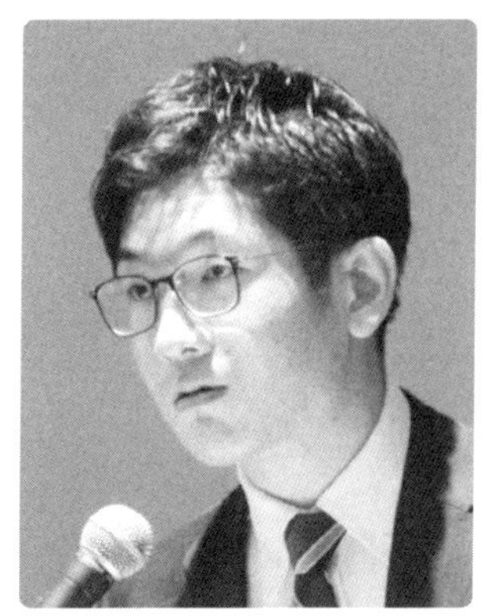

株式会社 PREVENT
代表取締役社長
**萩原　悠太**

生活習慣病の管理については、肥満も「肥満症」と言われて病気の一つに扱われるので、注意が必要だ。肥満症、高血圧症、脂質異常症、糖尿病といった四つの疾患のうち、それぞれ数値の基準、例えば肥満症であればBMI が25以上、血圧であれば薬を飲んでいる状況になる。もしくは実際の血圧の値が異常値である、脂質も糖尿病も同様に薬を飲んでいる、異常値であるというところを該当基準として、当初該当した人がどれぐらい改善効果を得られたのかというところを見てきた。

対象としては、プログラム開始時に血圧の治療薬を飲んでいる、開始時の自宅の血圧が135/85以上だった方を対象に、プログラム前後で血圧の比較をしているが、上の血圧で約10mmHg の降圧効果が得られているということから、非常に大きな降圧効果を得ることができたと言えるだろう。特に善玉コレステロール、HDL コレステロールが増加しているという結果も得られた。善玉コレステロールを改善するのは、日々の生活習慣が非常に重要になってくる。肥満の改善、禁煙、減量が善玉コレステロールの改善に有効であり、こうした生活習慣の変化によって、しっかりと善玉コレステロールが増えているという結果に結び付いた。

実際に、実証事業に参加した人の医療費がどういった推移をたどるかというところで、実測値で測定していきたいというのがわれわれの基本スタンスではあるが、「今できることをやっていこう」というところで、シミュレーションモデルを活用して見ていった。

生活習慣病の重症化予測モデルというところで、われわれの持っている血圧の値や体重、肥満度、さらには糖尿病の数値、脂質異常症の数値から、今後、将来。脳卒中、心筋梗塞の予測発症率や生活習慣病が重症化してくる可能性を、リスクを８段階で評価したところ、５年以内に脳卒中や心筋梗塞、さらには生活習慣病が重篤化していく可能性は、ほとんど見られなかった。開始時でいくと、対象群は25.8％、介入群は25.2％と、大半の人がマッチングとしては良好で、介入終了時の結果は今後の医療費適正化効果が期待できる内容となった。健康維持効果が期待できるプログラムなので、今後も経過観察も含めて検討していきたい。

## 聖隷健診データを活用した「健康ビッグデータ分析」報告
## ～新型コロナ流行前後での人々の行動変化

私からは、浜松ウエルネス・ラボの中で聖隷健診データを活用した「健康ビッグデータ分析」について報告したい。このプロジェクトは、浜松医科大学が共同研究全体の進行管理と横断的分析を行い、静岡大学情報学部で縦断的分析を担当している。また、聖隷福祉事業団保健事業部が健診データの整理と基礎分析を行い、浜松医科大学でより詳細な分析をするとともに、浜松市で共同研究のプラットフォームづくりを進めるという四者共同のスキームで一緒に進行している。

目的は、市民の健康寿命が良好な要因を明らかにして、それを普及させていくということだが、2020年度は、浜松市民の健康習慣や健診データの特徴についての分析を行った。2021年度は、区ごとの特徴や年代ごとの男女別の特徴などに焦点を当て、聴力と生活習慣や健診データとの関連という分析を行った。

今年は、新型コロナ流行前後での人々の行動変化に焦点を当てて分析をしたので、報告したい。対象は、聖隷福祉事業団で健康診断・人間ドックを受けた人で、新型コロナ流行前の2018年度は45万人のデータがあった。一方で、新型コロナ流行下の2020年度は47万人のデータがあり、年代を男女とも29歳以下、30代、40代という７区分に分け、それぞれの問診項目の該当割合を18年度と20年度で分析してみた。

まず、20歳以上の男性で「体重が10キロ以上増加していますか」という質問に対して「はい」と回答した人の割合は、コロナ前に比べコロナ後は男女とも増え、コロナによって体重が増えてしまっている状況がうかがえる。元来、浜松市は、全国に比べると体重が多い人は少なめで良好なのだが、コロナの影響で悪くなってきてしまったように思える。

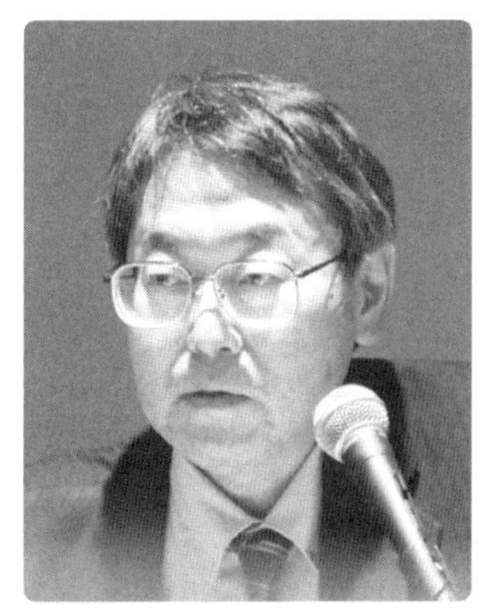

浜松医科大学
**尾島　俊之**

一方で、喫煙している割合は、コロナのために減少。むしろ良い状態になった。特に、20代、30代の若い人たちの間で、喫煙している割合が大きく減っている。

浜松市は、以前から喫煙者が少ないのだが、傾向としては良好になっているということだが、より一層、禁煙対策を進めていくことが望ましい。

飲酒習慣については、男性の場合コロナ後は、特に若い年代で習慣のある方がかなり減っている。一方、女性は若い人は減ったが、一方で60代、70代の女性は少し増えているという傾向が出た。これについては今後の検討課題だと思う。

続いて、睡眠が不十分な人の割合だが、不十分な人が減り、コロナ前よりも睡眠がしっかり取れるようになった傾向が見える。

毎日間食をとる割合については、男性では若い20代、30代では減少。女性については20代では減っているものの、60代、70代は少し増えており、飲酒と近い傾向にある。

また、歩行と同等程度の運動をしている人の割合は、男女とも若い人は、運動が増えて、非常に好ましい変化が見られた。一方で、70代、80代の高齢の人は運動量が減っている。

高齢者で運動量が減っているのは心配なところで、例えば集まって体操することがコロナ禍ではなかなか難しく、結果、減ってしまったのではないか。コロナもようやく落ち着いてきたので、再度皆さんで集まって、体操や運動の啓発をする必要があるのではないか。

以上まとめると、浜松市に住む若い人たちについては、コロナの中でむしろ生活習慣が良くなっている傾向にあるが、一方、高齢者の人たちについては割と心配な状況がうかがえる。高齢者の介護予防などを含めて健康寿命延伸に向けての啓発や、生活習慣の改善をより進めていく必要があるのではないだろうか。

## はままつ健幸クラブ（浜松市公式ヘルスケアアプリ）

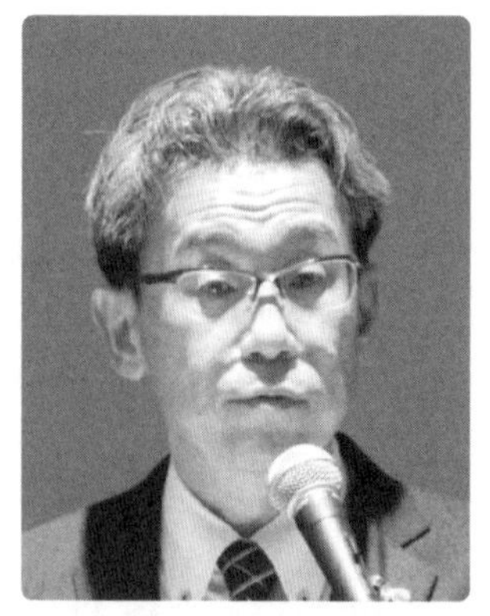

浜松市健康増進課
ウエルネス推進担当課長
**原川　知己**

私からは、「浜松ウエルネスプロジェクト」の活動の中で、2022年度の新規事業として取り組んでいる浜松市公式ヘルスケアアプリ「はままつ健幸クラブ」について紹介したい。同事業は、地域の官民連携体制強化の一つとして位置付けられ、市民の健康増進、健康イベントへの参加促進、健康無関心層の行動変容などにつなげていくために、健康ポイント機能などを有したアプリを制作した。今年度前半にシステムの開発、設計を行い、2022年10月から運用を開始している。

アプリの内容だが、一言で言えば、歩けば歩くほどポイントがどんどんたまり、たまったポイントで毎月地元の特産品、健康関連商品セットが抽選で当たる仕組みとなっており、楽しみながら健康づくりに取り組める。

実際にトップ画面を見てもらうと、その日の歩数が表示される。その下に、目標を各自で設定でき、目標を達成するために「あと何歩」という数字が出るようになっている。目標を達成するために、市のマスコットキャラクター「家康くん」が、表情豊かに応援メッセージを出してくれる。つまり「家康くん」が、サポーターとして励みになるよう設計されている。また消費カロリーと獲得ポイントも表示される。

獲得ポイントは、設定した目標を達成したときにもポイントが加算され、歩いた歩数の量においてもポイントが加算されるような仕組みになっている。3000ポイントためて応募していただければ、特産品と健康関連商品のセットが、そして1000ポイントためてもらえれば、アマゾンの健康支援商品券が抽選で当たる。

また「お知らせ」は、事務局からこのプロジェクトの取り組み内容や健康イベントの情報などが、プッシュ通知で届くような仕組みになっている。ホーム画面のデザインも工夫し、浜松の風光明媚な景観が毎月変わり、飽きの来ない設計になっている。

そして、グラフ機能とランキング機能についても触れておきたい。グラフ機能は、毎日、1日の歩数の履歴が棒グラフで見える化される。ご自身で、1日の歩数を5000歩や8000歩と目標を設定でき、達成状況なども一目瞭然で見える化できる。さらに、歩数と、カロリー、距離の平均、体重、血圧なども表示され、それぞれの履歴が棒グラフ、もしくは折れ線グラフで見ることができる。ランキング機能については、自分の歩数が、全登録者の中で何位になっているかを知ることができる。男女別のほか、グループ別、企業別を登録することで、それぞれ順位を読み取ることができる。

現在の登録者数は、6100人を超えている（2023年2月現在）という状況で、日々増加している。まだ登録されておられない方がいれば、ぜひ「浜松ウエルネスプロジェクト」のホームページ（浜松市浜松ウエルネスプロジェクト（https:/www.city.hamamatsu.shizuoka.jp/wellnessproject/kyogikai/kenkoclub.html）からぜひダウンロードしてほしい。今後は、このアプリを活用して、さまざまなイベントなども実施していきたい。イベント実施によって、市民の健康増進を図り、健康に無関心な人たちにも、ぜひ、楽しみながら健康増進に取り組んでいただきたい。

## 「共創」で浜松を元気に！<br>～当事業部のウエルネス取り組み事例～

私からは「「共創」で浜松を元気に！」と題し、2022年度に進めてきた

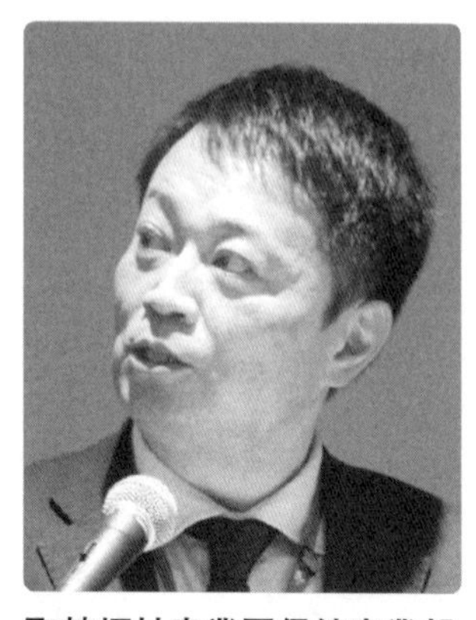

聖隷福祉事業団保健事業部
**池田　孝行**

ウエルネス関連の取り組みについて報告したい。活動の参考にしたのは、国の健康増進計画「健康日本21」を踏まえて浜松市が策定した健康増進計画「健康はままつ21」だ。

新型コロナによって、浜松もさまざまな産業でダメージを受けた。そこで、特に今年度は「地域が元気でなければ真の健康＝健「幸」は生まれない！」という強い気持ちで事業に臨んだ。主な内容は、①エビデンスに基づいたしっかりとした地域課題の解決を行う②地域の資源や未来を担う人財との連携③誰もがハッピーになれる取り組み－になる。

具体的には、「SGE ♡プロジェクト」、「私菓心（わがし）」、「健幸スムージー」、「健幸たいそう」の四つの視点で取り組んだ。

浜松市は、毎年、市内に住む20歳になった女性の方に対し子宮頸がん検診が無料で受けられるクーポン券を配布しているが、なかなか受診につながらない状況にあったため、2021年度のクーポン配布に向けて、浜松市健康増進課から「一緒にデザインの検討をしてほしい」という要請を受けた。

そこで、「SGE ♡プロジェクト」として、AYA 世代（いわゆる15歳から39歳の若い世代）と同世代の聖隷クリストファー大学と連携し学生が主体となった活動を進めた。まず、AYA 世代のほとんどが利用する LINE を活用。市内に住む子宮頸がん検診の対象者と浜松市がつながって、情報提供や受診勧奨を行うという仕組みを構築した。例えば、どういった受診勧奨方法であれば AYA 世代の人たちが受けたくなるのかといった生の声を聞いた。また、学生たちは「自分だったらどういった案内であれば受けやすくなるだろうか」とユーザー目線からグラフや絵を多用して、視覚的に誰でも分かる工夫を重ねた。

次に、私菓心（わがし）だが、カロリー制限をされている方にも適度な間食を楽しんでいただける和菓子として、80キロカロリー前後に設定し、市内和菓子店「厳邑堂」とコラボをして開発した。「私の心をお菓子にして届ける」というコンセプトで、贈った方も贈られた側も笑顔になるものを目指している。

三点目の健幸スムージーは、若い女性アスリート向けに、必要な野菜や栄養素を手軽に摂取できる狙いで女子バレーボールクラブ「ブレス浜松」と共同開発した。実は、この開発には、聖隷浜松病院の中山先生から声掛けいただいたのがきっかけで、若い女性のアスリートの健康管理という視点で、人間ドックの結果などを見ると、朝食の欠食、全体的なエネルギーの不足、たんぱく質、ビタミン・ミネラルの不足などが課題として浮き彫りになった。そこで、まずおいしいということが大前提で、不足しがちな野菜・栄養素を補うという点から、野菜と果物が70グラム以上、鉄・たんぱく質、ビタミンA、C、Eからなる抗酸化ビタミンを取り入れたスムージーを開発した。

最後が、「健幸たいそう」で、こちらは、健康ビッグデータの分析をもとに健康運動指導士が開発を行った体操で、自宅や会社で気軽にできるように作ってみた。HPでアップしているので、ぜひ見てもらいたい。

近江商人が目指すミッションとして「世間よし」、「売り手よし」、「買い手よし」という「三方よし」という言葉がある。浜松の場合は、さらに「職員も楽しんで参加できる」、そして「環境にも配慮できる」そして「未来を担う皆さんにも楽しんで参加いただける」ような「六方よし」の取り組みを引き続き行っていきたいと考えている。

## 野菜不足を数値で見える化明日から始める生活改善

野菜には、健康に必須のビタミンやミネラルがあり、食物繊維なども含まれている。今回は、私の専門、眼の健康維持には欠かせないカロテノイドの話を中心に、野菜を見える化して、摂取することがいかに大切かについて話をしたい。

カロテノイドは、植物が作っている抗酸化物質だ。天然の色素で、動物は作れないので、植物つまり野菜を摂取する以外にない。自然界に約1000

種類あり、人体には約30種類ほどある。眼に関しては、ルテイン、ゼアキサンチン、メソゼアキサンチンの３種類のみだ。カロテノイドが多いと、加齢黄班変性症になりにくいということが分かっている。加齢黄班変性とは、白人では失明原因の第１位の病気で、世界に約２億人の患者がいる。物を見る真ん中に出血や浮腫が起こって、真ん中が見えなくなるが、その予防にはカロテノイドが必須とされる。

このカロテノイドを測るために、ベジメータが必要になる。原理は簡単で、指を入れて10秒間、光を当てると皮膚のカロテノイドの量を測ることができる。

われわれのベジメータを使った最初の研究が、眼科の患者約1000人を対象に日本人の皮膚カロテノイド量を測定する内容だった。このときの平均値は、343という値で個人差が大きかった。低い要因は、男性で、たばこを吸っている人、肥満、メタボの人、一方高い人は、野菜をよく食べておりサプリメントも飲んでいた。

次に行った研究が、聖隷の検診センターで、人間ドックを受けた3000人以上を対象に、一緒にベジメータを測ってみた。結果は、まず有意にメタボの人の方が数値が低いということが分かった。結局、ここでも低い要因としては、男性で、たばこを吸っており、中性脂肪が高く、HDL が低く、脂質異常症の治療薬を飲んでいるということだった。

現在は、3000人余りのデータから皮膚のカロテノイドの数値がどれぐらいあれば健康にいいのかを調べているところである。ベジメータを使って、サプリメントで上がるかどうかについても測定してみた。眼科用のサプリメントだが、皮膚のカロテノイドが４週目に随分と上がっているという結果が得られている。

これは昨年もお話ししたが、静岡大学附属の小・中学生260人を対象に、教室で管理栄養士が、数分間「野菜は大事ですよ、食べてくださいね」という話だけをして、その後、ベジメータを測った実証を行った。家に数値を持って帰って、保護者に見せてもらった。「あなたのお子さんはこのランクでしたよ」と言うと、母親は、「もっと頑張らないといけない」と頑張り、結果ベジメータの値が、3カ月、6カ月と有意に上がっていった。

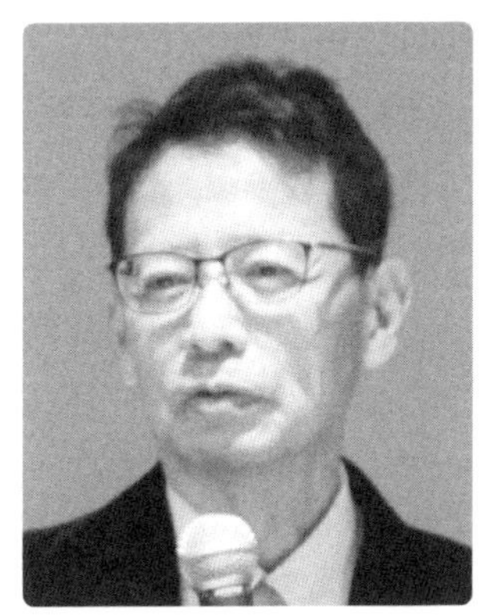

聖隷浜松病院眼科部長
**尾花　明**

さらに面白いのが、アンケートをとると、緑黄色野菜を1日210グラム以上食べている人、あるいは野菜ジュースを2週間以上飲んでいる人、それから果物を食べている人が、多変量解析で有意になった。さらに興味深い結果が、もともと低かった人ほど、6カ月後の増加率が多かったという点だ。6カ月でスタディが終わった後、何もせず何の教育もしなかったが、1年間フォローした結果、今年の新しいデータでは、やはり高い値がキープできていた。つまり、1年前に行った食育の効果があったと思っている。

つまり、ベジメータを使って見える化して、気付きを与えて、行動変容をしていくという結果に結びついているのではないか。ただ、気付いてもまた忘れるため、また何回も測っていけばいいと思っている。

こうした実証を、広く市民に対して継続的に働きかけていきたい。それから、無関心な人に対応していきたいし、学校でも継続して実施したいと考え、現在、公立学校と企業で実証しているところである。

### はままつ健幸歩き
### ～ウォーキングを浜松の『文化』に～

聖隷福祉事業団は、1930年に創立。施設数が200を超え、職員数が1万6000人を超える日本有数の社会福祉法人だ。はままつ健幸歩きは、フレイル予防に焦点を当てて、大股での速歩を含んだ歩き方というのが特長と言える。

浜松市民は、普段からウォーキングを行っている人が多く、そういった皆さんから、「普段のウォーキングをより効果的に行いたい」との声が上がり、この意見を「浜松ウエルネス推進協議会」が吸い上げたことがきっかけで作ることになった。作成に当たり、同事業団に声がかかり、疾病予防や健康増進を専門としている保健事業部、さらに科学的根拠を取り入れるため、浜松市リハビリテーション病院が参画。市民発信による官民連携という形でスタートしている。

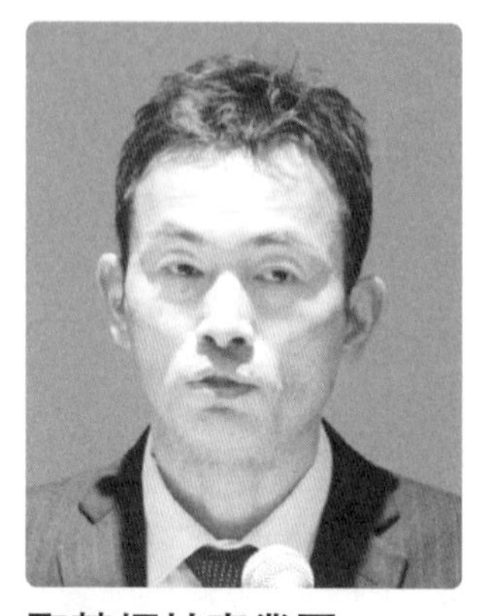

聖隷福祉事業団
浜松市リハビリテーション病院
岩瀬　善之

ウォーキングには筋力増強効果があるが、坂道、斜面あるいは階段昇降といった中強度の負荷を取り入れることによって、効果がより良くなると言われている。

そこで、浜松の「は」「ま」「ま」「つ」ごとに、ウォーキングのやり方を工夫し、例えば、「は…速歩き太ももしっかり後ろまで」では、太ももをしっかり後ろまで動かすために、足の付け根から動かすといったポイントを意識することで、お尻の力を強くする、股関節を柔らかくするといった運動要素を取り入れた。インターバル速歩の筋力増強効果はかなり高いものがあるので、「足の力が弱くなったから歩行を始めましたよ」という方は、ぜひ実践してみてほしい。

歩く際の歩数の目安として、一日当たりの歩数や中強度の運動量と、予防や改善できる可能性のある病気や体の状態の関係を示したので、参照してもらいたい。例えば8000歩のところだが、8000歩を歩くうち中強度の運動を20分間行うと、糖尿病を予防や改善できる可能性があるそうだ。

日本人の高齢者の2人に1人が該当すると言われ、男性、女性ともに注意が必要だ。加齢により、姿勢では、まず猫背になりやすくなったり、膝や股関節が曲がってくることが多く、全身で見ると力が弱くなる、バランスが悪くなる、体が硬くなるといった変化が起きる。こういった変化に影響を受けて、歩き方では、腕の振りが小さくなる、踏み切りが弱くなる、歩幅が狭くなるといった変化が起き、いわゆるフレイルの状態になってくる。

フレイルは、放置すると要支援や要介護状態になるリスクが高くなるが、きちんと対応すると、ロバストという状態で、健康な状態に戻れるそうだ。フレイルは、40代で自覚なく始まり、60代で自覚をし、80代になると手遅れになる可能性があり、早めの対応が必須と言われている。

「健康はままつ21」の中では、健康づくりに取り組んでいる人の割合、それから日常生活における一日当たりの歩数といった健康目標を挙げているが、2016年の段階では目標が達成されていなかった。

そこで、はままつ健幸歩きの体験会を実施し、「はままつ健幸歩きハンドブック」なども作成し、周知している。はままつ健幸歩きを通じて、フレイル予防と健康寿命延伸に少しでも貢献できればと考えている。

## 浜松パワーフードフレイル予防プロジェクト祝10万食突破栄養弁当成果報告

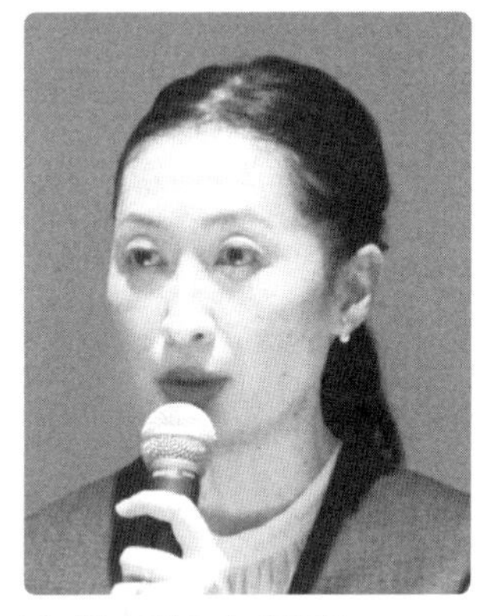

聖隷福祉事業団
保健事業部
**池谷　佳世**

おかげさまで、「浜松パワーフードフレイル予防プロジェクト」から誕生した「栄養はなまる弁当」は、この２年間で10万食以上の販売を達成することができた。そこで、今回はこの２年間の歩みを報告したい。

ある調査によると、フレイルの認知度は２割ほどと言われている。そこで私たちは、フレイルの認知度を上げるため、同プロジェクトの一環として、食事面からフレイルを予防するお弁当を共同開発することにした。

食材の調達は、秋元会長率いる地元産の畜農産物の魅力を発信している浜松パワーフード学会の生産者の皆さんに要請し、弁当の製造は同学会の会員の竹泉さん、販売促進は遠鉄ストアさんにそれぞれ担当してもらい、2021年３月10日に第１弾である春メニューを発売した。

実は、発売初日、私たちも当社の社員に食べてもらおうと最寄りの同ストアへ出かけたが、売場に行くと、既にお客さまに店員さんが囲まれ、質問攻めに遭っていた。「足が痛いのを我慢して買いに来たのに、昼飯時前に売り切れなんて」、「足が不自由で買いに来れない家族のために来た」、「次はいつ届くのか。しばらく待っているので、今から作ることはできないか」、このようなお客さまを見た私は、このお弁当づくりに参加させていただいたことに心から感謝した。３月10日の発売初日は、同ストア全店舗、開店１時間で完売するほどに市民に受け入れられ、先述の通り、「栄養はなまる弁当」は２年間で10万食以上を販売することができた。

私たちが考案したお弁当がここまで市民の皆さんに受け入れられ、評価されたことをメンバー全員で喜び、やりがいを感じている。減塩に取り組んでいるお弁当なので、塩で味付けするのではなく、自分たちが栽培した野菜そのものの味で、おいしさを感じてもらうことができ、生産者の思いも高まったと聞いている。

昨年、開催された「浜松ウエルネスアワード2022」では、同弁当は、食を通じてフレイル予防などの市民の健康に大きく貢献したことを評価いただき、「浜松ウエルネス大賞」を受賞した。

「心臓病の家族のために、減塩食づくりに苦戦している。私にとって、安心でおいしい『栄養はなまる弁当』が強い味方だ」、「フレイル予防とバランスのとれた食生活を続けるために、『栄養はなまる弁当』を続けてほしい」、「毎回の食事でも、カロリー・塩分・たんぱく質を気にするようになった」、「自宅での料理の参考になっている」といったうれしい意見もいただいている。

昨年夏には、「栄養はなまる講座」も開催した。フレイル予防は、「栄養」だけでなく、体を動かす「身体活動」と「社会参加」も大切な要素であるため、この三つを同時に行えるコンセプトの講座を行いたかった。コロナ禍にも関わらず、参加者の中には「栄養はなまる弁当」を５回以上購入しているリピーターや、第１弾発売初日に店舗に並んだが、売り切れて買えなかった人などもあり、総じて同弁当のファンだという方が多くおられたのが印象的だった。

改めてこの場を借りて、購入し続けてくださっている市民の皆さん、食材を提供していただいている浜松パワーフード学会の生産者の皆さん、弁当を製造してくださる竹泉さん、販売してくださる遠鉄ストアさんなど、支えてくださっている全ての皆さんに感謝申し上げるとともに、ますます皆さまに喜んでいただけるお弁当づくりに精進したいと感じている。

## 健康経営部会「健康経営塾」

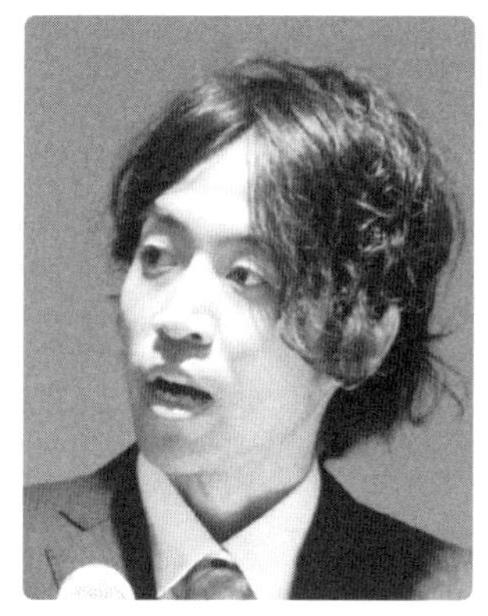

羽立工業
福井　翔太

「浜松ウエルネス推進協議会」は、2021年度から全部で六つの部会を組織しているが私からは、この中の「健康経営部会」について報告したい。

同部会は、現在32の企業・団体に参画いただいており、官民連携で今後の健康経営の推進について検討・実行をしている。

部会内では、「健康経営塾」を開催。「健康経営塾」の目的としては、健康経営の普及推進および健康経営優良法人認定取得企業の増加で、健康経営の知識の共有や経営施策のコンテンツ提供を同じ企業目線で支援をするというのが大きな特長だ。ちなみに申し込みのあった19社中、18社が初めて認定取得を目指す企業であった。

単なるセミナー形式ではなく、部会のメンバーから直接健康コンテンツの提供をいただき、参加企業各社に共有、実施してもらっている。担当者が産休に入ってしまったり、さまざまな事情で一部離脱してしまった事例はあるが、受講をした企業の中に最終的に優良法人認定の申請を行った企業が14社あったというのが当部会の大きな成果だと感じている。

この健康経営塾を知った経緯については、一番多いものが浜松市のホームページからの案内で、優良法人認定の申請書からアップロードまでをレクチャーし、実際に約80%の企業から「理解できた」との回答を頂戴している。例えば「申請書の作成や、アップロードの動作が難しかったか、簡単に感じたか」というアンケートについては、ほぼ全ての企業が「大部分が申請の実行動までの理解が深まった」という回答で、恐らくこうした企業の皆さんは、来年度の継続まで役立てていただいているのではないかと思う。

最後に、今回参加をしていただいた企業のアンケートの中で、「来年度も健康経営優良法人認定の申請をしようと思うか」という質問に対し、14の回答のうち13の企業が「申請したい」という回答をしてもらっている。われわれの「健康経営塾」が浜松市内の企業にとって、健康経営に取り組む企業を増やしていく、あるいは継続をさせていく一つのポイントになったと認識している。

今後は、新しく増えた企業の健康経営のフォローも、もちろん必要になるだろうし、さらに健康経営に取り組む企業を増やしていくための動きが重要になってくるだろう。「健康経営部会」ではこうしたミッションを検討しながら実行、対応をしていきたいと考えている。

## 食部会はままつ健幸クッキング実施報告

浜松ウエルネス推進協議会食部会とは、浜松に事業所を置く企業および団体が食を通じた市民の健康増進を目的に、市と賛同企業・団体が連携して取り組む部会だ。健康を保持・増進するために必要な食事、栄養を補う食品などの提供および食に関する教育指導サービスの創出を目指し、各社の強みを生かし協業していくことにしている。今年度から新たに五つの企業・団体が参加することになり、ますます部会の意気も上がっている。

部会の主な活動としては、一昨年から浜松市、サーラエナジー、聖隷福祉事業団保健事業部と当社の四者で「はままつ健幸クッキング」を立ち上げている。コロナ感染拡大もあり、昨年度は開催を断念した経緯があるが、今年度は、衛生面など徹底管理のもと、無事に開催する運びとなった。テーマは、食の専門家である管理栄養士が世代別にクッキング教室を開催していくというものだ。

まず、アクティブシニア世代は、聖隷福祉事業団保健事業部の管理栄養士が担当し、「楽楽充実！いきいきシニアのバランスごはん」をテーマに開催した。定員20名のところ、応募は21名で、当日参加は14名となった。

聖隷福祉事業団保健事業部による握力測定のほか、味覚の変化、食欲の変化に伴う栄養不足など、フレイルに関する医療機関の管理栄養士だからこそできる講演や、疾病重症化予防に関するアドバイスを中心に構成した。血管年齢測定も行い、講座では、数値の見方や関連する健康アドバイスなどが行われた。

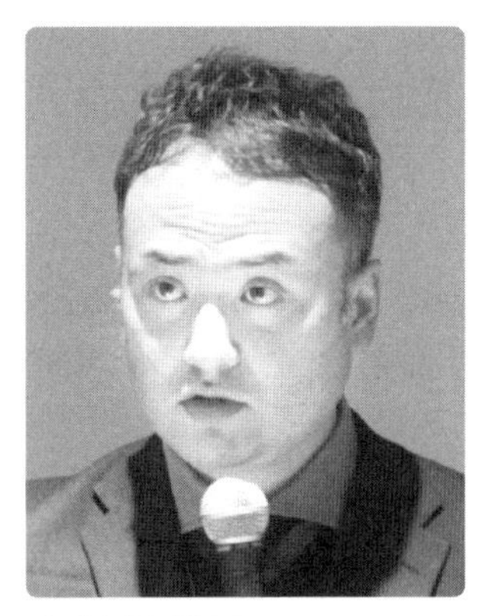

杏林堂薬局
**内山　貴雄**

30歳代から50歳代は、代謝、食事量、食欲の変化、運動量の減少など、疾病リスクが関係する非常に大事な時期だ。

働き盛り世代は、杏林堂薬局の管理栄養士が担当。「はたらき盛り健幸応援！おうちで簡単時短ごはん」をテーマに開催した。当日参加は13名だった。調理デモの講師には、元ホテルシェフに実施いただき、単に調理法を学ぶだけではなくて、五感、特に見た目や食感、シェフだからこそ可能な調理アドバイスなどが行われ、参加者に大変喜ばれた。フードモデルの紹介や、ベジメータを用いた測定会なども実施された。

子育て世代は、浜松市の管理栄養士が担当。「子育て応援メニュー！旬の野菜で簡単幸せごはん」をテーマに開催し、当日は８名の参加だった。子育て中の食事は特に大変で、好き嫌いも多い時期だ。市民の皆さんからの相談や経験をもとに、旬な食材をうまく活用し、楽しく、おいしく、食に関わる機会を創った。

調理デモは、食育ボランティアの会員の皆さんにご協力いただき、使用する野菜も浜松産を使用するなど、地産地消にこだわった会となっている。時節柄、参加者による調理や試食はできかなったが、短時間ながら、時間を有効に活用し、各世代に必要となる情報発信につなげることもできたと感じている。また、募集についても、年末から年始にかけての短期間にも関わらず多くの市民に関心を持っていただいたと思う。

募集は、当社の店頭告知のほか、浜松市各広報、聖隷福祉事業団のご案内など、募集期間が年末から年始にかけての短期間にも関わらず多くの市民に関心を持っていただき、応募いただいたと思う。今後も、継続的な実施のほか、「浜松ウエルネス推進協議会」の食部会だからこそできることを常に考え、参加団体同士で連携した取り組みを目指したい。

## 浜松ウエルネスプロジェクト総括

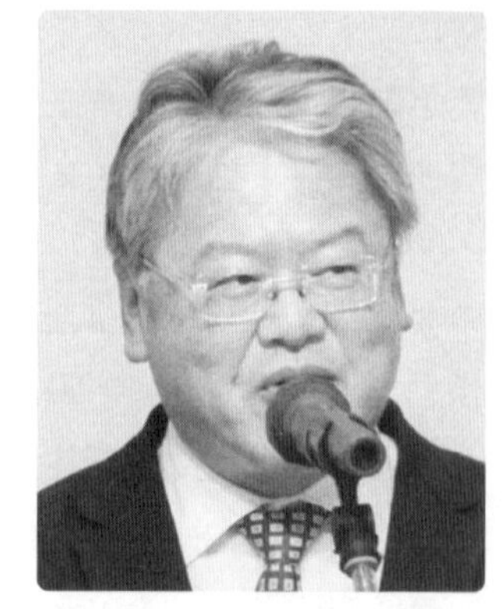

スタンフォード大学
循環器科主任研究員
**池野　文昭**

2020年のコロナのパンデミックの直前に、浜松でフォーラムを開催したが、その後２年間はハイブリッドでの開催を余儀なくされ、基本的に対面での開催は今回で２回目となる。

「浜松ウエルネスプロジェクト」がここまでやってこれたのは、皆さんの努力や熱意のたまものではあるが、やはり鈴木康友市長のリーダーシップによるところが大きい。今年４月で４期16年、満期退任されるということだが、本当にここまで市長がすごく頑張ってくださった。

浜松は、日本の大都市の健康寿命ランキングで常にトップに位置付けられてきた。この要因には、まず元気な高齢者が多いことが挙げられる。ただし、40～50歳台は、糖尿病予備群も多く、このままだとトップの座を維持できるかどうか分からない。いつまでも市民の皆さんがウエルビーイングな状態でいられるようにするには、まず市民一人一人が自分の健康に留意して、それを市の新たな価値にしていこうと、2020年に「予防健幸都市」を宣言した。

考えてみれば、浜松には、浜松医大があり、聖隷福祉事業団もあり、さまざまな人たちが、この浜松の健康のために取り組んでいる。ただ、これらをまとめる何かが欲しいというところから、「浜松ウエルネスプロジェクト」がスタートし、今日まで皆さん一人ひとりに協力いただいて、ここまで来れたんだと実感する。

もちろん、現段階では、次の市長が誰になるのか分からないが、「浜松ウエルネスプロジェクト」は間違いなく継続してくださると信じている。ただし、同じことをこれまでと同じようにやっていたら、発展性がないのは明らかだ。

また、現実化していないキーワードが一つある。それは、やはりデータを用いたデジタル化による「予防健幸都市」の実現だと言える。しっかりとしたデータに基づいて、市民一人ひとりが健康な状態を把握すると同時に、医療体制も個別的な指導ができる体制の構築がとても重要であろう。

先日の新聞に、浜松市の来年度の概算要求を含めていろいろ書いてあったが、記事によると、市役所内にウエルネス推進事業本部という組織ができ、部ができるそうだ。そこに、デジタル庁など国に派遣されていた人たちにも戻ってもらい、健康増進に対する体制が強化されるということだった。

そういう意味で、これからわれわれのウエルネスは、まさにデジタルというキーワードを踏まえながら推進されることになるだろうし、そこを目指すべきだと思っている。さらに、市には、このプロジェクト以外に、「デジタルスマートシティ構想」というプランもあり、国のいわゆるデジタル田園都市を狙いに行くという意味で、健康という強みを絡ませながら、まちづくり、農業、交通、観光、林業も、教育なども交えてやっていくというのが望ましいだろう。さまざまなステークホルダーの皆さんとも絡みながら、一枚岩で「浜松ウエルネスプロジェクト」が進化していうことに期待したい。

## 浜松ウエルネスプロジェクト総括

今回のフォーラムを非常に楽しく聞かせていただいたと同時に、事業を立ち上げて、それずっと継続しておられる多くの企業の皆さん、多くの団体、機関の皆さん方へ、まず敬意を表したい。事業を立ち上げ、継続していくことは本当に大変だと思う。それをやってこられたさまざまな報告が凝縮していて、本当に素晴らしいと思って伺っていた。

私たちは、浜松医科大学で、医学教育を行っている。その中で、Evi-

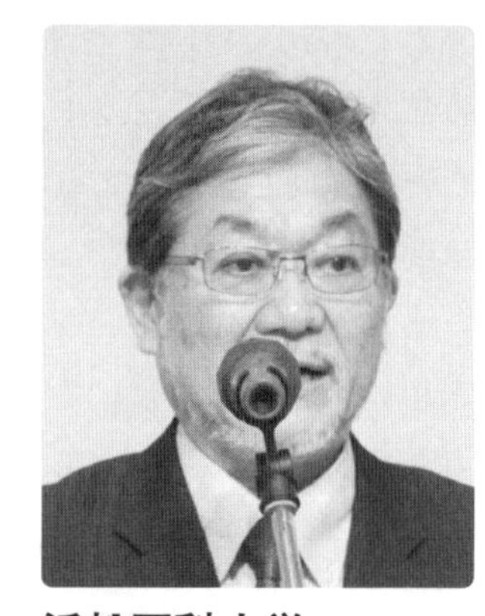

浜松医科大学
山本　清二

dence-Based Medicine という言葉がある。「エビデンスに基づいた医療」という意味だが、エビデンスに基づいて治療計画を立てる、あるいは診断をするときには、そのエビデンスに基づいて考えるべきで、そういうことを教育しなければいけない。また、Evidence-Based Medicine の「エビデンスになるような研究をしなさいと」いう視点やマインドも、医学生あるいは研究者に教えるようにしている。

今回、基調講演で経済産業省の橋本課長の講演の中でエビデンスの話が出てきた。ヘルスケアに関係したことでも、「信頼性を確保しつつ、エビデンスを構築することが重要だ」という趣旨だった。それはまさに非常に重要な点で、Evidence-BasedMedicine、まさにヘルスケアもメディシンの一つなので、そうあるべきだと思っている。

そのような観点から言うと、浜松ウエルネス・ラボで実施していることは、まさに信頼性の高いエビデンスを構築することだと言えるだろう。そのため、審査をする段階で、例えば「サイエンティフィックでなければならない」、あるいはデータの解析・評価に関しては「利害が絡んではいけない」、それから、最も重要なことだが、「被験者、参加してくださった方々の権利は確実に保障されなければならない」といった観点から審査するようにしている。時にはうるさいこと、面倒なことを言うこともあるが、それは、今言ったような「信頼性を確保しつつ、エビデンスを構築することが重要だから」という考えに基づいて、そういう評価をさせていただいている。そこはご理解いただきたい。

まさに、そのような形で出てきた浜松からのエビデンスは信頼が高い、あるいは優れたものだという評価が得られれば、われわれとしてもこれほどうれしいことはない。

今後の「浜松ウエルネスプロジェクト」の取り組みに関して、先ほど池野先生がおっしゃった、デジタル化に取り組むこと、少しでもそれに寄与することが必要だと私も考えている。mDX（medical Digital Transformation）というのが、浜松医科大学でもぜひ取り組むべき課題だと認識して進めているが、メディカルな領域でのデジタル化というのは、特にデジタル・トランスフォーメーションは、やるべきことが分かっているのになかなかできないという状況にあるが、いよいよここに来て機が熟してきたのではないかと思える。ぜひ、浜松市が率先してmDXに取り組むようになればいいと思うし、そのためには、浜松医科大学を挙げて全面的に協力したい。それから、もう一つ、個人的な意見だが、今日、お話しいただいた話は、例えば食であったり、運動であったり、日常生活であったり、フィジカルな健康についての取り組みということは皆さんでたくさん考えられて推進さてきた。加えて、今後ますます重要になるのはメンタルの健康ということだと思う。メンタルヘルスということに関して、やはり、どの位置に自分がいるのか、あるいは見える化することは本当に難しいわけだが、それをやりながら、メンタルヘルスに関しても、自らヘルスケアができるようにしなければいけないと思っている。今後、そのような取り組み、そのようなウエルネス・ラボでの取り組みが出てくることを祈念して総括としたい。

## 浜松ウエルネスプロジェクト総括

私は常々思うことだが今回の「浜松ウエルネスプロジェクト」あるいは「浜松ウエルネスフォーラム」のような活動ができる浜松市は、産学民が一緒になって良いものをやっていこう、創っていこうというマインドを持てるのが、強みだろう。やはり浜松が持つ「やらまいか精神」（まずはやってみようという気持ち、マインドの意味）が基本にあると思う。

こういうプロジェクトが継続的に発展して、一時のブームで終わるのではなく、これがきちんと地に足をつけた、堅実なヘルスケア、あるいはWell-beingにつなげていけたらと願っている。

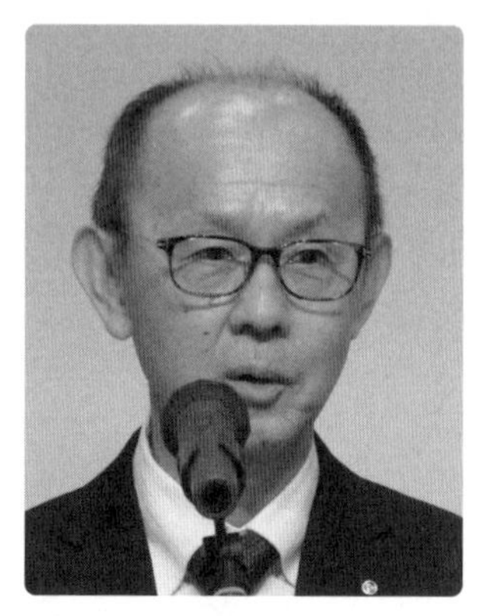
社会福祉法人
聖隷福祉事業団
福田　崇典

私も、聖隷福祉事業団という組織で一つの事業部を率いているが、その中で感じることは、病気になってから治療するのではなく、それ以前にできること、予防をしっかりとやっておきたいということだ。

つまり、病気になってしまえば、簡単なことだ。これは、医者の言いなりになるしかないということだ。言い換えれば、治すしかない。しかし病気以前であれば、ある程度、自分の意思や裁量で選択肢が広がる。従って、医者としての望みは、皆さん、医者の言いなりになるような、そんなみじめな存在になってほしくない。むしろ、自分たちできちんと選択できる人生を選んでいってほしい。そのためにも頑張っていただきたいと心から願っている。

今日は、本当に皆さんの力強い、非常に熱のこもった発表を聞かせていただいて、とてもうれしく感じた。池野先生、山本先生を初め、私も微力ながら「浜松ウエルネスプロジェクト」および「浜松ウエルネスラボ」の発展には寄与していきたいと思うので、引き続き、皆さんのご協力を心からお願いしたい。

## 閉会挨拶

「浜松ウエルネスプロジェクト」は、今年度で３年目を迎えるプロジェクトだが、新型コロナ禍の中で事業を推進するというかたちにはなったが、関係する皆さまとさまざまな取り組みを展開してきた。そこで、「浜松ウエルネスフォーラム2023」では、今年度の取り組み事例を中心に、その一部を報告させていただいた。

新型コロナに関して申し上げると、ゴールデンウィーク明け、今年の５月８日には、感染症法上の分類が５類になる。恐らく各自治体において、これからウィズコロナ、アフターコロナを見据えて、ウエルネス、

Well-being、予防・健康という事業をたくさん行ってくるだろう。本市においても、過去3年、さまざまな事業を行ってきた。今年度も、新たな事業として、先ほど報告したヘルスケアアプリを導入し、市民の皆さまの参画をお願いしてきた。言うまでもなく、この事業は継続が何より重要だ。来年度についても、しっかりと本プロジェクトを継続するとともに、おそらく市の体制も強化されていくだろう。

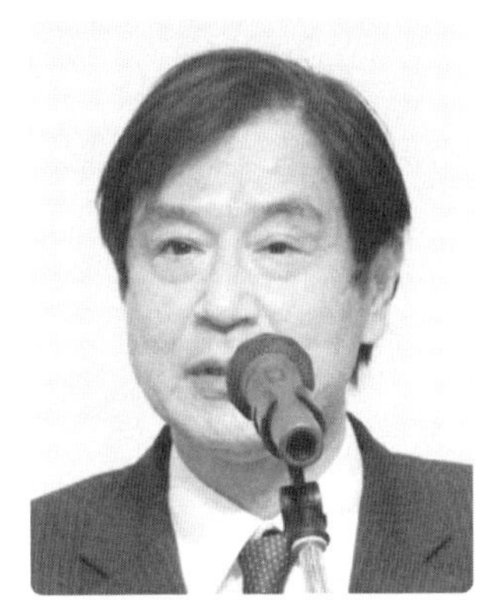

浜松市健康福祉部
医療担当部長
**鈴木　達夫**

当然、今まで以上に庁内の連携をしっかりとって、デジタル化も取り入れながら本プロジェクトを進めていきたいと思っているし、皆さま方との連携についても、これまで同様、いや、これまで以上にしっかり連携を強化することによって、本市が目指す「予防・健幸都市　浜松」の実現に向けて推進していきたい。

最後になるが、本日、基調講演をしていただいた経済産業省商務・サービスグループヘルスケア産業課の橋本課長、総務省情報流通行政局デジタル経済推進室の内田室長、また、2022年度の事業内容を発表していただいた各企業、各団体の皆さま、そして、今年度におきましてもしっかりとこのプロジェクトをけん引していただいた池野先生、山本先生、それから福田先生、そして、本日、長時間にわたりまして会場にて、またオンライン上で参加をいただきました全ての皆さまに感謝を申し上げて、閉会の挨拶とさせていただきたい。本日はまことにありがとうございました。

# 第6章

## フォーラムレポート

# 大和平野中央田園都市構想

## ～ Well-being なまちづくり～

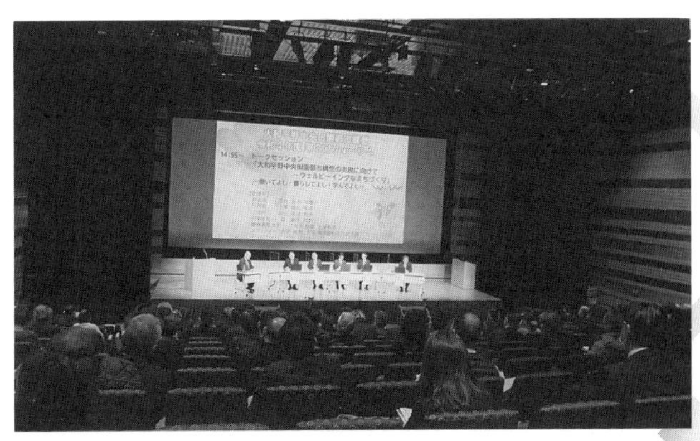

2023年２月16日、奈良県奈良市の「奈良県コンベンションセンター・天平ホール」で「大和平野中央田園都市構想 令和４年度第２回フォーラム」（主催：奈良県）が開催された。

フォーラムに先立ち、県は、同構想が具現化される磯城（しき）郡三町（川西町、三宅町、田原本町）との協定を締結。拠点となる用地取得にメドがたち、新たに協議会を設立する方針を明らかにした。いよいよ、「大和平野中央田園都市構想」が実現に向けて、本格的にスタートしていく。

フォーラムでは、荒井正吾奈良県知事が「大和平野中央田園都市構想」を発表したほか、内閣官房デジタル田園都市国家構想実現会議事務局の内田幸雄審議官より「デジタル田園都市国家構想推進交付金」の具体事例が紹介され、トークセッションでは、地域住民の同構想に対する期待や要望などをまとめた動画も披露された。拠点整備を核に、地域住民の意向を取り入れ、民間企業、アカデミアとの取り組みなどのソフト面をさらに加速化していくことなどが確認された。

※フォーラム会場では、新型コロナ対策として聴講者はマスク着用と検温、消毒を徹底し一定の間隔を空けての着席と、万全の体制で行われています。

※本レポートは時評社のまとめです。講演内容や講師の役職については、フォーラム開催時のものになります。

# 「大和平野中央田園都市構想」<br>令和４年度第２回フォーラムのポイント

## 大和平野中央田園都市構想とは

Ⅰ．大和平野は奈良県発展の中心地、震源地になりうる

Ⅱ．大和平野中央（磯城郡三町）での田園都市づくりを核にして県勢発展のきっかけをつくる

Ⅲ．県勢発展の原動力となりうるインフラ整備の波が大和平野中央周辺に押し寄せている

Ⅳ．県勢発展の起爆剤となる「デジタル田園都市」を大和平野中央に建設する

Ⅴ．地元や民間の人たちと力を合わせて未来に輝く大和平野中央を創生する

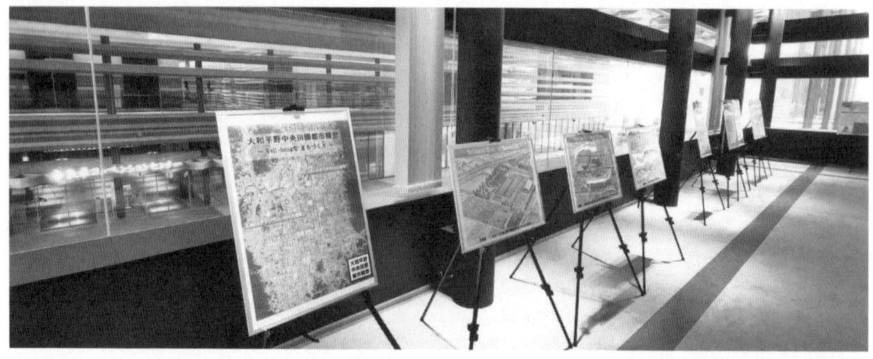


会場では、「大和平野中央田園都市構想」や補助事業の取り組み、磯城郡三町に住む地域住民の声がまとめられた動画が展示された。（出典：奈良県）

**主　催**　奈良県

## 構想の内容説明

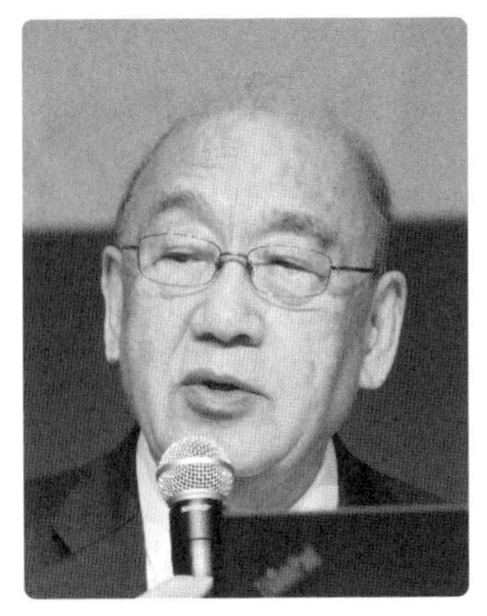

奈良県知事
**荒井　正吾**

「大和平野中央田園都市構想」とは、大和平野中央部に位置する磯城（しき）郡三町（川西町・三宅町・田原本町）に「デジタル田園都市」を建設し、県勢発展の起爆剤としていく構想で、①多様で良質な「人材育成と雇用の場の創出」により若者の県外流出を抑止する②デジタル応用技術教育により、高度な人材を育て、県内産業の競争力を強化する③子ども、若者、女性、高齢者、障害者の健康を守り、健全で希望の持てる生涯を実現する（Well-being）④農業とまちづくりを調和・共生・発展させて、比類ない「デジタル田園都市」を建設する⑤地元からの発想により、民間の人たちと力を合わせて輝かしい大和平野中央を創生する——の五つをコンセプトにしている。

そこで、本県は、「大和平野中央田園都市構想」の実現にあたり、三町にそれぞれ推進の核となる拠点を創って、県勢発展のきっかけをつくろうということからスタートした。すなわち、川西町に「スポーツと食と農が融合するウェルネスタウン」、三宅町には「知的交流が広がる県立工科大学（仮称）とスタートアップヴィレッジ」、田原本町においては「スタジアムを核としたウェルネスタウン」が具体的内容になる。

この核を形成する場所は、それぞれ地権者から県が取得し、県有地として推進することにしていたが、地権者全員の了承が得られ、いよいよ本格的にスタートできることになった。

では、大和平野中央部が県勢発展のきっかけになった背景はどこにあるのか。それは、同地域にインフラ整備の波が押し寄せてきているのが大きい。例えば、交通インフラにおいては、鉄道がJR西日本、近鉄が通り、道路も京奈和（けいなわ）自動車道、西名阪自動車道、大和中央道、中和幹線などが整備されている。さらに、新しいインフラとなるリニア中央新幹線の「奈良市附近駅」の位置について岸田総理が私と三重県知事と懇談し、強いリーダーシップを発揮するよう要請があった。五條市にも2000メートル級の滑走路を有する大規模広域防災拠点の整備も本格化する。関西国際空港とのアクセスという点で、関西国際空港とリニア中央新幹線の「奈良市附近駅」をつなぐ構想も進めたいと考えている。

安全・安心に向けての治水インフラも整備する。大和平野には随一の河川でもある大和川が流れており、過去に氾濫した経緯がある。このため、遊水地を5カ所造り、大和川本川の治水対策を行う。100年に一度の大洪水にも備えた施設を、まさに整備しているところだ。

## 「デジタル田園都市」の四つのテーマ

本県では、「デジタル田園都市」の建設にあたり、①知的な大和平野中央を創造する②健康長寿の大和平野中央を実現する③大和平野中央にデジタル田園都市を建設する④地元や民間の人たちと力を合わせて未来に輝く大和平野中央を創生する——の四つをテーマに設定した。

まず、「知的な大和平野中央を創造する」だが、県立工科大学（仮称）の設置を核に、質の高い学校教育を一体的に提供する。地域全体で多様な学びを支える。また、「学ぶ」と「働く」をスムーズにつなげるというのが基本的な考え方だ。県立工科大学の設置によって、若者の流出を止め、産業の技術力向上も図っていく。最初のステップとして、大学院を先行設置して、産学官連携の拠点にもしていきたい。京都大学名誉教授の小寺秀俊氏を学長候補者として、2026年度を目標に大学院を先行設置し、2031年度に三宅町に大学のキャンパスを建設し、学部を併設する予定だ。

県立工科大学の基本理念は、「奈良の歴史・文化を背景に、次の千年につながる人と社会を支える新しい智恵を生み出す」。また、建学の精神は、「知の融合による学際領域の創成と、人類と社会の持続的な発展に貢献する」という方向で検討を進めている。

スタートアップヴィレッジ（産学官連携の知的交流・研究拠点）のポイ

ントとして、大学のキャンパスやサテライトラボ、スタートアップ創出のためのインキュベーションスポット、人が集まって議論ができる場の創設などを機能として考えている。起業・創業支援だが、日常的に知的な交流が生まれる仕掛けづくり、地元企業や市町村などとの交流、連携のためのネットワークづくりも積極的に行いたい。交流サロンや、オープンカフェレストラン、コワーキングスペース、サテライトオフィスなどが必要となる。

スタートアップヴィレッジにおいては、子どもから大人まで全世代の人々が、科学・工学・ものづくりの楽しさに触れることができる「サイエンス・ステーション」のような機能ももたせ、知的好奇心を育める場所にしていきたいと考えている。

次に、「健康長寿の大和平野中央を実現する」についてだが、住民の皆さんの健康寿命日本一を目標にしていく。従って、その目標実現のためのスポーツ施設の設置とウェルネスタウンの建設という位置付けなので、「だれもが、いつでも、どこでもスポーツに親しめる環境」をつくっていく。そのための条例も今議会に提出している。2031年には本県での国民スポーツ大会・全国障害者スポーツ大会の開催が内々定しているので、施設整備と併せて運動習慣も向上させていきたい。これまで奈良マラソン、総合型地域スポーツクラブなどスポーツ機会の提供に取り組み、県民の皆さんの運動機会が増えている。川西町、田原本町に造る施設を核に、さらに運動機会の提供に努める。

川西町下永地区の「スポーツと食と農が融合するウェルネスタウン」では、全国大会などの大規模大会が開催可能なテニスコートと、クラブハウスやレストランを併設した「ウェルネス・ステーション」を整備する。特定農業振興ゾーンを残し、交流ゾーンで大和野菜などの県産野菜や、採れたて野菜などを使った農園レストランも設置する。また、バーベキューが楽しめるアウトドアエリアをつくる。

田原本町の阪手北・西井上地区は、田原本町の生涯学習センターの北側にあり、サッカー、ラグビーなどができる県内唯一のスタンドのある天然芝の球技専用スタジアムとして整備する。メインスタンドは、当初5000席だが、県内のプロサッカーチームの活躍状況を見ながら、ＪリーグのＪ１、Ｊ２基準にも対応できるような施設にする。また、食事をしながら観戦ができるレストランや、屋外テラスを設置する。地域住民の皆さんが日ごろから楽しめる健康増進施設も準備していきたい。

これまでコンソーシアム形式で議論を進めてきたが、本日、本県と三町は、新たに協定を締結し、今後「大和平野中央田園都市構想」を推進するための協議会を設置することになった。サポーター企業、団体と連携を深め構想を推進していく。

なお、協議会にかかる経費約９千万円を令和４年度２月補正予算（案）に、拠点整備に向けた経費約38億円を令和５年度当初予算（案）にそれぞれ計上している。

## デジタルの力で実現する地方創生<br>～デジタル田園都市国家構想総合戦略～

デジタル田園都市国家構想とは、岸田文雄内閣発足とともに世に出た構想で、デジタルの力で地方創生を実現していく政策だ。田園都市構想そのものは、40年以上前に当時の大平正芳総理のもとで掲げられたが、40年以上の時空を超え、デジタルという衣をまとって再びまとめられた。ただし、デジタルというのはあくまでもツールであって、目的は地方創生だということを認識してもらいたい。

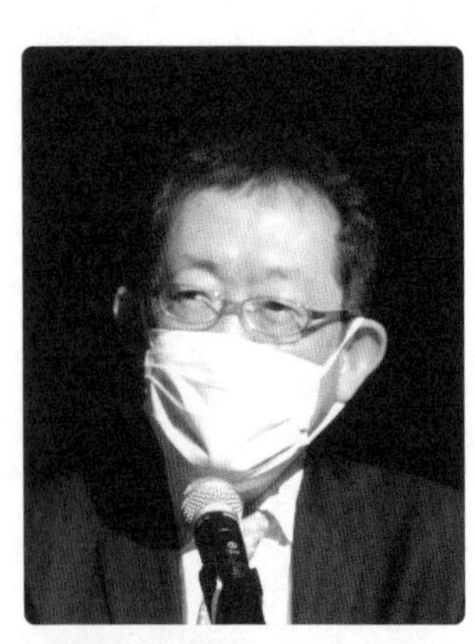

内閣官房デジタル田園都市国家構想実現会議事務局審議官
**内田　幸雄**

この政策が出来た背景の一つに、若い人たちの地方から東京圏への転出が挙げられる。特に10代後半～20代前半の人たちが、進学、就職を機に東京に出てしまい、地方に戻らない。これが東京一極集中の大きな要因となっている。

新型コロナ以降、テレワークがポピュラーな働き方になった。実際、データで見ても、インターネットの通信量やテレワーク実施状況が右肩上がりで進んでいる。また、地方移住への関心も、最近、若い人たちを中心に非常に高まっている。ただ、地方に移住することに懸念の声もある。一番の要因が仕事や収入、地方に行った場合、自分の希望する仕事があまりないのではという点だ。さらに、人間関係や地域コミュニティ、教育、医療、子育て環境などに懸念が持たれているようだ。逆に言えば、仕事や収入、医療、教育、交通、物流、子育て環境などがデジタルを使って改善すれば、もっと地方に移住していく人が増えると見ている。

テレワークを実施していく上で、オンラインなどで遠距離の会議を行える環境が整備されていることも注目される。例えば、地方自治体でサテライトオフィスを設置している状況も、右肩上がりになっている。サテライトオフィスの設置は、われわれの事業による支援の対象になるし、企業版ふるさと納税の寄附実績もここ数年、順調に伸びている。この企業版ふるさと納税などを活用して、地方にサテライトをつくる動きも、非常に盛んになっている。

一方、企業の転入・転出動向を見ると、昨年、首都圏から地方へ本社を移転した企業は351、逆に、地方から首都圏に来た企業が328で、11年ぶりに転出超過になり、首都圏から出て行く企業が多くなった。これまでは景気がいいと東京圏に来て、景気が悪いと地方に帰るというパターンが見られたが、特に、今年の上半期は昨年以上に転出超過の傾向が強い。今後どういう数字になるのか、われわれ政府も注目しているところだ。

## 「デジタル田園都市国家構想総合戦略」の中身

政府は、2021年11月以降、岸田総理にも出席をいただき、デジタル田園都市国家構想実現会議を11回ほど開催し、具体的な方策を議論してきた。昨年12月、構想の総合戦略をまとめたので、説明しておきたい。

まず、総合戦略の基本的考え方として、デジタルの力を活用して、地方創生を加速化・深化して、全国どこでも誰もが便利で快適に暮らせる社会を目指していく。施策の方向性として、デジタルの力を活用した地方の社会課題解決、具体的には①地方に仕事をつくる②人の流れをつくる③結婚・出産・子育ての希望をかなえる④魅力的な地域をつくる——というものだ。

従来、政府は「まち・ひと・しごと創生」という施策を進めてきたが、デジタル田園都市国家構想の基本的な考え方は、「まち・ひと・しごと創生」と変わっていない。つまり、冒頭に申し上げた通り、これまでの地方創生の取り組み、つまり「まち・ひと・しごと創生」の取り組みを、デジタルの力を活用してよりパワーアップしていくということになる。もちろん、その前提となる Wi-Fi や5G、データセンター、海底ケーブルなどデジタル面でのインフラ整備や人材育成などの基礎条件整備は、国がしっかりと進めていくし、高齢者や障がい者向けのきめ細かい支援もきっちりとフォローする。

2030年度までに全ての地方自治体がデジタル実装に取り組むことを見据え、2024年度までに1000団体、2027年度までに1500団体がデジタル実装に取り組む KPI を設定している。

さらに政府は、2019年度から地方創生移住支援事業を進めており、東京23区に住んでいるか通勤している方が東京圏以外に移住をした場合、家族だと最大100万円、単身だと60万円という交付金を支払っている。その際、18歳未満の子どもを連れて行く場合、現在、一人につき30万円の子育て加算を設けているが、来年度から100万円に引き上げて、より子育て世代の地方移住を促進していきたいと考えている。と言うのも、子育て世帯は、地域の担い手になることが期待されるからだ。何より、子どもが地域にいると、活力が出てくる。2023年度から政府に、こども家庭庁も出来るので、少子化対策をどうするかという議論はますます加速する。こうした状況の中で、地方創生の観点からも子育て世帯の移住を積極的に進めていきたいと考えている。

## デジタル田園都市国家構想推進交付金の採択事例

「大和平野中央田園都市構想」においては、田原本町が2021年度の補正予算で「唐古・鍵遺跡のバーチャルミュージアムの展開」事業として、デジタル田園都市国家構想推進交付金「優良モデル導入支援型 TYPE1」を活用いただいた。そこで、2022年度の補正で採択した主な事例を幾つか紹介しておきたい。

まず農業分野では、浜松市、岐阜県、鳥取県などの事例で、ドローン、自動操舵トラクタ、アシストスーツなどを活用して、農業の生産性向上が図られている。

物流では、福井県敦賀市の事例が挙げられよう。例えば、コンビニが閉店してしまってお店がない地域で買い物難民や、そういった人々が発生したときに備えて、ドローン物流を組み込んだ配送サービスを進めていく事業を採択している。

また、人々の足となる地域交通をどうするかも地方の皆さんにとって非常に大きな問題だろう。福島県喜多方市と大阪府河内長野市の事例だが、オンデマンドでバス便を確保し、地域の足として確立するという動きが出てきている。

教育分野では、オンライン授業、デジタル教材などを活用し、都市部と遜色のない水準の教育を受けてもらう施策が進められている。

医療の事例では母子健康手帳アプリとか、長崎県五島市では、遠隔地、離島でもオンラインのシステムを活用し、高水準の医療サービスを受けていただく取り組みが進められている。

防災面においては、例えば除雪とか、河川などの監視、GPS を活用して住民の安全と安心を確保するという施策も進められている。

「デジタル田園都市国家構想推進交付金 TYPE2、3」は、スマートシティなどで、複数のサービスを組み合わせて提供する内容だ。例えば、TYPE2の茨城県境町では、モビリティ・物流、行政分野、医療・ヘルスケアの三つを連携して行政サービスとして町民の皆さんに提供している。

TYPE3での面白い事例は北海道更別村のケースで、月額4000円弱で、健康・ケアなどを含めた包括的なサービスを定額で提供している。同サービスは、全国でも大変進んだ例だと言えるだろう。

政府としては、できるだけ多くの地域の皆さんに、「デジタルを使えばこんなに便利だ、これで暮らしが非常に便利になった、楽になった」ということをぜひ実感してもらいたいと思っている。今回の荒井知事の発表内容も、まさに政府が進める方向に合致する。ぜひ、「大和平野中央田園都市構想」の皆さんにも、「デジタル田園都市国家構想推進交付金」を積極的に活用していただきたいし、今後もサポートしていきたいと考えている。

## トークセッション
## 「大和平野中央田園都市構想の実現に向けて～ウェルビーイングなまちづくり」

パネリスト

荒井　正吾　奈良県知事
小澤　晃広　川西町長
森田　浩司　三宅町長
森　　章浩　田原本町長
矢作　恒雄　慶應義塾大学名誉教授
池野　文昭　スタンフォード大学循環器科主任研究員

モデレーター

中村幸之進　株式会社時評社取締役常務執行役員

――では、ここから「大和平野中央田園都市構想の実現に向けて～ウェルビーイングなまちづくり」と題し、荒井知事、磯城郡三町（川西町、三宅町、田原本町）長および同構想の監修を務めておられる慶應義塾大学名誉教授矢作恒雄先生、スタンフォード大学主任研究員池野文昭先生とでトークセッションを行いたい。改めて皆さんにウェルビーイングの意味につい

**て共有しておきたいと思うが、「すべての人が幸せを感じるまち」ということになる。従って、このトークセッションのテーマは、「すべての人が幸せを感じるまちを創り上げるためには」と言い換えてもよいだろう。**

**まず、先ほど奈良県と三町の間で「大和平野中央田園都市構想」に関する協定が結ばれたと聞いたが、この協定の内容や狙いについて荒井知事からお話をいただけないだろうか。**

**荒井**　「大和平野中央田園都市構想」は、コンソーシアム形式でさまざまな民間企業、アカデミア、地域住民の皆さんなどの知恵を結集し、議論を重ねてきた。並行して構想の核となる拠点整備に必要な用地の取得がいよいよ現実化してきた。

今回締結した協定は、具体的に田園都市をどう建設していくかという内容で、まさに「大和平野中央田園都市構想」は、第２フェーズに入ったと言えるだろう。テーマは、「すべての人が幸せを感じるまち」すなわち「働いてよし、暮らしてよし、学んでよし」に加えて「遊んでよし」ということになる。

大和平野中央田園都市構想
令和４年度 第２回フォーラム
14:55～ トークセッション
「大和平野中央田園都市構想の実現に向けて
～ウェルビーイングなまちづくり」
～働いてよし・暮らしてよし・学んでよし～
【登壇者】
奈良県　荒井 正吾 知事
川西町　小澤 晃広 町長
三宅町　森田 浩司 町長
田原本町　森 章浩 町長
慶應義塾大学　矢作 恒雄 名誉教授
スタンフォード大学　池野 文昭 循環器科主任研究員

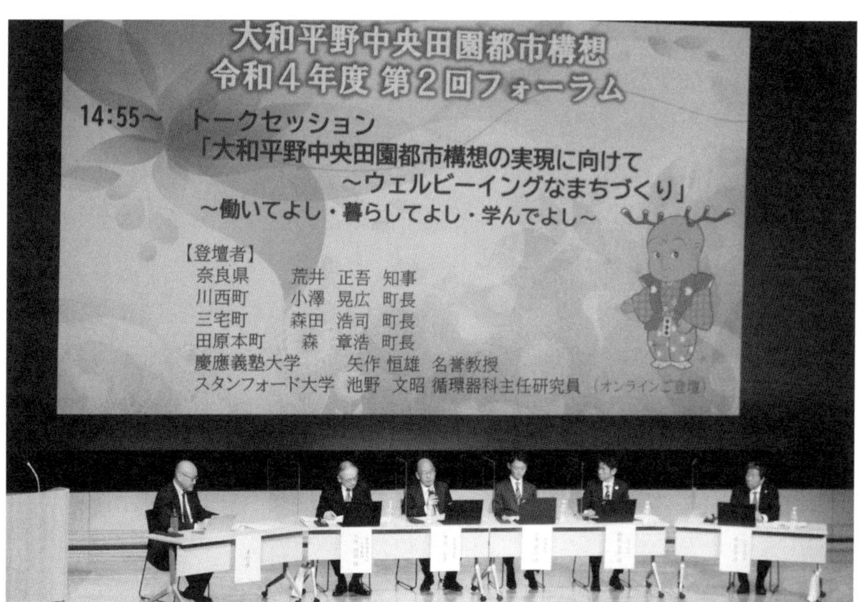

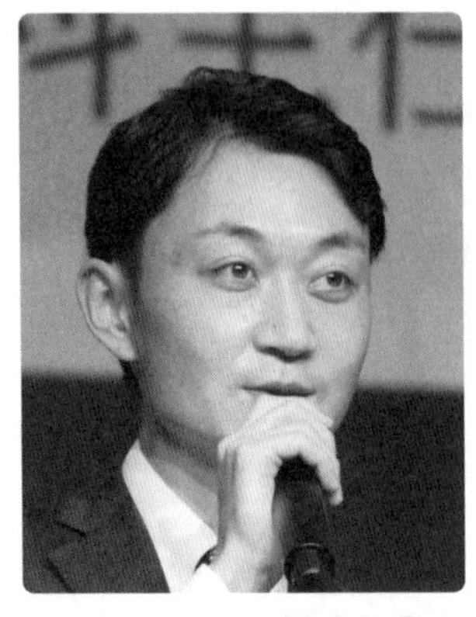
川西町・小澤　晃広町長

英国のエベネザー・ハワードが「田園都市」を提唱してから1世紀以上経つが、当時の英国は、産業革命が進行し都市を中心に産業、雇用が発生した一方で、田園が衰退。都市と田園を分けるという思想がその背景にあった。ところが、スイスを見ると、田園の風景の中に大きな所得が発生している。一体、どこで所得を稼いでいるのか。牛が寝そべっている傍ら、ちょっとした研究所、工場がある。そこが、例えば世界に名高いネスレの工場や研究所であったりするわけだ。つまり、スイスのような発展の形態もあるのではないかというのが、「大和平野中央田園都市構想」の発想の原点だ。

わが国は、先進モデルばかりを追いかけてきたきらいがあるが、むしろ日本らしい、新しい田園型の先進モデルを創っていこうということで、本県と磯城郡三町で合意した。先ほど三町長からも今までにないまちづくりをしよう、チャレンジをしていこうという意気込みを感じ、うれしく思った次第だ。これまで以上に、皆さんと議論しながら、「大和平野中央田園都市構想」に、独創的な知恵を載せていきたいと願っている。

**――次に、協定を締結した三町長にも協定をどのように位置付けておられるか聞いてみたい。川西町・小澤晃広町長はどのようにお考えか。**

**小澤**　先ほど荒井知事からチャレンジという言葉が出たが、本当にこの協定はチャレンジのスタートだという思いでいる。私自身の協定に対する理解は、この大和平野における地域住民の皆さんの生活、暮らしが、豊かで幸福度の高いものになる、それを目指すということだと考えている。さらに、暮らしが幸福になっていくということにとどまらず、少子高齢化にも備えた地域になっていくということが、大切ではないか。時代が変わっていく中で、必要とされているものも変わっていくのが常だが、そうした新たな時代のニーズに対して確実に応えていくことで、大和平野のみならず、他地域や世界に向けてのモデルになるようなまちにしていくというのが重要だろう。

**――三宅町・森田浩司町長はどうであろうか。**

**森田**　今までまちづくりというのは人口が増える前提でつくられてきたと思う。大量に輸送したり、消費をしていく構造の中でまちはつくられてきたが、人口減少という中で、今までにない新しいまちのかたちを追求していくというのは、非常にチャレンジングなことだと認識している。例えば、町の主要産業である農業を挙げてみても、これまでは働く人が十分いて、労働集約が可能だったことをデジタルで代替して、今まで以上に生産性を上げたり、より豊かな暮らしを創り上げていくという視点が、この「大和平野中央田園都市構想」に求められているところだと思う。

**――なるほど。田原本町・森章浩町長は、協定をどのように捉えておられるか。**

**森**　まず、本日、県と三町が協定を結べたというのは、本当に大きな一歩だ。２年前にこの構想が持ち上がったときに、正直、２年で土地の取得などできるのかなというのがあった。こんな広大な土地の地権者の同意を得られるのかという不安があったわけだが、そこにまずチャレンジを行い、全て同意が取れたというのは素晴らしいことだと思う。

私が「大和平野中央田園都市構想」にすごく期待していることは、小澤町長も指摘されたことだが、まず地域住民の幸せを高めていくという点だ。拠点整備というと、ハコモノというイメージを持たれると思うがそうではなく、拠点をスタートとしたまちづくりで、本来のゴールは、住民の生活の向上にある。今回の協定を機に、いかにソフト事業を入れていけるかというのがポイントではないか。まさしく、地方自治体として積極的にチャレンジをしていきたいという思いでいる。

**――先ほどの荒井知事からの奈良県と磯城郡三町の協定に関する説明によると、「大和平野中央田園都市構想」は、用地取得にメドがつき、第２フェーズに差し掛かったということだった。監修の慶應義塾大学名誉教授の矢作恒雄先生は、今回の県と三町の協定をどのように評価されているか。**

**矢作**　私はこの構想に、政策顧問という立場でお手伝いさせていただいているが、改めて三町長に指摘しておきたいのは、協議会が発足するということは、後に引けなくなったということだ。今まで、われわれは構想に関してかなり真剣に議論を続けてきたわけだが、これまでは議論だけをすればよかったとも言える。今回、これでもう後に引けない状態になったということが、最大のチャレンジだと私は思う。先ほど三町長にチャレンジの実例として、それぞれ素晴らしい考えを示していただいたが、特に、田原本町・森町長が、これだけの広大な土地を獲得できたことが大きなチャレンジだとおっしゃったことが印象に残った。これは、全くその通りで、土地を提供してくださった人たちの期待、われわれに対する信頼をしっかりと認識し、より一層本気で取り組んでいく必要があるだろう。

**――池野先生はどのように評価されたか、教えてほしい。**

**池野**　今回のプロジェクトの一番大事な点は、地域住民を健康でかつハッピーにする、まさにウェルビーイングにしていくという点だろう。地域住民の皆さんに評価されなければやってもあまり意味がないので、皆さんの意見を聞いて、一つ一つ解決していく、前に進めていくという姿勢が重要だ。

　これまでも言ってきたことだが磯城郡三町の人口は、約４万5000人。逆に言えば、４万5000人だからこそいろいろ具現化でき、それがわが国のスタンダードモデルになる可能性は十分にあると言える。そうした意味で、三町と県が協定を新たに結んだことは、大変意義深い。

## 各拠点整備を核に、「大和平野中央田園都市構想」をどのように発展させていくか

**――荒井知事が例に出された英国のエベネザー・ハワードが提唱した田園都市は、約３万人規模だったと聞いている。そうした意味で、池野先生が指摘された人口４万5000人規模の磯城郡三町では、協定によってどのようなかたちで地域住民の皆さんを幸せな状態にしていけるのかが大きなポイントになるのではないか。まさに、地域住民の声をどのように取り入れて**

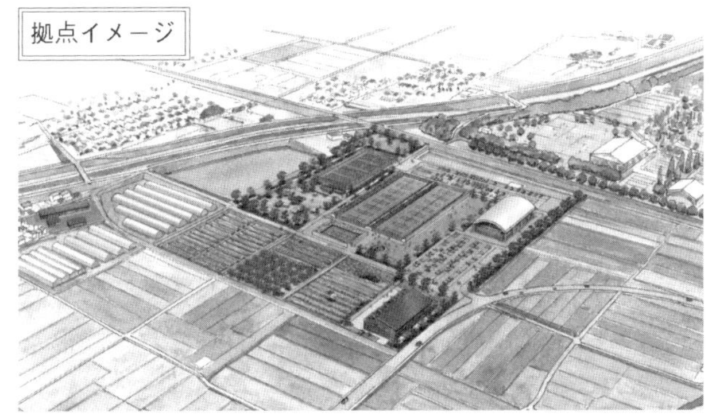


川西町に整備される「スポーツと食と農が融合するウェルネスタウン」のイメージ図

（出典：奈良県）

いけるかが非常に重要だろう。そこで、今回「大和平野中央田園都市構想」のPR動画を作成するにあたり、地域住民の皆さんの同構想に対する期待や要望などをまとめてみたので共有したい。

動画を通じて磯城郡三町の地域住民の期待、要望など生の声を聴く。

――「老若男女」という言葉があるが、さまざまな世代の皆さんにヒアリングした。最も印象的だったのは、磯城郡三町の良い点、住みやすい点として、「自然に恵まれ、人とのつながりや関係が深いところ、人との関係が近いところ」を挙げていた人が非常に多かったという点だ。

一方で、課題も幾つか指摘された。例えば、「もう少し歩いて何かできる環境があればよい」とか、あるいは、「幼稚園と小学校が連携して、小学校でもスポーツをいっぱい続けられる環境を」とか、地域の皆さんは自分たちの目に見える形で地域でのスポーツや運動ができる環境を求めているということが分かった。これらの課題は、先ほど荒井知事が説明された「大和平野中央田園都市構想」によって、ある程度解決できると思う。その上で、三町長にさらに話を聞いてみたい。

最初に小澤町長に伺いたい。川西町は、下永地区に「スポーツと食と農

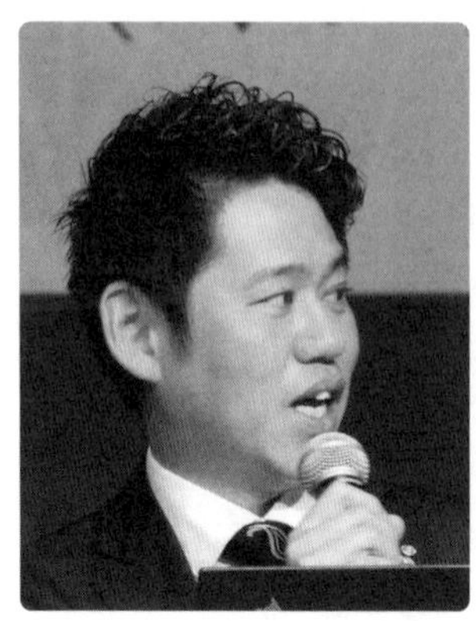
三宅町・森田　浩司町長

**が融合するウェルネスタウン」が整備されることになっているが、これを核に、どのように町を発展させていくのか、ビジョンを教えてほしい。**

**小澤**　川西町の下永地区では、スポーツ、また食と農が融合するウェルネスタウンを造って、それを核にしていこうという構想だが、ウェルネスタウンの横には、県の「まほろば健康パーク」がある。従って、このウェルネスゾーンの中にはスポーツ、交流ゾーン、さらには食と農のゾーンという形で、さまざまな要素を含んでいる。

先ほどの要望に「歩いて過ごせる」という言葉があったが、一日中リラックス、リフレッシュでき、歩いて周遊できるゾーンづくりがとても重要ではないかと感じている。本町ではこれを起点として、心、身体もリフレッシュし、健康に暮らせるまちを目指し、地域住民の皆さんにより幸福度の高い暮らしを体現してもらいたいと考えている。

さらにもう一点お話すると、この「大和平野中央田園都市構想」のベースは、やはり田園にある。この三町に広がっている緑がある環境を守っていくという視点からも、農業の将来を考えていくことが非常に大切だ。そのためには、高い付加価値を生みだせる生産性の高い農業を実現すべきで、デジタルや最新の技術を使って、先進的な農業にチャレンジできるような環境も創っていきたい。

**――森田町長、三宅町では「知的交流が広がる県立工科大学とスタートアップヴィレッジ」が整備されるが、これを核にどのように地域を発展させていきたいと思っておられるか、ぜひコメントを伺いたい。**

**森田**　本町の場合は、県立工科大学を中心としたスタートアップヴィレッジが核になる。やはり豊かな暮らしのためには、豊かな学び、学ぶ楽しさが自然と養われるような環境づくりが非常に重要ではないか。何か好奇心をあおるというか、興味をひかれるワクワク感であったり、好奇心をいか

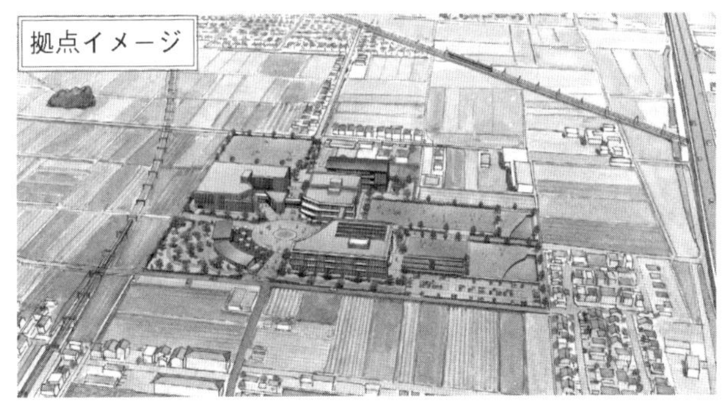


三宅町に整備される「知的交流が広がる県立工科大学（仮称）とスタートアップヴィレッジ」のイメージ図
（出典：奈良県）

に育んでいけるかがすごく大事ではないかと考える。

先日、人口１万6000人ながら、スタートアップで上場している企業が生み出されている町を見学する機会を得たが、そこにも全国からトップランナーの方が来て、「今、世界で何が起きているか」とか、「これからどうなっていくか」ということを、住民の皆さんがふらっと見ることができる環境があって、子どもから大人まで幅広く興味を持てるような仕掛けになっていた。ぜひ、県立工科大学を地域住民の皆さんにも開放してもらって、知的好奇心を育んでもらいたい。

**――矢作名誉教授は、県立工科大学の今後の在り方、方向性を決める委員会の座長も務めておられるが、以前検討会の中でも、大学を地域住民に開放していくべきだとコメントされていた。**

**矢作**　良い人材を育成するということを考えるうちに、大学生になってからの人づくりでは、手後れだということに気が付いた。つまり、幼児時代に幸せな時間を送った子どもが大人になって社会に貢献できる可能性が高いということを、実際に米国・シカゴ大学教授でノーベル経済学賞を受賞したジェームズ・ヘックマンが40年間の事例を分析した結果、「５歳までのしつけや環境が、人生を決める」と提唱している。

もう一つ指摘しておきたいのは、黒川伊保子さんという奈良女子大の理学部を卒業した方が、有益な本をたくさん出しておられる。彼女が胎内記憶ということを提唱されている。子どもたちは胎内にいるときから、既に、お母さんが幸せな状態にあるときに出す良いホルモンの心地良い感覚を知覚し、それを記憶しており言葉を覚える２～３歳ぐらいのときに、「お腹の中にいたとき、自分はこうだった」と言えることをご自身のお子さんの例を挙げて指摘している。胎内の環境によって人はつくられていくのだから、つまり、お母さんが妊娠しているときから幸せな状態にしておかなければいけない。お母さんが幸せになるためには、周りの人たちもみんな幸せな状態で、いい気持ちで接しなければならない。つまり、地域全体が幸せな環境でなければならないというところにたどり着いた。

**――なるほど。社会に貢献できる人材を養成していくためには、その土壌となる地域と、大学、さらにそこに住む地域住民との関係をいかに育んでいけるかという、まさに大きなチャレンジだと言えるだろう。では、森町長、阪手北・西井上地区の「スタジアムを核としたウェルネスタウン」をどのように発展させていきたいとお考えか、ぜひコメントをいただきたい。**

**森**　阪手北・西井上地区には、もともと町の生涯学習センターがあり、年間約30万人の皆さんが、図書館や会場利用に来られている。まさに住民が集う、すごく価値が上がってきているエリアと言えるだろう。田んぼのど真ん中にあるので、本当に田園都市のシンボルと言えよう。この北側に、

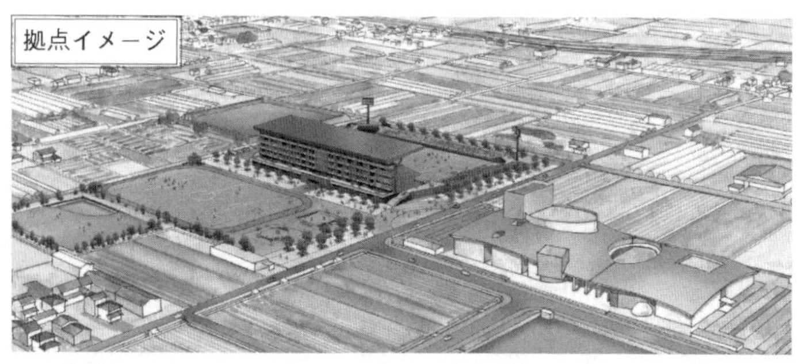


田原本町に整備される「スタジアムを核としたウェルネスタウン」のイメージ図

（出典：奈良県）

新たにスタジアムが出来れば、その価値はさらに上がっていくにちがいない。もちろんスタジアム整備は、2031年開催予定の国民スポーツ大会に向けた整備の一環だ。だが、1984年の第39回国民大会（若草国体）のときに造られた本町の中央体育館がバドミントンの聖地になって、ここで練習した高橋礼華選手が2016年のリオデジャネイロ五輪で金メダルを取っていくというようなストーリーが本当に重要で、こうしたストーリーを地域に根付かせていきたい。

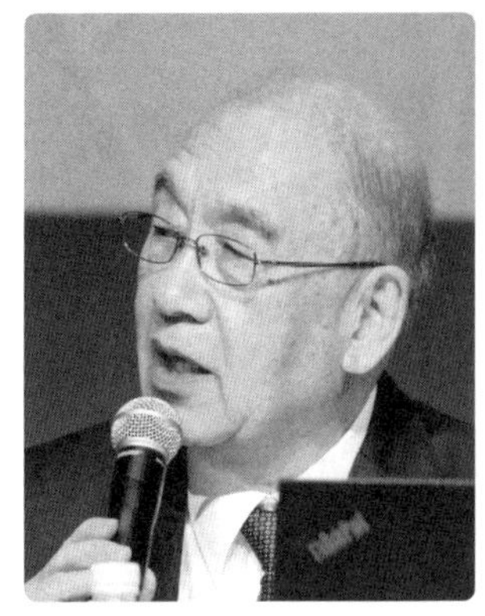

奈良県・荒井　正吾知事

**——と言うことは、五輪に出て優勝するようなトップアスリートを育んでいくということか。**

**森**　一言で言うとインクルーシブ、全ての地域住民を巻き込む、全ての人が楽しめるエリアを目指す。この全ての人というのは、一度社会のレールから外れざるを得なかった人たちが、学び直しができる、再チャレンジができるエリアにしていきたい。例えば、障害者スポーツでもあるし、学び直しでもある。あるいは、更生保護の方など、再度チャレンジできるエリアだ。どんな方でも入れ、楽しめるエリアをなし遂げていきたいと考えている。

**——荒井知事は、三町長の考え方をお聞きになってどのように感じられたか。**

**荒井**　重要な考え方として「公益資本主義」が挙げられる。「公益資本主義」とは、欧米型の株主資本主義でも中国型の国家資本主義でもなく、社会全体の利益つまり公益を追求する資本主義で、原丈人氏が標榜され、政府が進める「新しい資本主義」の原型になっている考え方だ。

**——奈良県では、「大和平野中央田園都市構想」にも関連する条例をいくつか策定されているようだが、「公益資本主義」という考え方が根底にあるのか。**

**荒井**　その通りだ。昨年は「はぐくみ」に関する条例を制定した。自己肯定感と他者への寛容なこころを養うというものだ。さらに「福祉の奈良モデル」に関する条例も昨年制定した。また、この地域に関係する条例をたくさん、今議会に上程しているところだ。

## 「大和平野中央田園都市構想」の農業について考える

**――では、私から各町長にもう一つ質問したい。先ほど、小澤町長から農業に対するコメントがあったが、以前、私たちが役場を訪れたときに、三町長の皆さんが農業に対する問題意識を非常にお持ちだったと記憶している。地域住民の意見の中にも、地域を支える農業に対する期待についてのコメントがあった。先ほどご紹介した川西町下永地区では「スポーツと食と農が融合するウェルネスタウン」として「農」の要素が入っているが、今回の「大和平野中央田園都市構想」をもとに、農業分野に対するビジョンについてコメントをお願いしたい。**

**小澤**　今、三町の農業の担い手は、主に兼業で農業をされている零細農家が多く、決して農業で儲かる状況ではないというのが実情だ。しかし、この豊かな田園風景を守っていくためには、むしろ若者が大規模かつ大胆にチャレンジしたいと思える農業を進めていく必要があるのではないか。例えば効率を上げるためにどのような技術を使っていくのか、また、どういったものが有意義なのかをこのエリアで研究していくことが必要だ。

また、収益性の高い農業を創り出すことも重要なテーマになる。1年中収穫できるのはもちろんだが、昼夜問わず生産できるような農業拠点も目指したい。

**森田**　同感だ。先述した通り、今まで人手をかけて何とかなっていたのが、人がいなくなってきて、新たな技術を使わないと継続していけない岐路に差し掛かっている。新たな技術を使うためにも、私はリカレント教育の重要性を痛感している。例えば、今、サラリーマンをされている方なども、週末、田園都市の知的空間で新たな農業を学んでいただき、「自分たちも新しいことにチャレンジしよう」と農業に携わってもらう、新たな担い手としてプラスの循環ができたらすごく良いのではないかと思う。

もう一つ、期待したいのは、民間企業の参入だ。農業分野に携わっている民間企業に積極的に参入してもらって、ロボットであったり、人で補えない部分をどうしていくかという課題を技術によって賄えるような環境を構築したい。例えば、スタートアップヴィレッジのすぐ横に田んぼがあって、PDCA を回せる環境があるというのも大和平野中央の可能性を引き上げる魅力になるのではないか。

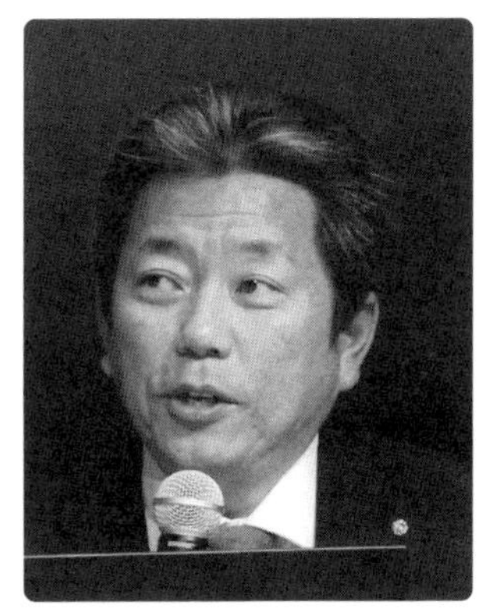

田原本町・森　章浩町長

**森**　私は時間があると、東京のビッグサイトや幕張メッセで開かれる農業フェアに行くことにしているのだが、すごい熱気がある。やはり農業をしたい人がすごく多いし、農業に参入したい企業がかなりおられる印象だ。そうした農業に前向きな人たちにいかに担い手としてこのエリアに来てもらうかという発想が必要だろう。

そうなると「大和平野中央田園都市」の大きなアピールポイントは、リニアということになるのではないか。私自身は、リニアが通るからこそ、都市と田園がつながるツールができたと考えている。言い換えれば、リニアがあるからこそ、大平正芳元首相が唱えられた「田園都市国家構想」が実現できる可能性が現実化するのではないか。

**――リニアなど新たなインフラが構築されることによって、「大和平野中央田園都市構想」の農業が飛躍する可能性がある、と。**

**森**　私自身は、農業は成長産業だと見ている。なぜなら、国内ではなくて世界を見ていると、人口はまだ増えているからだ。しかも国際情勢を考えると、食料問題がこれから顕在化する可能性もある。こうしたことを考えると、農業の伸びしろはまだまだあると指摘しておきたい。

これまで、奈良県の農業のターゲットは、日本国内、大阪や東京に置いてきたが、関西国際空港とのアクセスがさらに良くなれば、シンガポールや東南アジアが視野に入ってくるので、市場が全く違ってくる。そういったときに、大和平野中央で栽培されたイチゴがシンガポールのデパートで、１粒２万円で売られる可能性も出てくるのではないか。

**――矢作名誉教授は、農業について三町長の考え方をどのように感じられたか。**

**矢作**　農業については、確かに将来性が非常にあると思う。ただ、皆さんのおっしゃっていること、例えば「デジタル技術を使えば生産性が上がる」などは、話としてはその通りなのだが、この「大和平野中央田園都市構想」でどう具現化すべきなのか、具体的な道筋もきちんと議論すべきだろう。

もう一つ「収益性のいい農業」という話もあった。ただ、これは、既存の農協を通じてというのでは厳しく、市場を新たに創るという覚悟が必要だ。

具体例を挙げると、茨城県つくば市に「みずほの村市場」というマーケットがある。そこでは、「高くてもいいからおいしいものを食べたいという人だけ来てください、安い方がいいという人はどこか別の市場に行ってください」という明確なコンセプトでものすごく成功している。地元の農家の皆さんも一生懸命、自分で工夫して、おいしいものを自分で決めた値段で売っていく。だけど、今の構造だと、みんな同じ値段になってしまうし、生産性を幾ら上げても農家の人たちの利益率は上がらない。つまり、市場構造や物流まで工夫しないと、農業の収益性というのは上がらない。そうすれば、農業の将来はものすごく明るくなると思う。

**――確かに、農業についての総合的な議論は必要になるだろう。**

**矢作**　私の希望を言うと、ドジョウのいる田んぼを「大和平野中央田園都市構想」で実現してほしいと願っている。昔は、田んぼに行くと、ドジョウがいたり、エビガニがいて遊びの場イコール学びの場だった。今、何もいない。あれを何とか戻していただきたい。

まず、農薬の問題があるし、治水の問題もある。この間、テレビで見たが、効率よく水を各田んぼに配分するため、田んぼと田んぼをコンクリートの溝で仕切り水を配分する。そうすると、ドジョウは自由に動き回ることができなくなり、ドジョウが少なくなってしまう。しかし、ここにデジタル技術を使えば、コンクリートの溝を造らなくても最適な水の配分ができるのではないか。だから、農作物を作ることだけに捉われずに、防災や環境面も含めた総合的な議論をしながら農業問題に道筋をつけていきたいというのが私の希望だ。

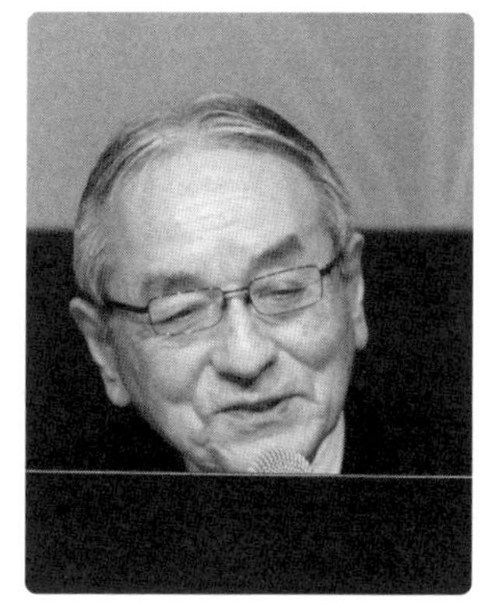
慶應義塾大学・矢作　恒雄名誉教授

**――池野先生はどのように見られたか。**

**池野**　やはり、地元に住む農家の皆さんの意見に真摯に耳を傾けて、かつ、新しい技術を使いながら、いいまちを創っていくという方向性が大事だ。農業の話は、さまざまな利害関係者にも関わるのでそこだけに捉われると議論が広がらない可能性があるが、森町長や矢作先生がご指摘の通り、国際的な視点や防災、環境面も含めた多角的なアプローチで議論していけばよいのではないだろうか。

**――荒井知事は、この問題をどのように捉えられたか、ぜひ教えてほしい。**

**荒井**　今、展開いただいた議論は、これから本格的に議論していくことになるだろうが、やはり、田園都市をどのようにつくるかという議論、池野先生がお話された多角的なアプローチの一環として受け止めた。

英国のハワードが「田園都市」と言った頃は、イギリスでは産業革命が進んでいて、農場や牧場を捨てて、ロンドンやマンチェスターなどの工業都市に人々が移って、煙を吐く工業ゾーンが造られた。それではいけないので、自然を取り戻そうということが背景にあった。今は大都市があって、都市を田園化しようというよりも、「大和平野中央」という田園を都市化しようという試みなので、案外、ハワードの「田園都市」よりは容易なのかもしれない。

だが、「大和平野中央田園都市構想」にとって必要な要素はきちんと考えておくべきだろう。やはり太陽、水、それから農作物、それが食につながって、そこから矢作先生がおっしゃったドジョウなどの生き物が大きな構成要素になるはずだ。地域の皆さんが感じておられる自然の恵みをさらに昇華させて、田園都市の風情をどうつくるかということになるだろう。まちの中に農場が残る。あとは、デジタルの研究所ができるというようなイメージだ。すると、シリコンバレーとかバンガロールのような地域のブランドネームも必要になってくる。もともと、磯城（しき）という由緒ある大変高尚な名前がついているので、何か良いものができたらと考えている。

## デジタルが持つソリューション力をどう生かしていくか

**――では、最後の話題に移りたい。先ほど、内閣官房デジタル田園都市国家構想実現会議事務局の内田審議官の説明を、国の取り組みとして皆さんに聞いていただいたわけだが、一方で地域の課題解決、例えば地域住民の皆さんからの要望もあったし、既に議論の中で顕在化している人手不足や高齢化などの課題を、デジタルを使ってどのように解決していけるかということを議論していきたい。まず、アメリカ・カリフォルニアのシリコンバレーにおられる池野先生からコメントを伺いたいが、いかがであろうか。**

**池野**　先ほどからチャレンジという言葉がいろいろ出ているが、非常に重要なことだと思う。ただ、チャレンジも実は過去の経験が非常に役立つ、経験値が役立つということだ。先ほど、議論に上がった土地の買収などを含めて、これは素晴らしいことだ。

もう一つ、チャレンジには、未来への挑戦という意味がある。未来への挑戦とは、過去に未来を経験した人はもちろんいないので、基本的に新しい世界を前向きに創っていくということを意味する。言い換えれば、不確実性の固まりということだ。

そもそもデジタルテクノロジーも、ここ数年、一気に普及したもので、10年前、20年前の経験では全く役に立たないし、実際、経験者がいないわけだ。そういう場合は、トライ＆エラー、つまり挑戦するけれども、そこ

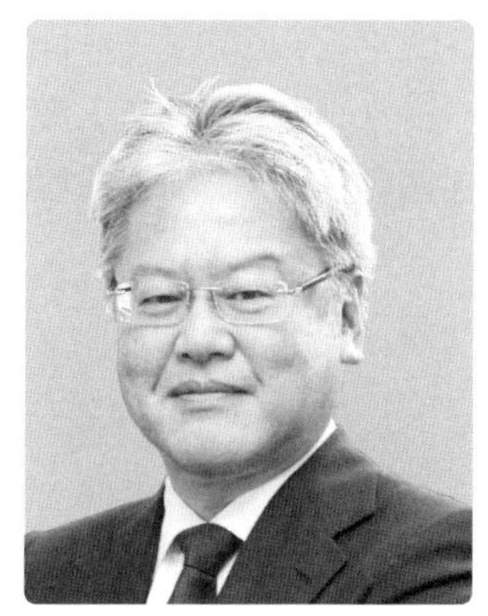
スタンフォード大学・池野　文昭主任研究員

からまた、フィードバックして、修正していく力がすごく問われてくる。そういう意味で、チャレンジという言葉には、二つの意味があるが、どちらも「大和平野中央田園都市構想」には問われてくるテーマになるはずだ。

今回、内田審議官からさまざまな日本の各地域のトライアルの説明があったが、やはりわれわれ奈良県としても、磯城郡三町にしても、日本各地で実施されている成功例を貪欲に取り入れていく必要はあるだろう。逆に、われわれが実施した新しい試みがうまくいったら、それをまた日本全国の似たような市町村にシェアして、経験をシェアしていき、日本全体をみんなで盛り上げていくという視点がすごく重要になる。

もう一つ大切なことは、やはり新しいものを前に動かすには、若い力が絶対的に必要になってくる。若い人にしてみれば、「未来」というのは自分たちの未来なわけであって、まさに自分たちの未来を自分たちで創っていくということになる。そういう意味では、新大学は、若い人が集まるきっかけをつくる最良の方法だと思うし、新しい大学を、この磯城郡三町の中に創るということはすごく良いアイデアと言える。それによって住民たちもいろいろな意味で新しいアイデア、知見を若い人からシェアされるだろうし、まち自体が若い人によって間違いなく盛り上がるはずだ。

**――矢作名誉教授はいかがか。**

**矢作**　実は、私は「デジタル」という言葉を前面に押し出すことに、抵抗がある。と言うのも、われわれ高齢者になると、「デジタル」と言われただけで、遠い存在になってしまうからだ。もちろん、「デジタル」そのものを否定しているわけではない。

では、具体的にどのようにデジタル化を進めるべきなのか。まず自治体がどんどんデジタル化を進め、住民の皆さんが「最近ものすごく便利になった」と感じ始めたときに、「これが実はデジタル化の結果なんです」と説明するようにしていけば結果的に住民理解が広まっていくと思う。

**――今、監修のお二人の意見を踏まえ、三町長に聞いてみたい。川西町・小澤町長は、デジタル技術を使ってどのように地域の課題解決を促進していきたいとお考えか。**

**小澤**　普段暮らしている中で、生活のいろいろなところに活用できる分野がそこらじゅうにあるように思える。一方で、導入するのにどうやったらいいのかということや人手やお金も掛かるということで、なかなか進んでいないというのが現状ではないか。従って、デジタルの活用という観点でいくと、川西町単独で考えていくよりも例えば三町一緒に実施していく方が実現性が高いのではないかと実感している。

**――三宅町・森田町長はどのようにお考えか。**

**森田**　一言でデジタルの活用を言うと、「見える化」がキーワードになるだろう。今まで、肌感覚で「課題だ」と言っていたところが数字できっちりと出てくる、こうした「見える化」が行われるのがデジタルの特長なので、「大和平野中央田園都市構想」では地域住民の皆さんの課題をできるだけ「見える化」することに活用していくべきだ。

**――田原本町・森町長もお考えを聞かせてほしい。**

**森**　デジタルの活用についての考えは、今までデジタルが入れなかった福祉と教育分野に、ぜひ導入できればと思っている。以前に「OriHime」というロボットを見たことがあるが、例えば障害を持っておられる方が、デジタルのツールを使うことで、カフェの店員として働けたり、道案内する人に使えたりということを検討していきたい。学校現場で、学校に行けない子たちをデジタルを使って学校に来れるような仕組みを構築したい。不登校のないエリアにできるとか、デジタルを人が人として生きていくためのツールにできれば、ウェルビーイングを目指すエリアにふさわしいと考えている。

**矢作**　森町長から、不登校の子だとか、障害のある人たちにデジタル技術を使いたいとの意見があった。これはぜひやるべきだが、ただ、私の孫たちのリモートの教育を見ていると、教育方法は従来通り一方通行の講義のままがほとんどだ。あれでは、「不登校」を非難するのがかわいそうで学校に行けない子を助けることは難しい。日本の先生たちが忙しいのは分かるが、教員が、本気で指導方法と教材を改革する必要があるだろう。デジタル機器を使うだけではなく、教育方法・教材も改革していくビジョンをもってほしいと願っている。

**――では、荒井知事にお聞きするが、これまで議論してきた地域の課題、要望、希望といったものを、デジタルを活用してどのように実装できると思われるか、ぜひコメントをいただきたいと思う。**

**荒井**　まず、デジタル技術をツールとして、われわれが暮らしてきた伝統社会にどのように実装させ、慣れ親しめるかという課題がある。それはデジタルのソリューション力と言い換えてもよいだろう。抵抗なくソリューションしてくれるためにはどうすればよいか。これは工科大学の教育の中でも課題の一つと言える。では、具体的にどの分野でというのが、この田園都市の中で検討する課題だと思う。具体的なテーマもいろいろ出てきているが、まず、田園都市内の移動、それから教育、特にリカレント、そこからスタートアップ支援、先ほど話題に上った障害者も含めた医療、包括ケア、健康増進などが考えられる。

さらに、先ほど議論のテーマになった農業のデジタル利用も挙げられるし、エネルギーの脱炭素という視点もあるだろう。そこから、森田町長が指摘された「見える化」なども具現化できるのではないか。矢作先生がおっしゃった「デジタルのことはよく分からないけど、あそこに行くとすごく便利で楽しいところなんだな」ということを実感していただけるというのが、この地域でのデジタル利用のコンセプトになるのではないか。

**――最後に、荒井知事にこれまでのトークセッションのまとめとして、改めてコメントをお願いできないだろうか。**

**荒井**　まずは今日、三町との協定を締結し、協議会を設置して「大和平野中央田園都市構想」を推進することになった。また、構想の核となる拠点整備に必要な用地の確保が現実的になった。この二つは大きなこと。これは、矢作先生がおっしゃった、土地を預けていただいた皆さんの期待を背負って、この田園都市をつくろうという覚悟が要るということにほかならない。これからいろいろな知恵を絞る中で、協議会で取り組みを進めるということになる。先ほどの池野先生の「若い人がワクワクするような地域になったほうがいいよ」というご指摘も大きなことだ。ウェルビーイングとは、高齢者だけではなく、若い人のウェルビーイングも大きなテーマだと思う。

働く場として、ワクワクするような場を創るという視点を持つと、大和平野中央部はとても優れた地域になってくる。先ほどご説明したリニア中央新幹線、大規模広域防災拠点、京奈和自動車道、近鉄の西大寺駅、郡山駅、医大新駅など近くで関連するインフラ整備が進むのは大きな要素だと言えよう。

わが国の発展の形態として、地域から発展の元手をつくるというような大きなチャレンジの志は、言わば中央からのトリクルダウンと言われるような発想ではなく、地域地域で小さな山を築き上げて、日本を支えていくという発想だと思う。このようなチャレンジをぜひこの「大和平野中央田園都市構想」で実現していきたい。

**――ここまで、荒井知事をはじめ、磯城郡3町長、監修の先生方と、「大和平野中央田園都市構想の実現に向けて～ウェルビーイングなまちづくり～」と題し皆さんと意見を交わしてきた。「すべての人が幸せを感じるまちを創り上げる」ためには、これからも、行政と地域住民の皆さん、民間企業の皆さんなどと一緒になって考え、行動していくことが大事だろう。議論の冒頭、田原本町・森町長がお話しされたが、この「大和平野中央田園都市構想」は、単なるハコモノを整備するという次元の構想ではないということを理解していただきたいと思う。そういう意味では、今回の協定締結を起点に、さまざまなソフトを地域住民の皆さん方と一緒になって議論していくということが非常に重要だと実感した。本日は、皆さん本当にありがとうございました。**

# 第7章

## 有識者に聞く

## 一般社団法人　広島県医師会

# 官民一体となって、データ化を推進。県民の健康寿命延伸に貢献していく

**――広島県医師会の概要について教えてください。**

**松村**　広島県医師会は、1947年に社団法人として設立され、会員数約6900人（開業医約2200人、勤務医約4300人、研修医400人）を有する民間の学術専門団体です。2014年に、組織は一般社団法人に移行しましたが、設立以来75年間にわたり、地域医療の発展に貢献してきました。

**――新型コロナウイルスへの対応もご苦労されたのではありませんか。**

**松村**　新型コロナウイルスに関しては、本県でも2020年３月に最初の患者が見つかって以降、まさに自然災害における大災害級と位置付け、県下全ての市区郡地区医師会一体となって「オール広島の県医師会」を創り上げ、パンデミックとの闘いに全力を傾注してきました。県や広島大学とも官学民一体となって、県民の皆さんに、いのちを守る行動を働きかけるとともに、入院病床の確保に務め、現在、発熱外来の診療・検査医療機関は、人口当たり全国４位の規模の体制を整えて対応しています。

**――県をはじめ、行政との連携が非常に上手くいっている印象です。**

**松村**　そうですね。今後もウィズコロナ、ポストコロナや、2025年には団塊の世代が75歳以上を迎える中で、地域医療の再編が行われる見通しで、行政との連携が一層不可欠になってくるはずです。医師会としても、県や広島大学との官学民連携体制は、これまで以上に強化し、深化させていきたいと考えています。

## 県の健康寿命延伸にも予防面から貢献へ

**――県は、2020年に「安心▷誇り▷挑戦　ひろしまビジョン」を策定しました。同ビジョンには、2030年の健康領域において、健康寿命が全国平均を上回り、平均寿命の延び以上に延伸していくことが掲げられています。この目標達成のため、貴医師会が果たす役割も大きいと思われますが…。**

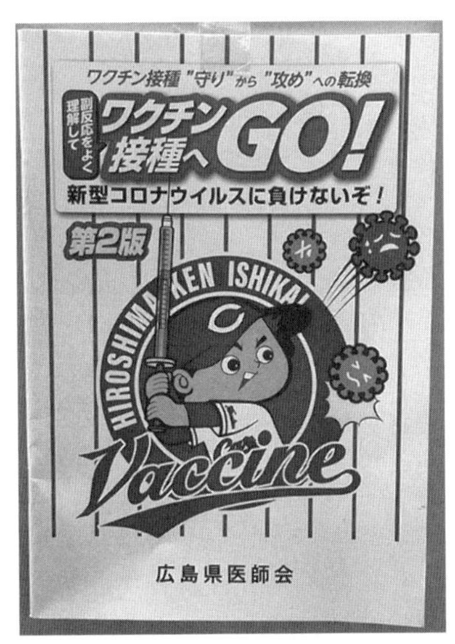


広島県医師会が作成した新ワクチン接種ガイドブック
（出典：広島県医師会）

**松村**　そもそも医師の役割とは、第一に疾病の治療が挙げられるわけですが、健康寿命延伸の実現のためには、予防医学、要するに健康への取り組みが非常に重要になってくると言えます。

こうした中で県医師会として、まず重要なことは、かかりつけ医機能の強化だと考え、かかりつけ医の先生方に健康教育、予防医学への理解を深める活動をしています。患者さんの立場で言えば、普段接しているかかりつけ医から直接予防に対しアドバイスしてもらうのが最も効果的だと言える

一般社団法人
広島県医師会長
**松村　誠**（まつむら　まこと）

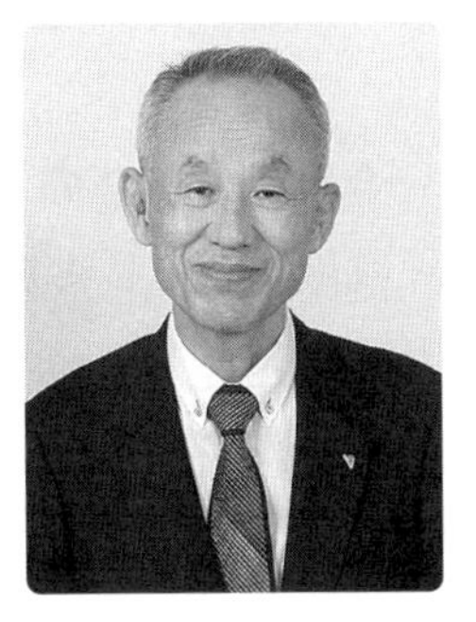

1949年生まれ、広島県出身。1974年広島大学医学部卒業後、広島大学医学部付属病院第一外科勤務などを経て、1984年松村循環器科・外科医院開設、2005年介護老人保健施設　湯来まつむら病院開設、2006年湯来まつむらクリニック開設、2020年６月より現職。

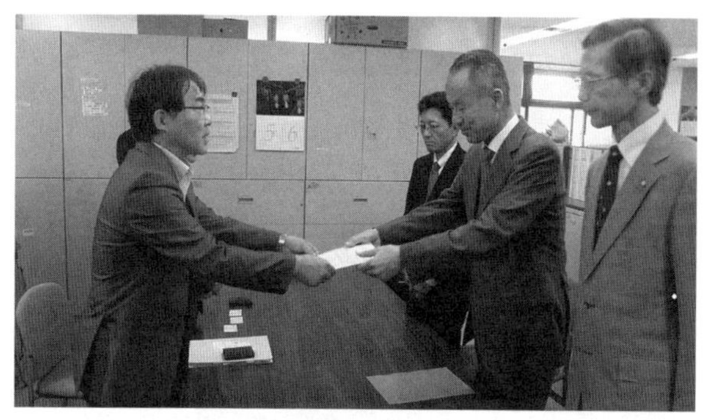

広島市に受動喫煙防止要望書を提出する松村会長
（2012年／出典：広島県医師会）

からです。特に、生活習慣病から、今注目されているロコモ予防とか、サルコペニアなどのフレイル予防にいたるまで、研修会の開催は力を入れています。

**――他に、県医師会として、予防面で注力されていることはありますか。**

**松村**　1980年代から禁煙対策には注力してきました。ご案内の通り、喫煙は、がんをはじめさまざまな疾病を引き起こす要因になるからです。本会の中には、1980年に立ち上がった禁煙推進委員会という組織があります。まさに、地方の医師会レベルでは全国のさきがけとも言えるでしょう。毎年、世界禁煙デーが5月31日なので、それに併せてイベントや講演会を開催するのが主な活動内容です。ここ3年間は、コロナ禍のためになかなか屋外での活動ができませんでしたが、今年は広島サミットも開催されますので、ぜひキャンペーン活動を行いたいと考えています。また、受動喫煙防止で、県内の公共建築物や場所を禁煙とすることに力を入れています。平和公園などの名所もひと昔前は、喫煙のメッカでしたが、今では、われわれの活動の効果もあって、すっかり様変わりし、全面禁煙になりました。

**――今、がん予防のお話がありましたが、広島県がまとめた「安心・誇り・挑戦　ひろしまビジョン」には、「がん患者の早期発見と予防」がうたわれていますね。**

**松村**　がんの早期発見に関しては、広島がん高精度放射線治療センター（HIPRAC）と連携し、早期発見、患者のフォローアップができる体制を構築しています。がん治療および予防に関しては、国の「がん予防重点健康教育及びがん検診実施のための指針」にのっとり、県ならびに市町とも連携し、「がん患者の早期発見と予防」に努めていきたいと考えています。

## 県とともに、「ひろしま医療情報ネットワーク（HM ネット）を構築

**――県民の健康寿命延伸という意味では、今後はデータの利活用も想定されます。国では PHR（Personal Health Record）の活用も考えられますが、貴県の場合、広島県医師会と県が中心になって、県内の病院、薬局などで患者の情報を共有できる「ひろしま医療情報ネットワーク（HM ネット）」が構築されていると聞きました。**

**松村**　ご指摘の通り、HM ネットとは、県と医師会が構築し、運営する「ひろしま医療情報ネットワーク」の愛称で、2013年度から運用がスタートしています。国が2010年代に推進した地域医療介護総合確保基金および地域医療再生基金を活用した地域医療情報ネットワーク事業の一環で、診療情報はクラウドで管理される仕組みになっています。メリットとしては、①HM ネットが発行する HM カードをかかりつけ医や薬剤師に提示すると、基幹病院の診療内容や薬局の調剤情報が把握でき、重複した検査や投薬などを防ぐことができる②無料の健康管理アプリが利用でき、お薬情報や体重、血圧の管理ができる――などが挙げられます。分かりやすく言えば、国が進める PHR の広島県版ですよ。

**――現在、HM ネットには、どれだけの医療機関が参加されていますか。**

**松村**　本県には、医科、歯科、薬局など合計5985施設がありますが、現在（2022年12月末現在）は756施設が参加しています。ですから、全体の12.6％が参加割合になります。

**――この参加率12.6％という現状についてはどのようにお考えですか。**

**松村**　正直、まだまだというのが実感です。従って、HM ネットの参加をできるだけ増やしていくというのが、われわれが重点的に取り組んでいるテーマになります。県民の皆さんには、HM カードを持っていただき、自分の薬や検査データなど記録されているものを開示してもらうことに同意

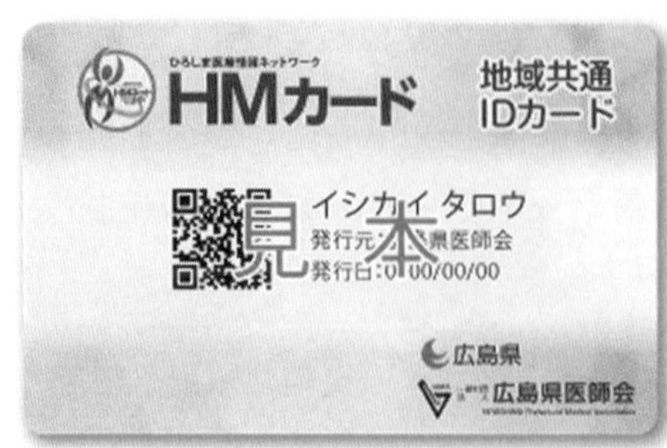


HM カード
（出典：広島県医師会）

いただければ、どの医療機関や歯科診療所、薬局においても「自分はこういう病気だった、こういう薬を飲んでいた、こういう検査データがあった」ということがさかのぼってご理解いただけます。つまり、健康寿命の延伸において、データ化のメリットは、欠かせない条件だと言えるでしょう。

**――特に医療機関側にもデータ化のメリットは大きいですよね。**

**松村**　ご指摘の通りです。データ化は、われわれ医師会をはじめ、歯科医師会、薬剤師会など医療機関側のメリットが計り知れません。BCP の意味でも大きいですよね。最近は、本県も台風などの自然災害に巻き込まれることも多くなっています。もちろん、地震などの災害も想定されますし、防災面においてもデータ化は必要不可欠だと言えるでしょう。

**――HM カードは、国が積極的に進めているマイナンバーカードと重なるような印象を受けます。そうなると、個人情報の観点から県民の皆さんの同意も必要になりますね。**

**松村**　はい。HM カードは固有の番号を持っていますし、まさに全県民版の PHR を目指して制度設計されています。個人情報の最たるものですから、県民の皆さんの利便性とセキュリティについて、県と医師会の主体事業ということをきちんと担保し丁寧に説明するようにしています。HM カードについては、現在、約６万枚が発行されています。

## HM ネットは、国の動きとも十分に連動する

**――HM ネットは、国が進めた地域医療情報ネットワーク事業の一環だったということですが、一方、国はメディカル DX の流れから、デジタル庁中心にマイナンバーカードを普及させて、保険証機能を付加してオンライン資格認証を進めています。こうした動きについて、松村会長はどのよ**

**うに見ておられますか。**

**松村**　私は、HM ネットは、現在の国の動きと十分に連動すると見ています。あくまで個人的な考えですが、将来的には、HM カードは PHR に合体してもよいのではないかと思っています。それまでは、本県の医療については「HM カードを持っていれば県内どこの医療施設でも OK」という形態を目指したいということですね。

地域医療ネットの考え方自体は、介護との関連から地域包括ケアシステムを2025年を目途に各地域で構築していくという社会的なニーズから生まれた施策だったのではないかと見ています。ただ、地域医療ネットを進めた地域は、全国で200強あったかと記憶していますが、その中でも HM ネットは一番残っているシステムと言えるのではないでしょうか。

**――HM ネットが続いているのは、なぜだと思われますか。**

**松村**　やはり湯﨑知事のリーダーシップによるところが大きいと思います。IT 化を進めるのに非常に熱心ですし、データの重要性をよく理解されておられます。実は、広島県の隣県、すなわち岡山や島根の医療機関からも入りたいということで、特に島根県南部（飯石地域）から岡山県の西部（笠岡・井原地域など）からも HM ネットに入っていただいています。

**――国が進める PHR に対し、メッセージがあればぜひお寄せください。**

**松村**　全国の地方自治体で共通の課題となっている健康寿命の延伸を進めていくためには、前述の通り、データ化が大きな呼び水になっていくのは間違いありません。それには、国レベルでの一元管理が必要になってくるでしょう。こうした中で、われわれが進めている HM ネットは、メディカル DX のモデルにとどまらず、大きな原動力になるはずです。

最近では、群馬県前橋市（山本龍市長）からも問い合わせがありました。国や他の自治体の皆さんの動きとも連携させていただきたいと思いますので、ぜひお声掛けください。

**――ありがとうございました。**

## 弘前大学健康未来イノベーション研究機構

# 健康ビッグデータを起点に、データ駆動型の新 Well-being 社会システムの実現を

**――弘前大学では、産官学の地域健康増進プロジェクト「COI プロジェクト」を実施され、多大な実績を挙げておられると聞きました。**

**村下**　厚生労働省が5年ごとに発表する「都道府県別生命表の概況」、すなわち平均寿命の都道府県ランキングによると、青森県の男性は1985年から、女性は2000年から全国最下位が続き、県民の平均寿命が全国最下位という課題がありました。全国一の短命県から脱却すべく、本学も2005年から「岩木健診」と名付けた地域健康増進活動を展開することになりました。活動の主軸となるのは、毎年約1000人の弘前市民（岩木地区）を対象とした大規模合同健康調査を実施するもので、検査項目は、1人当たり約3000項目にわたり、これまで18年間で延べ2万人（小中学生含む）の健康情報が蓄積されています。

**――健康情報が、ビッグデータとして活用されているのですね。**

**村下**　ご指摘の通り、この超多項目健康ビッグデータは、ゲノムから生理・生化学、個人の生活活動、社会経済環境に至るまで全身健康に関するあらゆる内容を包含する網羅的なデータ構造になっており、本学健康未来イノベーションセンターの強みになっています。ビッグデータの解析では、京都大学や東京大学、名古屋大学、東京医科歯科大学など他大学とも連携し、人工知能（AI）による疾患発症予測モデル開発なども組み合わせて、予防につなげていくというのが本プロジェクトの目的になります。

**――名を「岩木健診」と命名されたのはどうしてですか。**

**村下**　当初、研究対象を旧岩木町（現・弘前市）の地区住民を対象とし

ていたからです。平成の大合併により、岩木町という名前を冠した自治体はなくなりましたが、岩木地区の皆さんは、これまで通り生活されていますし、プロジェクトの継続性の意味からも「岩木健診」はこれからも続けていくことにしました。

**――国の革新的イノベーション創出プログラムの研究拠点に採択されたと聞いています。**

**村下**　2013年には政府の大型研究開発プロジェクトである、文部科学省の革新的イノベーション創出プログラム（COI STREAM）の研究拠点に採択され、これを契機に、多くの民間企業や大学・国研などにもプロジェクトに参画していただけるようになりました。参画企業同士がアンダーワンルーフのもと、新商品やサービスが開発されたり、地元中小企業と大手企業がアライアンスを締結するなど地域経済活性化や地方創生にも大きく貢献しています。

**――「COIプロジェクト」の場合、多くの民間企業が参画しているのが注目されます。**

**村下**　現在、約80（2022年３月時点）にもおよぶ多種多様な分野の民間企業などの皆さんに参画していただき、本プロジェクト健診で得られた健康ビッグデータを利用した研究・解析を通じて得られる疾患予兆法の開発

**弘前大学健康未来イノベーション研究機構**
**機構長（拠点長）・教授**
**村下　公一**（むらした　こういち）

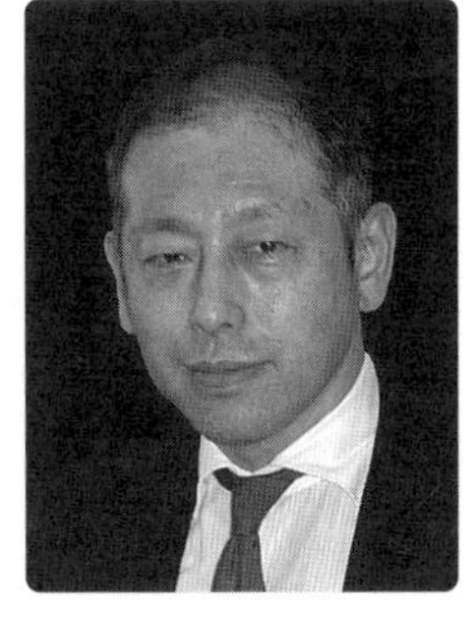

1963年生まれ、青森県出身。青森県庁、ソニー、東大フェローなどを経て2014年より現職。弘前大学COI拠点では副拠点長（戦略統括）として産学連携マネジメントを総括。文科省他政府系委員など多数。内閣府「第１回日本オープンイノベーション大賞」内閣総理大臣賞受賞（2019）。第７回プラチナ大賞・総務大臣賞受賞（2019）。第９回イノベーションネットアワード・文部科学大臣賞受賞（2020）。専門：地域産業（イノベーション）政策、社会医学

**弘前大学COI拠点の全体像**

《ヘルスケア分野に革新をもたらす３本の戦略的研究課題設定》

Ⅰ 健康ビッグデータを用いた疾患予兆法の開発
Ⅱ 予兆因子に基づいた予防法の開発
Ⅲ 認知症サポートシステム（意思決定支援）の開発

『AI等最先端科学研究(超多項目健康BD解析)』×『地道な健康教育・啓発活動(環境づくり)』の融合

※研究フィールド「青森県」は日本一の短命県：課題先進地域

岩木健康増進プロジェクト
1人あたり2-3000項目の超多項目健康ビッグデータ

いきいき健診プロジェクト
65歳以上高齢者2400人の健康データ(認知症)

分子生物学的データ
生理・生化学データ
個人生活活動データ
プレゼンス
アイデンティティ
社会環境的データ

×

50年以上に及ぶ世界的な九大・久山町研究

世界的長寿エリアでの新・京丹後スタディ(1000名)

腸内細菌
口腔内細菌

BigData AI

認知症
生活習慣病

弘前大学が保有する世界無二の超多項目健康ビッグデータで、予兆から予防、行動変容までトータルでの革新的な研究開発を行う。

疾患危険因子の特定

疾患予測アルゴリズム

最適予防・サポート

健康教育・啓発

短命県返上＋健康長寿社会の実現

健康人の2-3000項目健康ビッグデータをもつ弘前大学だからこそできる革新的チャレンジ！

「健康づくり×健康寿命延伸×まちづくり」に経済活動(BIZ)を合体・融合させ、“真の社会イノベーション”を創造する

（出典：弘前大学健康未来イノベーション研究機構）

や予兆された因子に基づく予防法の開発など、戦略的に研究課題に取り組んでいます。民間資金獲得は、年間約４億円に達し、強固な産学連携研究ネットワークを構築しています。

**――具体的に、どのような民間企業が参画されているのでしょうか。**

**村下**　例えば、味の素、花王やカゴメ、ファンケルなど大手企業もあれば、スタートアップ企業や地元中小企業、金融機関まで多岐に及んでいます。プロジェクトのスタート直後は、10あまりの小さな所帯だったのですが、COI拠点に採択後から、どんどん拡大してきています。

## 3000項目にわたる網羅的なデータから、健康について検討できるのがポイント。データ管理は大学が担う

**――平均寿命が都道府県ランキング最下位という課題解決を起点にしたCOIプロジェクトは、地域住民の健康情報のビッグデータ化により、貴**

**多様性のある“健康オープンイノベプラットフォーム(PF)”**

**弘前大学COI参画企業が共同講座開設(2021年6月現在:15講座)/総参画機関:約80**

多様な業種の参画企業・研究機関等がリアルにアンダーワンルーフに集い、活発かつオープンな議論からイノベーションを創出!!
三菱商事
NTT
DeSC Healthcare
Preferred Networks
デジタルニュートリション学講座 味の素(株)
アクティブライフプロモーション学研究講座　花王(株)
EAファーマ株式会社
小林製薬
SANOFI PASTEUR
Kracie　QOL推進医学講座 クラシエ ホールディングス(株)
Under One Roof
ウォーターヘルスサイエンス講座 サントリー食品 インターナショナル(株)
多くの企業研究員が大学に常駐し、
強固な連携基盤(共同研究環境)を構築
食と健康科学講座 ハウス食品グループ本社(株)
野菜生命科学講座 カゴメ(株)
LION　オーラルヘルスケア学講座 ライオン(株)
メタボロミクスイノベーション学講座　ヒューマン・メタボローム・テクノロジーズ(株)
女性の健康推進医学講座 大塚製薬(株)
MiRTeL　未病科学研究講座 明治安田生命保険相互会社 (株)ミルテル
弘前大学(医)
健康未来イノベーションセンター
ATSUGI　健康と美 医科学講座 アツギ(株)
FANCL　フレイル予防学研究講座 (株)ファンケル
岩木健康増進プロジェクト健診で得られた
「住民健康BD」を利用した研究・解析を進行中
先制栄養医学講座 協和発酵バイオ(株)
プレシジョンヘルスケア学講座 大正製薬(株)
フローラ健康科学講座 テクノスルガ・ラボ(株)
MCS
ファミリー
ÆON
LAWSON
CO-OP
エーザイ株式会社
Benesse
OMRON
sysmex
青森銀行
ICI
SIRU+
ooooo
ooooo
ooooo
ooooo
ooooo
ooooo
ooooo
※一部企業は調整中

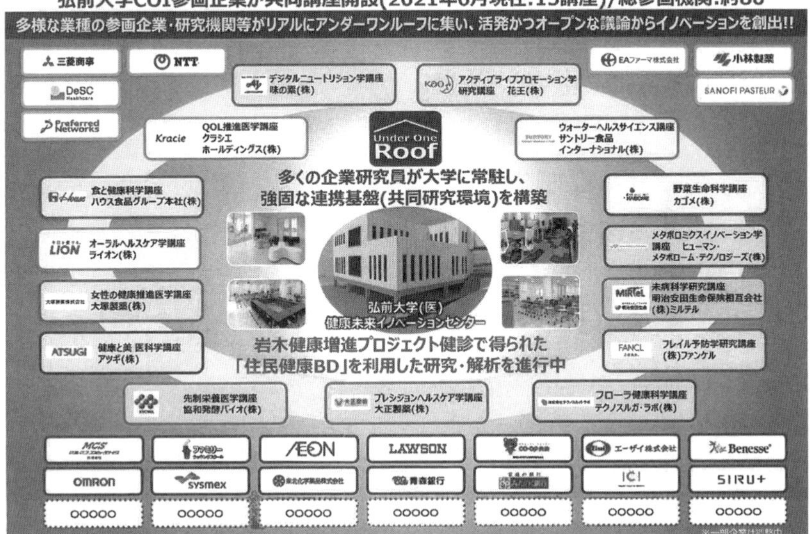

(出典：弘前大学健康未来イノベーション研究機構)

**大学はもとより、今や地域の大きな財産になっているわけですね。同プロジェクトの推進により、青森県の平均寿命はどのような変化がもたらされたのでしょうか。**

**村下**　最近の平均寿命ランキングでは、青森県男性の平均寿命の伸び幅が全国３位に浮上し、また2010～16年の健康寿命の伸び幅においても男性が全国１位、女性が同７位と飛躍的な伸びを見せています。もちろん、これは、本プロジェクトのみならず、産学官民が一体となって健康意識を高めている努力の成果と言え、着実に短命県返上にまでつながっていくと確信しています。

**――なるほど。では、改めて同プロジェクトのビッグデータの根幹をなす健康情報について詳しく教えていただけますか。**

**村下**　健康情報は、岩木地区で毎年６月頃に実施される大規模住民合同健診によって、蓄積されています。この健診は、地区の比較的大きな規模の公民館で、毎日約300人の医師を含む医療スタッフが連続10日間にわたり、１日あたり約100人、合計1000人を超える住民に対し健診を実施しています。所要時間は１人あたり平均５～７時間に上り、高齢者の方だと10時間を超えるケースもあるほどです。

**――通常の人間ドックよりも所要時間がかかるのは、検査項目が多いからでしょうか。**

**村下**　はい。体組成（肥満）・動脈硬化・体力（運動）・生活習慣（喫煙・飲酒・食生活）など3000項目にもわたる検査項目を丁寧に集めていますから、ある程度時間がかかるのはやむを得ないことだと思っています。

**――先ほど、網羅的なデータ構造と言われたのはこのことを指していたわけですね。**

**村下**　健康という概念は、年齢、性、遺伝的要因で語られることが多いのですが、実は、その人の置かれている社会経済環境までしっかり見ないと分からないということがだんだんと明らかになってきました。言い換えれば、その人の置かれた背景要因までしっかり分析して初めて健康な状態が分かるということなのです。そこで、①遺伝学分野における分子生物学的データ（DNA・ゲノム解析、フリーラジカルなど）②健康科学分野における生理・生化学データ（性別・血圧・体力・肥満・共生細菌・診療データ）③人文科学分野における個人生活活動データ（就寝時間・会話の頻度・食事・趣味・ストレスなど）④社会科学分野における社会環境的データなど、3000項目にわたるデータとの関連性によって健康について多角的に研究できるのが本プロジェクトの肝だと言っても過言ではありません。

**――同プロジェクトに参加される民間企業の要望に基づいて、検査項目を増やすといったことはあるのでしょうか。**

**村下**　その通りです。具体例を幾つか紹介すると、花王は、皮脂のRNAから健康状態を予測したり、カゴメは、皮膚のカロテノイドの量を、簡単なデバイスで即時的に測定し、野菜の摂取量レベルがその場で分かる仕組みです。クラシエは、マイクロスコープで指先の毛細血管の状態、冷えの状態、血流の状態を見たりとか、ハウスは味覚、ファンケルは自律神経など、各社が戦略的に関心ある項目を健診の中にメニューとして持ち込むことができるというのも参加企業にとってのメリットと言えるわけです。

**――集められたビッグデータの管理は、大学が担っておられるのですか。**

**村下**　そうです。データ自体は、健康診断に参加していただく地区住民の同意が得られないと反映されない厳格な個人情報管理システムを構築しています。大学が主体的にデータに対し明確な責任を持つことで、地区住民の皆さん、参画していただく民間企業の双方に安心感を持っていただき運用しています。このプロジェクトにおいて、住民の皆さまとの信頼関係構築は最も重要なことと強く認識しています。

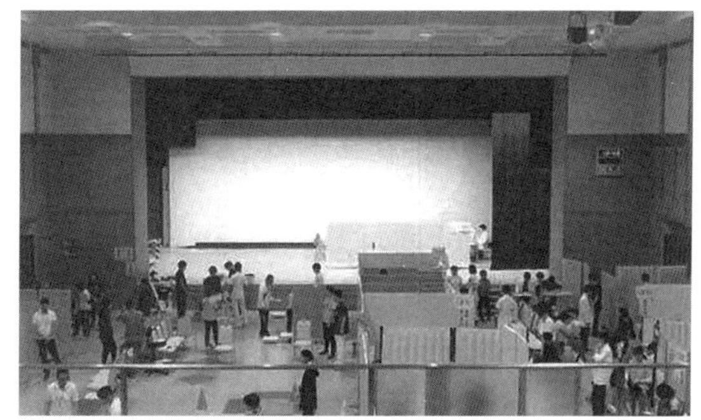

「岩木健康増進プロジェクト」
健康診断の様子（2019年度実施分）。
（出典：弘前大学健康未来イノベーション研究機構）

まず、本プロジェクト健診の参加者は、ほとんどが健常者で、健診によって得られたデータは健常者の健康情報だということが前提になっていることをご理解いただきたいと思います。その上で、参加者の皆さんには健康増進のための研究に使用されるという趣旨をきちんと説明し、健診に参加いただいているのです。

## 岩木健診の特徴を凝縮した簡易型の「QOL 健診」モデルを開発。参加者には健診当日に結果を通知。健診から健康教育までを一気通貫で完結する新たな仕組みを構築

**――「QOL 健診」の特徴と、参加者にとってはどのようなインセンティブがありますか。**

**村下**　健診内容を「メタボ」「ロコモ」「口腔保健」「うつ・認知症」の四つの領域に絞り、健診の２～３時間後にはその場で結果が通知されることになっています。

**――かなりスピーディな印象を受けますね。**

**村下**　そうですね。参加者の皆さんに、健康増進に向けて行動変容していただくためには、健診当日に結果をお知らせして健康教育をする、という一連のプロセスが非常に重要だと思います。つまり、健康診断から健康教育までを一気通貫で完結させるようにしているわけですね。本プロジェクトの目的の一つは、市民への「教育」であり、市民のヘルスリテラシー（健康知識・教養）の向上が、全国一の短命県から脱却するカギだと認識しています。

**――「教育」をキーワードに、健康診断から健康教育まで一気通貫で完結させる仕組みは素晴らしいですね。**

**村下**　実は、この仕組みは、既に青森県内の地銀や中小企業などで実装されており、受診後の行動変容など一定のエビデンスが認められています。また、新型コロナ感染症流行以前の2019年にはベトナムの現地企業においても従業員を対象に実証研究を開始しており、海外における展開でも十分に有用であることが確認されました。今後は、開発途上国に向けても健康診断から健康教育までを一気通貫で完結させるメソッドやノウハウに磨きをかけ、With コロナ時代に即して DX 対応したものへと研究開発を加速させていきたいと考えています。

## 弘前市、日本医師会医療情報管理機構と全国初の医療データの本格活用協定を締結

**――2021年10月よりわが国ではマイナンバーカードの健康保険証利用機能がスタートしたのを機に、国はマイナンバーカードの機能（マイナポータル）を使って、個人の PHR（パーソナル・ヘルス・レコード＝健康診断やレセプトなど個人の健康データ）をダウンロードできる仕組みがスタートされました。2024年以後は、医療機関で作成された電子カルテの内容の一部を個人が閲覧できる仕組みも検討されています。今後、「岩木健康増進プロジェクト」の健診参加者がヘルスリテラシーの向上によって健康意識が高まっていけば、「健診データを自分の PHR にフィードバックして**

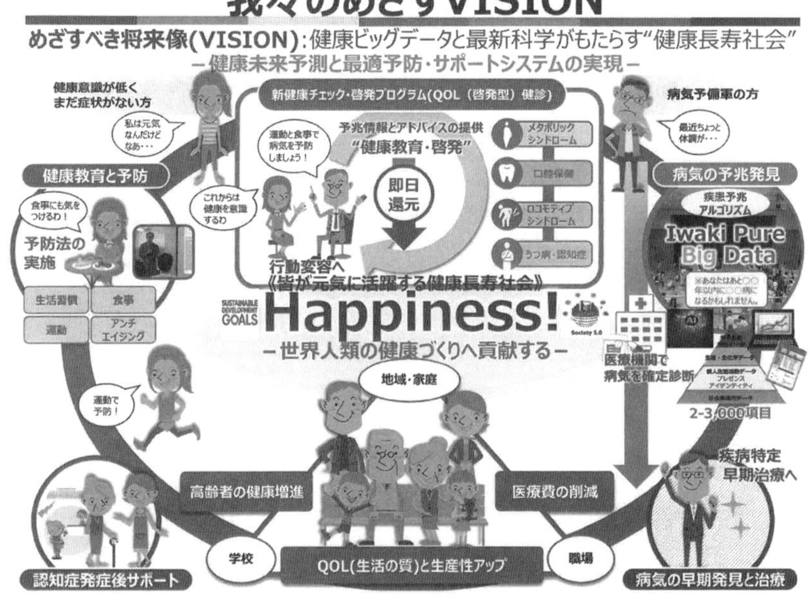


（出典：弘前大学健康未来イノベーション研究機構）

**ほしい」といったニーズも起こると予想されますが、村下教授はどのようにお考えでしょうか。**

**村下**　PHRに関しては、健康研究においても、参加者である住民の皆さまに直接情報が還元され、行動変容につながるきっかけづくりなどしっかりとメリットを享受できる仕組みを作っていく上でとても重要なことだと考えています。

実は、本学と弘前市（櫻田宏市長）、医療情報の匿名加工を担う国の認定事業者・日本医師会医療情報管理機構（J-MIMO）の三者は、2021年5月に「次世代医療基盤法に基づく医療情報提供契約」を締結し、医療データの本格活用に関する包括的な連携協定をスタートさせました。地方自治体としては、全国初になります。市民の健診や診療に関するデータを市民が拒否しなければ、市がデータをJ-MIMOに提供し、J-MIMOが匿名加工するスキームです。これによって、複合的な分析が可能になり、データ駆動型の新 Well-being 社会システムを実現し、生涯型 PHR が構築できると見ています。

**——この連携協定によって、さらに健康増進が進められるとよいですね。**

**村下**　おそらく市民の医療のレセプトの情報が解析できることで、医療費の抑制に向けた解析にもつながる可能性が出てくるでしょう。リアルワールドデータ（RWD）は一般には比較的狭い概念で捉えられるケースが多いのですが、われわれは医療のみならず、健康（保健）から福祉、介護、生活に関わるあらゆる情報を突合可能な状態で分析できるデータ群を蓄積したいと考えています。こうした取り組みは、海外の方が進んでいると思われがちですが、われわれの調査によると、ここまで予防（ヘルスケア）の領域で使いこなしている国はまだ存在していないものと考えており、世界初となるデータ駆動型の新たな健康社会システムを実現すべく、市民の皆さまと一緒にチャレンジし続けたいですね。

## 「共創の場形成支援プログラム（COI-NEXT）」プロジェクトに採択、知識集約型社会の変革を促進へ

**——最近の動きとして、貴大学は、文部科学省・国立研究開発法人科学技術振興機構（JST）による「共創の場形成支援プログラム（COI-NEXT）」プロジェクトに採択されたと聞きました。**

**村下**　その通りです。これまでの研究成果を生かして、本学は「健康を基軸とした経済発展モデルと全世代アプローチでつくる Well-being 地域社会共創拠点」として採択されました。同プロジェクトは、文科省・JST により実施され、ウィズ / ポストコロナ時代を見据えつつ、国連の持続可能な開発目標（SDGs）に基づく未来の在りたい社会像を拠点ビジョンとして掲げ、その達成に向けたバックキャストによるイノベーションに資する研究開発と自立的・持続的な拠点形成が可能な産学連携マネジメントシステムの構築をパッケージで推進していくものです。

**——具体的にどのような効果が期待できるのでしょうか。**

**村下**　本拠点では、健康を基軸に若者が地域で働きたいと思える成長産業

共創の場形成支援プログラム（COI-NEXT）【地域共創分野】

**拠点名称：健康を基軸とした経済発展モデルと全世代アプローチでつくるwell-being地域社会共創拠点**

JST
COI-NEXT

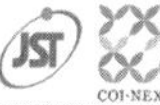

| 代表機関 | 弘前大学 | プロジェクトリーダー | 村下公一<br>弘前大学健康未来イノベーション研究機構長(拠点長)・教授 |
|---|---|---|---|
| 幹事自治体 | 弘前市/青森県 | 幹事機関 | (大学等) 京都大学/東京大学/京都府立医科大学<br>(企業等) ㈱DeNA/㈱資生堂/花王㈱/味の素㈱/カゴメ㈱/ICI㈱ |
| 参画機関 | (大学等)九州大学,東京医科歯科大学,名古屋大学,名桜大学,和歌山県立医科大学,産業技術総合研究所<br>(企業等)㈱博報堂,みやびベンチャーズ㈱,小林製薬㈱,セントラルスポーツ㈱,クラシエホールディングス㈱,サントリー食品インターナショナル㈱,ハウス食品グループ本社㈱,協和発酵バイオ㈱,明治安田生命保険(相),大正製薬㈱,雪印メグミルク㈱,日本コープ共済生活協同組合連合会,ヒューマン・メタボローム・テクノロジーズ㈱,㈱ミルテル,シスメックス㈱,㈱テクノスルガ・ラボ,東京海上ホールディングス㈱,㈱バリューHR,シルタス㈱,㈱LITALICO,㈱野村総合研究所,帝人㈱,マルマンコンピュータサービス㈱,東北化学薬品㈱,(一社)日本意思決定支援推進機構 | | |

**プロジェクトの概要**

弘前ではこれまで産学官金民一体の中で,青森県の最重要課題である「短命県返上」を一大目標に健康づくりに取り組んできた。この中で,本質的な課題は若者のヘルスリテラシーの向上,より早期からの予防介入によるQOLの向上であると判明した。

本拠点では,**健康を基軸に,若者が地域で働きたいと思える成長産業として魅力的なヘルスケア産業を創出することによって,地域の人々を健康にしながら経済発展し,全世代の人々が生きがいをもって働き続けることができ,心身共にQOLの高い状態での健康寿命を延伸する,well-beingな地域社会モデルの実現**をめざす。具体的には,若い頃からヘルスリテラシーを身に付け,人々を健康にする産業で働くことにより健康を自分ごと化し,地域で健康に働き続けられる社会をつくり,健康寿命延伸と社会保障費の最適化を両立する。

このために,いつでもどこでも楽しみながら行動変容可能なセルフモニタリング式QOL健診プログラムを開発し,ソーシャルインパクトボンド等を活用して地域を健康にする事業への投資を促進する。

そのための基盤整備として,本拠点が長年培ってきた住民との顔の見える厚い信頼関係の強みを活かしながら,人材育成・データ利活用環境の両面からソーシャルキャピタルの充実を図る。

健康を基軸に地域経済を発展させ,高QOLの健康寿命を延伸する
well-beingな地域社会モデルの実現
地域の健康産業への投資促進
日常生活で楽しく健康になる健診を開発
【課題1】強固で持続的な健康イノベーションエコシステムの構築
データ
【課題2】DXで全世代行動変容する新健診プログラムの開発
地域で資金を得る
地域の潜在的活力向上
資本
生涯収入
高年期(65歳以上)
寝たきりなどフレイル予防
地域で労働に携わる
データ
データ
投資
健康産業
well-being
消費
健康商品
【健康を基軸とした地域経済の成長と分配】
壮年・中年期(25歳~64歳)
生活習慣病やうつ病の発症予防
健康資本に投資する
Health Capital
幼年・少年期(0歳~14歳)
早期からの正しい生活習慣(食事・運動・睡眠)の確立
青年期(15歳~24歳)
正しい生活習慣の定着
健康資本を蓄積する
【課題4】生活での行動変容を支えるデータ利活用基盤の整備
データ
【課題3】行動変容を具現化するデジタルツインの開発と実装
健康を基軸に多分野のデータを統合
個別アドバイスを効果的に届けるAIを開発

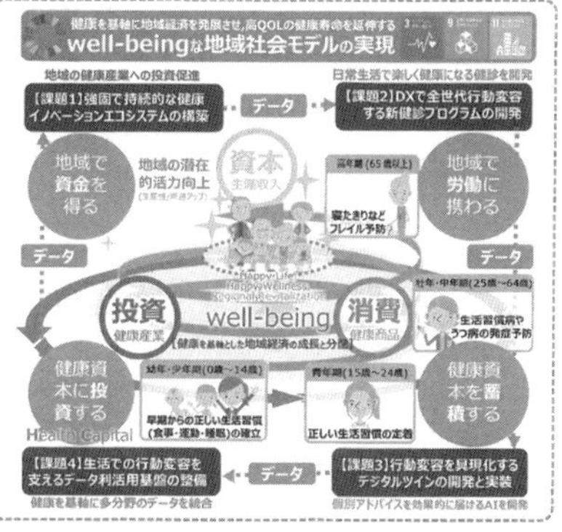

（出典：弘前大学健康未来イノベーション研究機構）

として魅力的なヘルスケア産業を創出することによって、地域の人々を健康にしながら経済発展し、全世代の人々が心身ともにQOLの高い状態で健康寿命を延伸する、Well-beingな地域社会モデルの実現を目指しています。若い頃からヘルスリテラシーを身に付け、人々を健康にする産業で働くことによって健康を自分ごと化し、地域で健康に働き続けられる社会を創っていくことに貢献したいと考えています。

同プロジェクトへの参画を通じて、大学や地域の独自性、強みに基づく産学官共創拠点の形成を推進し、国の成長と地方創生に貢献するとともに、本学が主導する知識集約型社会の変革を促進することができると思います。

**――ますますのプロジェクトの発展を期待しています。ありがとうございました。**

## 滋賀医科大学

# ウェルビーイングの実現へ「社会的処方」プラス「自助エクササイズ」×「テクノロジー」

### 漁村と山村、健康の地域差発見

**――矢野先生は、国内・海外の医療ビッグデータを用いて病気の発症リスクなどを検証する研究をしていらっしゃいます。医師としての出発点は、故郷・宮崎での地域医療臨床医からと伺っています。**

**矢野**　自治医科大学に学び、医師免許を取得した後、すぐにふるさとの地域医療に9年間携わることになりました。はじめに赴任したのは南郷村（現・美郷町）という山村、次に宮崎県北浦町という漁村に行きました。

二つの異なる生活文化を持つ集落で地域医療に関わる中で、人々に地域の特徴が出ているように感じ、住民の皆さんのご協力を得て生活習慣のデータを取りはじめたのです。すると漁村住民と山村住民では、心臓肥大の程度（高い血圧による心臓の負荷を反映する）や頸の動脈の血管壁の厚さ（動脈硬化を反映する）において地域差があることが分かりました。

一般的な認識通り、漁村住民は魚介類を食べる頻度が他所に住む人より多く、その摂取量を反映する血中のエイコサペンタエン酸（EPA）やドコサヘキサエン酸（DHA）濃度が高い。つまり、食文化の違いが健康の地域差を規定している可能性が見えてきました。もちろん複合的な要素があると思います。例えば、山村部は土地の起伏が激しいので歩かずに車を使いがちであることなどです。また、別の研究では、寝ている間の血圧が高い人は認知症になりやすいことも報告しました。通常、血圧は寝ると下がるのですが、なぜか高くなる人がいる。その背景には配偶者の介護で疲

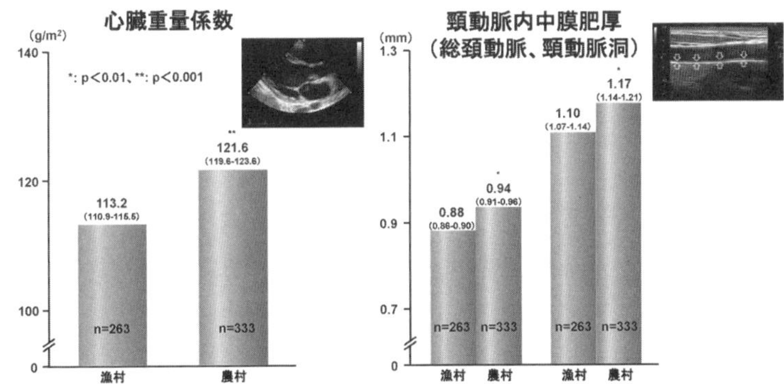


漁村と農村における臓器障害の地域差

弊しているなどの理由も見えてきました。つまり、高血圧などの生活習慣病は、日常の行動内容・パターンが密に関与しているのです。普段の診察室の会話からは、そのあたりの把握が困難だったわけですが、IoT（Inter-

## 国立大学法人滋賀医科大学教授
## 矢野　裕一朗（やの　ゆういちろう）

2002年自治医科大学医学部医学科卒業。その後、故郷宮崎県で９年間の地域医療勤務を終え、2012―20年渡米。シカゴ大学、ノースウエスタン大学での Research fellow を経て、Duke University 准教授に。ビッグデータ研究の主任研究者としてＲ01グラントを獲得し、一連の研究成果は Journal of American Medical Association (JAMA) などに掲載され、New York Times や FOX new などのメディアで注目される。2020年８月、日本へ帰国し、2021年10月より滋賀医科大学 NCD 疫学研究センター最先端疫学部門教授へ。横浜市立大学医学部、Yonsei University、Duke University の客員教授や、Stanford University の Global Faculty も併任する。専門分野は、疫学、ビッグデータ研究（健康経営など多岐の分野に及ぶ）、予防医学。American Society of Hypertension Young Scholar Award や John Laragh Research Award など国内外で多数受賞。

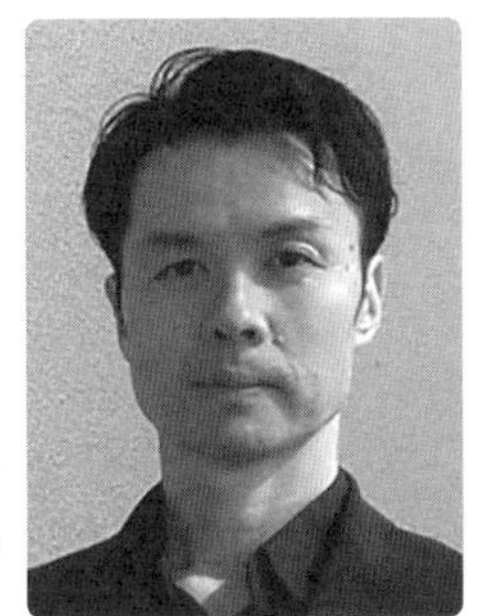

net of Things）や5Gの普及により診察室の外の生体情報の収集・可視化ができる時代になってきました。今後、その情報の多様性がますます増えれば、広告業などのデータ駆動型産業で起こったネットワーク効果が、ヘルスケア領域でも起こる可能性はあると思います。

**――その後、2012年からアメリカでの研究生活に入られました。ご専門は疫学（病気にかかる要因を明らかにし健康問題に対する対策樹立に役立てる学問）とのことですが、どのようなご研究だったのでしょうか。**

**矢野**　アメリカでは当時、医療ビッグデータの活用や、オバマ政権が力を入れていたプレシジョンメディシン（遺伝子レベルや生活環境で各患者に合った最適な予防・治療を行う医療）などを学びました。しかし、さまざまなビッグデータ研究に関わる中で、ビッグデータの本当の価値とは一体何なのか、疑問を感じるようになりました。

例えば、高いお金を払って遺伝子を分析し、「あなたにはこういう病気のリスクがあります」、と当人にフィードバックした時に、その情報の多さもさながら、それを受け入れるための心の状態を考慮する必要があると考えています。気分の良いときは物事を良いほうに、気分が悪い時は悪いほうに考える（気分一致効果）という心理学の理論があります。例えば、遺伝子検査で「あなたはXX年後にXX％の割合で糖尿病になる」と指摘されたとします。その時、人間関係で深刻に悩んでいる人は、「よし、食事・運動がんばろう！」という気分になれないと思います。人は未来の不確実なことよりも目前のことに気を奪われがちです。社会にとって価値あるデータとは、データそのものから生じるわけではなく、得られたデータからアクションにつなげ、現状や未来を良くしていくことだと思います。それで2年前に日本に帰ってきてからは、従来のビッグデータ研究に加えて、データを受け取る側のトレーニングについても研究するようになりました。

**――受け取る側のトレーニングとはどういうことでしょうか。**

**矢野**　健康には遺伝子や細胞の異常といったミクロな要因のほかに、その人の生活背景や社会的ネットワークなどのマクロな部分が想像以上に大き

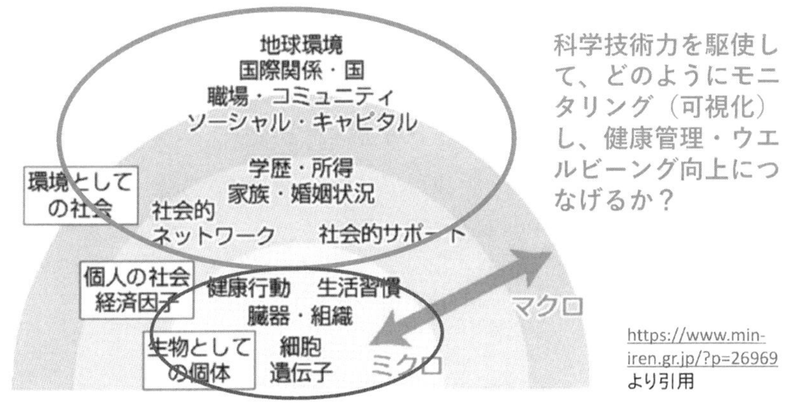


Social determinants of health
（健康の社会的決定要因）

く関わっています。この社会的決定要因（Social determinants of health）に介入する「社会的処方（Social prescribing）」が世界的に注目を浴びています。例えばある方が悩む症状に孤独が関連している場合、孤独そのものへ介入しなければ、いくら薬を処方しても効果は限定的です。地域のサークル・ボランティア活動などさまざまな社会資源を活用してつながりを作る社会的処方が必要です。社会的処方は、日本でも2021年から介護報酬で制度化され、産業的にも新たな雇用機会が生まれてくると思います。

同時に私が指摘したいのは、その人の環境を改善することで病状の改善が得られたとして、それが個人の幸せ＝ウェルビーイングの向上に結び付くかという点です。人間には与えられた環境・境遇が改善すると同時に期待も膨らませてしまう性（さが）があります。その期待が崩れると、たとえ客観的な境遇が改善していても人の幸せ感は途端に下がります（expectation gap：期待ギャップ）。つまり、人間の幸せは客観的な境遇よりも期待からくるものが大きいのです。このことは、新型コロナウイルス感染症を機にいっそう注目を集めているベーシックインカム（最低限所得保障の一種）に関連するかもしれません。

今、世界のあちこちでベーシックインカムが検証されていますので、このあたりの知見が今後集積してくると思われます。ですがこれらの知見はあくまで1、2年の短期的な介入の結果です。不確実性に満ちた現代で、ベーシックインカムにどれほどの適応力があるかまでは言及できません。ですから私は、社会的処方やインフラの改善を進める一方で、ハードウェア的な人の内面をどのように訓練していくか――私たちはこれを「自助エクササイズ」と呼んでいますが、この両輪を回すことが、“サステナブルな”人の幸せ＝ウェルビーイングの実現には必要ではないかと考えております。

## ウェルビーイングを得るための「自助エクササイズ」とは

**――「自助エクササイズ」とはどのようなものか教えてください。**

**矢野**　いつでも、どこでも、誰でもできる自助（自分で自分を助ける）が理想と考えています。例えば、「感謝日記」という方法です。心理学の世界ではかなり以前から実践されているものなのですが、その日の生活で人や物に対する感謝を毎晩寝る前に三つ～五つ程度ノートに書く、ただそれだけです。感謝の対象は人に限らず、もの、こと、植物、天気、自然、地球など対象は何でもかまいません。

「ポジティブなことを書き続けると幸せになれる」というとなんだか胡散臭く感じられる向きもあると思いますが、2022年5月にゼブラホールディングスが開発事業を行い、被験者に4週間「感謝日記」を続けてもらうと、統計学的にも有意なポジティブ感情の増加が認められ、睡眠の質も向上しました。聞き取りでは、「小さなことに感謝するようになった」「自己肯定感が強くなった」「周囲との関係がよくなった」などの感想も得られています。世界を見るレンズが少し変わると個人的には思っています。

実は、私もDuke大学勤務中に感謝日記の講演を聞き、書きはじめました。正直、半信半疑でしたが、特別な道具も費用も不要なので続けられ、既に5年間が経過します。極めて非科学的な表現ですが、“なんだか良い”ような気がするのです。今日は最悪だったと思う1日でも、振り返ってみ

## 事業概要

■実施内容

社内被験者24名に**「感謝日記」**を4週間毎晩実践してもらった

感謝日記ルール

その日の生活で人や物に対する感謝を毎晩寝る前に少なくとも３つ（最大５つまで）ノートに書く。
※感謝の対象は人に限らない。もの、こと、植物、天気、自然、地球など、対象は様々

例・　仕事で助けてくれた○○さん、ありがとう　(ヒト)
・　きれいに咲く花のおかげでおだやかになりました。　(植物、モノ)
・　今日も良い天気に感謝します　(天気、現象)
・　今日も仕事があって通勤できます。ありがとうございます。　(日常、コト)

**■検証したい仮説**

毎日寝る前に感謝日記を継続することで　幸福度が増し健康効果が得られる

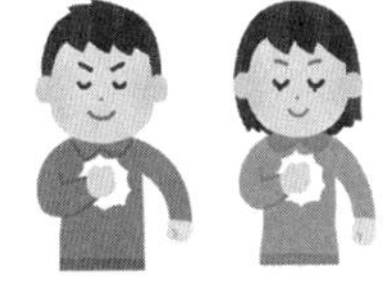

感謝日記によりポジティブ感情（+1.95)を確認できている
調査後も7割が継続を希望
・調査期間：４週間（2022年　5月～６月）
・参加人員：24人（男性4人、女性20人）

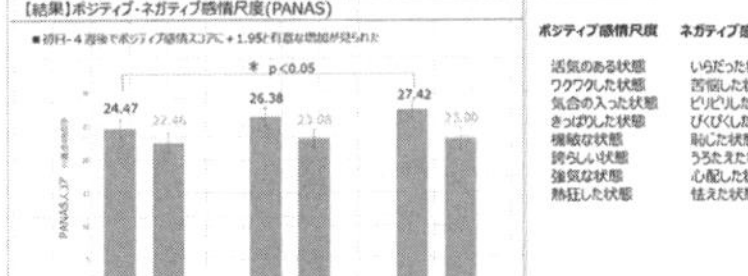


【結果】ピッツバーグ睡眠質問票（PSQI）スコア
■初日-４週後で▲1.6と有意な減少となり、睡眠の質の良化が見られた
■初日-2週後では有意な差ではないが、▲0.7の減少傾向が見られた

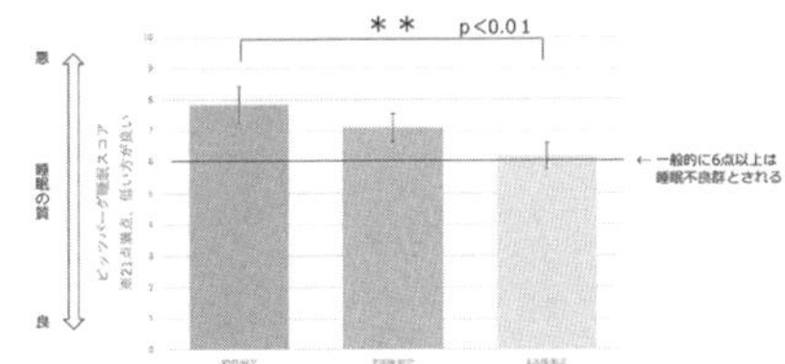


（出典：ゼブラホールディングス）

るとそれなりにいいこともあって、そんなに悪くもなかったなと思え、少し安らかに床につくことができます。私たちの頭は、感謝の気持ちと不安の気持ちを同時に考えることはできません。自助エクササイズは、感謝日記に限りません。瞑想、芸術に触れる、スポーツをするなど、個人に適した自助エクササイズを持つことが大切です。社会的処方やインフラの改善を進める一方で、人の意識・感性の育成も同時に進めることが、心も体も満たされた社会の実現には必要だと思います。

**――たったそれだけのことでと思いますが、実際に被験者の方々は改善を実感されているのですね。**

**矢野**　私もはじめはスピリチュアル的といいますかアートといいますか、漠然としていましたので、同じように受け取られる方がいるのも分かります。ただ最近では、磁気共鳴機能画像法（functional magnetic resonance imaging, fMRI）などの科学技術を駆使することでサイエンスとしての裏付けが取れる時代です。この動きは大変重要だと思います。なぜなら、今のような情報が溢れている時代には、何を信じるか、その拠り所が必要です。われわれの健康に関する情報、特に医療機器規制に該当しないウェルネス分野では、特にセンシティブな問題です。公共価値の向上が使命である行政には、客観的データなどのエビデンスを用いて政策立案等を行うEBPM（エビデンス・ベースト・ポリシー・メイキング）が求められます。そのためにも、データの利活用を含めた環境整備を普段から意識しておくことが重要であると感じています。

**――ウェルビーイングの実現には私たちの心の在り方が重要なのですね。**

**矢野**　そうですね、この「人の意識・感性の育成」は、一般的に年齢を重ねるほど変わるのは難しくなる傾向にあります。だからこそ若いうちから意識しておくことが大切だと考えます。ウェルビーイングの要素の一つである健康については、アメリカで行ったコーホート分析があります。

私は2012年から2020年まで、米国で年齢18歳から30歳の若者を30年間追跡したCARDIA（The Coronary Artery Risk Development in Young Adults Study）研究に従事し、若い頃の生活習慣、ストレス、生活環境は驚くほど後の人生の健康状態（動脈硬化、メンタル、認知機能など）に関連することを国際誌に報告してきました。

例えば、40歳までに高血圧になった人は、正常の血圧を維持した人に比べ、約6倍、心筋梗塞や脳卒中のリスクが高まります（Yano Y, et al. JAMA. 2018）。しかも、これらの疾患は60歳まで、つまり生産年齢期に発症するのです。家族だけでなく、国家にとっても大きな損失です。この論文は世界中で注目され、NYタイムズからもインタビューを受けました。

人の健康状態のかなりの部分が若い時に規定されているということは衝

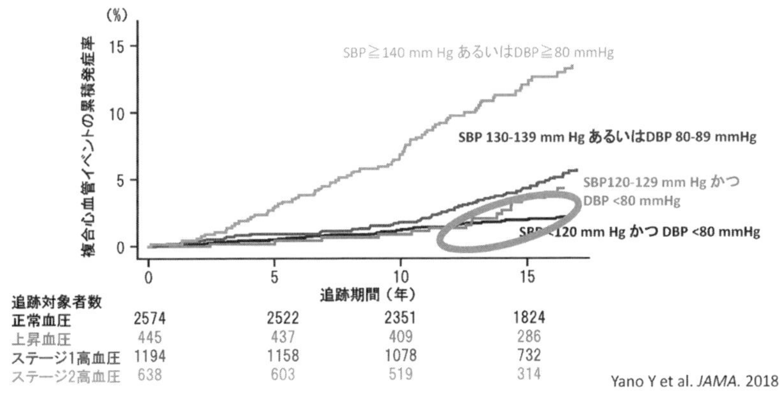


**40歳までに血圧120/80 mm Hg を超えると心血管病が起こりやすい**

撃です。WHO でも提唱されているライフコース・アプローチという概念があります。出生から、新生児期、幼児期、小児期、青年期、若年成人期、中年期、高齢期に至るまで、生涯にわたる人々の健康と福祉の持続的な改善を想定しています。しかも、この効果は世代を超えることを意識しています。つまり、その人の世代を超え人類の未来にも影響を及ぼすのです。しかし、そのアプローチには critical windows（臨界期）があるといわれます。出生から若年成人期までです。無論、中年以降は何をしても無駄というわけではありません。例えば、血圧の高い中高年の方が、お薬を飲んで血圧を正常化したとします。彼らは、薬を飲まないで血圧が高いままの人と比べると心筋梗塞や脳梗塞の発症は少ないことが多くの研究で実証済です。しかし、若いころから血圧を正常に保ち続けている人には及ばないのです。

　ですが、若い方の行動変容を起こすことは簡単なことではありません。そのような中で、「健康経営」という概念に出会いました。若者の多くが時間を費やす“働く場”を通じて、健康増進を促そうという考え方です。それがひいては企業の利益につながるというのですから、国として推進するしかないですよね。しかし、健康経営の推進が企業の利益につながることを証明した研究、特に国際誌への学術論文として世界に発信した研究が

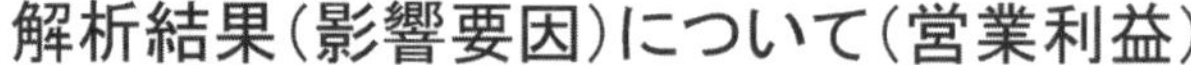


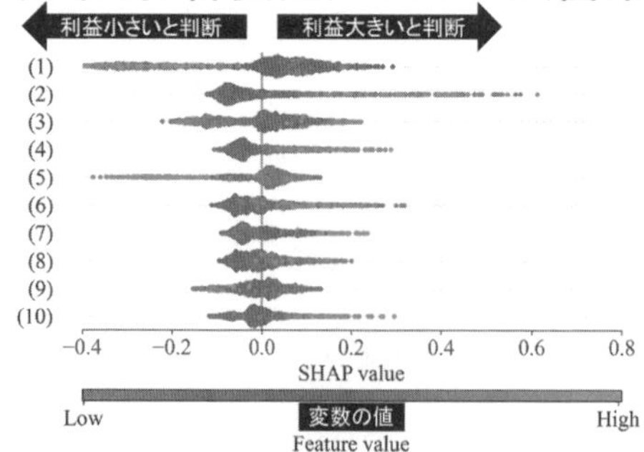


(1) 喫煙者割合、(2) 保健事業費、(3) 営業職の割合、(4)睡眠により十分な休養が取れている人の割合、(5) 流通・販売・サービス職の割合、(6) 医療費、(7)運動習慣者割合、(8) 法定福利費、(9) 離職者数、(10) その他部門職の割合

企業の営業利益に関連する健康経営戦略 Top10
（出典：Yano Y, et al. Epidemiol Health. 2022）

少ないことに気付きました。

そこで経済産業省に蓄積されていた2014年から2020年までの約2500社の健康経営度調査のデータを拝借し、企業の利益に関連した健康経営の項目を、機械学習を用いて検証しました。結果、社員の喫煙率が低い、うまく睡眠がとれている社員の割合が多い、定期的に運動をしている社員の割合が多い企業は、企業の利益が増加しやすいことが分かりました（Yano Y, et al.Epidemiol Health. 2022）。これまで健康経営に取り組んできた、あるいはこれから取り組もうとしている企業のモチベーションにつながるのではないでしょうか。もちろん、こういうデータ研究では因果関係を出すのが難しいので、社員が健康だから利益が上がるのか、利益が上がっている会社だから社員が健康なのか、それを証明するためには介入研究が必要です。例えば、喫煙率を下げさせて、その時に社員の働き方のプレゼンティズムがどう変わるかを研究するのが次のステップだと思っています。

**――ますますウェルビーイングに関心度が高まっています。先生のご研究から見ても、ウェルビーイング実現へのアプローチは多岐にわたりますね。先生の今後の活動をお聞かせください。**

**矢野**　私が今注目しているのは、個人の「健康資産（ヘルスアセット）」

をいかに増やすか、という点です。普段からある程度貯金をしておけば、有事に慌てなくて済むのと同じ考え方です。少しずつ健康資産を増幅させておけば、ライフコースにおいてストレスがかかった時も心や体を壊すに至らずに済むかもしれません。従来の医学では身体を弱める危険因子に注目が集まってきましたが、これからは身体を保護するよう健康資産に注目が集まると思います。ポジティブ心理学の創設者マーティン・セリグマン博士は、健康資産は、主観的資産（楽観性、希望、熱意、活力、人生の満足など）と生物学的資産（ホルモンのオキシトシンなど）、機能的資産（豊かな人間関係、充実したワークライフ）から構成されるといいます。これらを豊かにするためには、若い時から自分のキャリアを築くのと同じくらいに、意図的かつ戦略的に進める必要があると思っています（自戒の念も込めて）。自助エクササイズは、その一例といえます。それを実践していく方法は多様です。

人によっては、メタバースのような仮想空間もあるでしょう。地方創生にWeb3、特にDAO（Decentralized Autonomous Organization：分散型自律組織）やNFT（Non-Fungible Token）を活用しているところがありますが、その中でもうまくいっているところは、テクノロジーの中に心理的ウェルビーイングと人間の潜在能力を高めるような設計が組み込まれている印象を受けます。これからのテクノロジーやまちづくりに必要なことは、人間らしさの喪失ではなく、人間らしさの増幅です。その設計の中に、ウェルビーイングの要素をさりげなくちりばめていく必要があると思っています。企業・行政・政策立案者の皆さま、多様な専門家（生物学、社会学、心理学、経済学、人類学など）、豊かな経験と技術を持つシニア人材、そしてバイアスの少ない若い人の感性を取り込みながら、集合知による融合イノベーションを起こし、人と社会のウェルビーイングを実現していきたいと思います。

**——本日はありがとうございました。**

# 第8章

## 先進企業の取り組み

## 株式会社ウェルネス

# エビデンスのデータベース化とパーソナルドクターシステムで健康を守る

「毎日１万5000人以上の人が救急車で運ばれ、命を落とす方も少なくありません。しかし、突然の不幸のように命を奪う病気のほとんどは、実は予防できる可能性が十分にあったと言えるのです」――。

かつて救急救命医療の現場でさまざまな患者に接してきたドクターでもある中田社長は、開口一番にそう切り出す。

「受けるべき検査を受けていなかったとか、正しい情報を与えられていなかった、あるいは多忙で受診を敬遠していたなど、亡くなられた後でご遺族の方が悔やまれるケースに遭遇した経験は一度や二度ではありません。こうした不幸や後悔をなくすためには、病気になる前から医師との密接な関わりを持つことが鍵になります」

こうした信念のもとに、株式会社ウェルネスは2018年６月に誕生した。

医師との
あたらしい関係。
気軽に相談できる
パーソナルドクター
日々のログから健診結果まで
心身の状態をドクターと共有
的確なアドバイスで
確実な予防をサポート
歩数

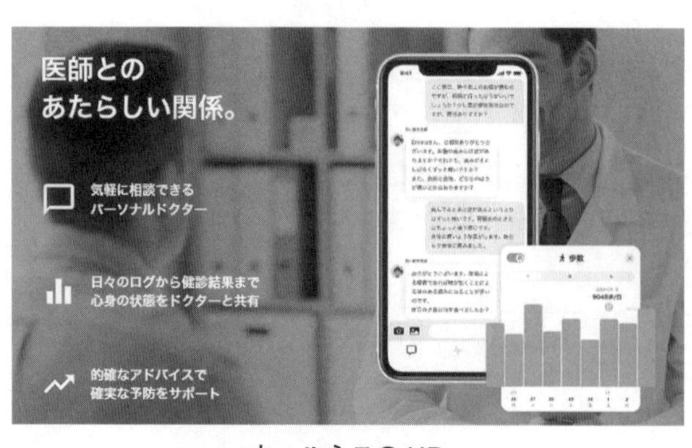

ウェルネスのHP
(https://company.wellness.jp)

基軸となっているのが独自のパーソナルドクターシステムだ。

「健康なときからその人の人生に寄り添っていく、皆さんが思っておられるかかりつけ医のようなイメージですね」と中田氏は説明する。

一般的に、私たちは身体に変調をきたすと、症状に応じて内科や眼科などの専門医に個別に診察してもらい、入院が必要になると、病院の勤務医が担当するという場合が多い。つまり、ほとんどの人たちは、自分の身体について、総合的に理解してくれている特定のドクター、真の意味でのかかりつけ医は持っていないと言えよう。

中田氏は、「パーソナルドクターシステムは、検査結果など過去からの健康データやご家族を含めた病歴など全てを把握した上で、一人一人に最適な予防ケアやプライマリーケアの実現を目指しています。たとえ現在、病気にかかっていなくても、健康管理や予防医療のための適切なアドバイスをするなど、正しい情報を継続的に提供するのが主な仕事なのです」と強調する。

## 一人一人に最適なパーソナル予防ケアを

中田氏は現状の予防医療の課題として、「ポピュレーションアプローチが主流です」と問題提起する。「ポピュレーションアプローチとは『みなさんで肺がんや胃がんのレントゲンやバリウムの検査をやりましょう』といった全体に対するアプローチなのです。実際には、一人一人、病気になりやすいリスクなどの条件は異なるわけで、生活習慣やご家族の病気の傾向によっても左右される。ですから、個人によってアプローチはそれぞれ

**株式会社ウェルネス**
**代表取締役社長**
**中田　航太郎**（なかた　こうたろう）

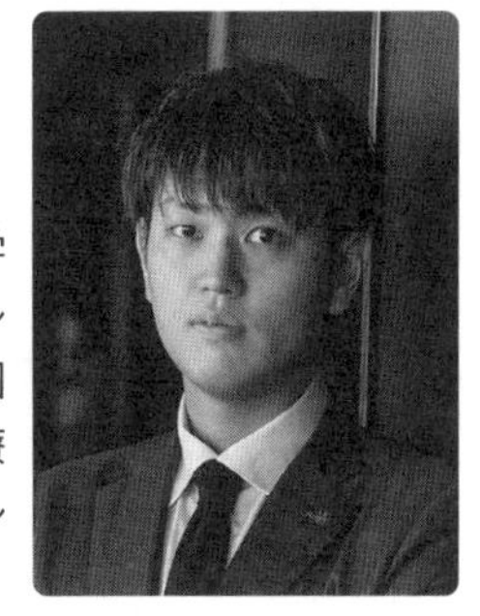

私立芝中学校・芝高等学校卒業、東京医科歯科大学医学部医学科入学、早稲田大学文学学術院にてマインドフルネス研究、東京医科歯科大学医学部医学科卒業、医師国家試験合格、東京逓信病院にて初期研修修了、総合診療医としてプライマリケアに従事、2018年株式会社ウェルネス創業。

異なるべきなのです」と問題提起する。

## 未病段階でも、パーソナルドクターが適切なアプローチをファクトベースで提案

ウェルネスでは、パーソナルドクターが、クライアント一人一人に付いて、クライアントの情報を全て得た上で、どのような病気が起こりやすいのか、食事・運動・睡眠の面からどのような生活習慣であれば、リスクを最小化できるのかを適切にアドバイスする。最大344項目を網羅する精密検査をオーダーメイドでき、検査結果の解説とライフスタイルや受診についての具体的な改善プランをパーソナルドクターが作成する。さらに、パーソナルドクターは、随時プランの進捗度を評価し、現状の課題や将来のリスクに関するレクチャーコーチングをクライアントに対し行う。

同社の陣容は、中田氏を含めて「ジェネラリスト」と呼ばれるドクターが15人。クライアントの健康状態を共にチェックしながら相談に応じたり、アドバイスを行う。さらに、全国の病院に勤務している「スペシャリスト」と呼ばれる専門医200人以上と提携。個人の知識やスキルにすべてが依存してしまうことがないように、ドクター間で相互チェックを行う仕組みも構築している。

基本的なサービスは、３カ月に一度、１時間弱のパーソナルドクターとの面談がセットされているほか、365日いつでもチャット上でアクセスできるようになっていて、クライアントは気軽に相談できる。

「今、世の中には遠隔医療サービスが浸透しつつありますが、肝心のドクターはシフト制で、毎回相談のたびに代わってしまうというケースも多いのです」(中田氏)。

「クライアントは、面談のたびに『自分はこういう人間でこういう薬を飲んでいて……』と毎回繰り返さなければなりません。しかし、パーソナルドクターなら、よりスピーディに要点を押さえたアドバイスが可能です。また、その方が特定の疾患で通院されているのであれば、その診察・投薬データも人間ドックのデータなどとともにクラウド上で一元化し、デ

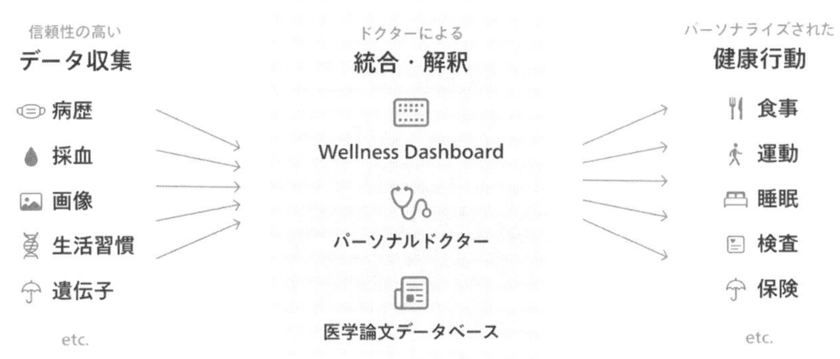


ウェルネスのコンセプトイメージ
（出典：ウェルネス）

ータとして蓄積しています。従来のPHRは、健康診断データやレセプト情報がベースになっていますが、当社のPHRはご家族を含めた病歴や日々の生活習慣から実際の検査データに至るまで、レセプト情報になる前の段階から全てを一元化しているのが大きな特長です」（同）。

## 病気にならないための知識、スキルが担保されているのが最大の強み

ウェルネスの企業目標として、中田氏は「社名が示す通り、クライアントの皆さんにウェルネス（豊かな人生）を過ごしていただくことです。ただ病気がないというだけのヘルスではなく、クライアントが望む人生を生きられるようにサポートしていきたい」とし、「ああすればよかった、こうすればよかった」と悔やみながら人生を過ごすのではなく、「やるべきことは全てやり抜いたと満足しながら生涯を終えていただけるようにサポートすることが使命だと思っています」とほほ笑む。

そもそも、同社のクライアントは「患者」とは位置付けられてはいない。彼らは、差し迫った緊急の疾患や痛みがあるわけではなく、「（むしろ）自分は健康だと思っていて、将来のために今から予防に取り組んでい

きたい」と考えていることがほとんどだ。従って、パーソナルドクターは、医療行為を行うわけではなく、クライアントと「同じ目線で」対等な関係を構築し、クライアントの伴走者であることが求められている。

中田氏は、「私自身、日本の医師国家試験を受けていますが、医師に求められる要件は、病気の診断から治療にかけての知識、スキルを身に付けていくことが目標とされています。しかし当社は病気になってからではなく、病気にならないためのアプローチを基本としていますから、疾病予防という観点から、どのような生活習慣の方がどのような病気のリスクを抱えやすいのかといった情報に精通していなければなりません」と前置きし、同社に求められるパーソナルドクターの要件に踏み込む。

「例えば、糖尿病の発症予防に寄与するのは、バランスのとれた食事や適度な運動ということは誰でも知っていますよね。しかし、具体的にどのような食材をどのような頻度、どのようなタイミングで摂るとリスクが下がるのかといった公衆衛生学的なことは、普通のドクターはなかなか学ぶ機会がありません。せいぜい各自が英語の論文を読む程度です」(同)。

以上のような実態を踏まえ、同社では、こうした情報を全てデータベース化しているという。中田氏は「疾患ごとに予防のためにはどのような生活習慣が理想であるかとか、死亡率を下げるにはどのような頻度で検査を行うのが理想であるかなど、疫学論文を全てマニュアル化して利用しているわけです」と胸を張る。

臨床現場での限られた診療時間の中では、医師は「カロリー過多にならないよう食事に気をつけて、適度な運動も忘れないでくださいね』といった簡易的かつ抽象的なアドバイスしかできないのが実情だが、同社のパーソナルドクターは、具体的にどのような食事メニューや運動プログラムが推奨されるか、どのような検査によって罹患率や死亡率が下がるかなどの「病気にならないための知識、スキルが担保されているのが最大の強み」（同）としている。

## 日本で、真の予防サービスが定着していくためには

国は、プライマリーケアのためのかかりつけ医制度を推奨しているものの、現状では医師が予防のための指導を行うことに対してインセンティブがほとんどないのが実態だ。医師の働き方改革も指摘されているが「正直、全て病院でやるというのは、なかなか難しいと思います」(中田氏)。

臨床現場でこうした矛盾を肌で感じて、中田氏は起業したわけだが、予防に対する意識は「国や地方自治体が税制優遇するようになれば、予防に対する意識が変わってくるでしょうし、臨床現場の医師と当社のような民間サービスがしっかり連携していけるような仕組みができるだけでも、インパクトは大きい」と提言する。

ウェルネスは、将来展望として「パーソナライズ予防ケアを、全ての人が受けられるようになることを目指しています」(中田氏)と明言する。中田氏は、目を輝かせながら「志を同じくする人たちと連携し、PHRをはじめとするデータ収集システムを構築するとともに、そこから自分の課題やリスクを把握できて、かつどのような行動をとるべきなのかが“見える化”できるようなシステムも構築していきたいと思います。自分の健康状態が可視化されて、疾病予防のためにどのような行動をとるべきかがエビデンスベースできちんと分かる。そんなシステムづくりに貢献していきたいですね」と締めくくった。

---

### 株式会社ウェルネス

所在地(本社)｜東京都港区南麻布1-18-3 ラピス南麻布302号
URL：https://company.wellness.jp

代表者｜代表取締役社長　中田航太郎

設立｜2018年6月20日

資本金｜5035万7500円

## NTT PARAVITA

# 睡眠を軸に、地方自治体とともに地域の課題解決につなげていく

「実証事業に参加いただいた高齢者の74％に睡眠改善の効果が見られました。睡眠を軸に、生活習慣を無理なく変えていただくことによって、認知症予防など市民のウェルビーイング向上に資すると期待できます」――。

2022年４月に、全国初の睡眠センサーを活用した一般介護予防事業「天理市睡眠サポートプログラム」を導入した奈良県天理市の並河健市長は、事業の意義を熱く語る。同市は、睡眠習慣や生活習慣の改善から高齢者の生活を早期にサポートできる「支え合うまちづくりを目指す」（並河市長）としている。

同市が睡眠に着目したのは、認知症予防がきっかけだ。要介護認定基準の１から５までの判定理由のトップが全て認知症という実態を踏まえ、「初期の段階で適切な対応をとれば、維持・改善は可能だということをしっかりと示したい」（並河氏）との思いから、できるだけ無理なく行動変容ができるデバイスを模索していたところ、NTT PARAVITA（パラビータ）が開発した「ねむりの見守り」に遭遇。施策への検討がスタートした。

「ねむりの見守り」は、利用者に睡眠センサーを貸与し、睡眠の状況を「見える化」（可視化）できる。睡眠状況をレポートで知らせ、個々の睡眠状況や問題点に応じて保健師や看護師からアドバイスしてもらえるサービスだ。利用者は、睡眠に対するさまざまな気付きや知見が得られるので、睡眠時間や生活習慣の改善など睡眠に対する質の改善や爽快感が高められ、健康意識の向上が期待できる。中長期的には、精神的・心理的健康の

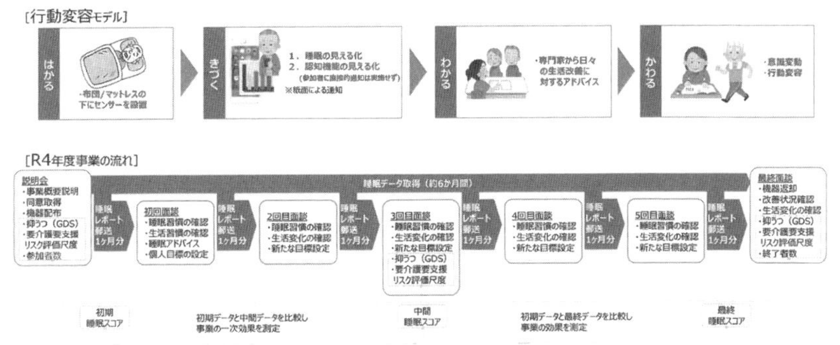


奈良県天理市での導入モデル

（出典：NTT PARAVITA）

維持・改善にも役立つため、うつ症状やうつ傾向など精神的介護や認知機能低下傾向の気付きにもつながると言う。

並河氏は、「健康の改善には、運動、食事、睡眠の３大要素があり、運動と食事の知見はかなり進んでいますが、睡眠はこれまであまり着目されていない領域でした。従って、今回の事業化によって、予防や健康増進に関するエビデンスが取得できればインパクトはかなり大きいはずです」と前置きした上で、「事業の導入に当たって、成果連動型民間委託契約方式（PFS＝Pay For Success）を採用しました」と胸を張る。同方式は、サービスの成果に応じて対価が支払われる仕組み。2021年に実施した「令和３年度ヘルスケアサービス社会実装事業補助金　地域や職域の課題に応える


NTT PARAVITA 株式会社
代表取締役社長
**中野　康司**（なかの　こうじ）

昭和46年生まれ　石川県出身。京都大学工学部卒業後、平成７年 NTT に入社。平成25年 NTT 研究企画部門プロデューサー、平成30年 NTT 西日本沖縄支店ビジネス営業部長を経て、令和３年７月より現職。


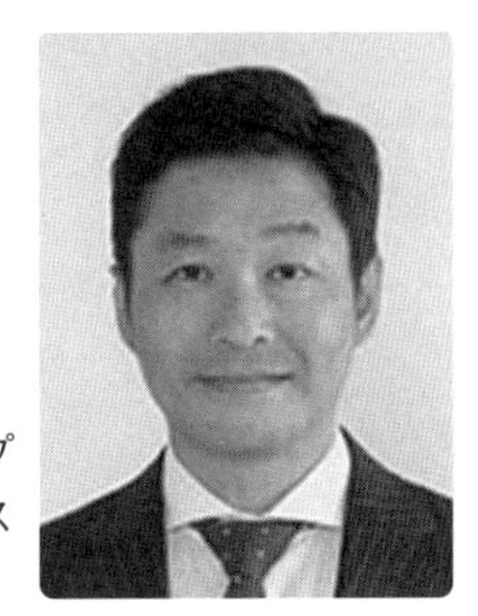

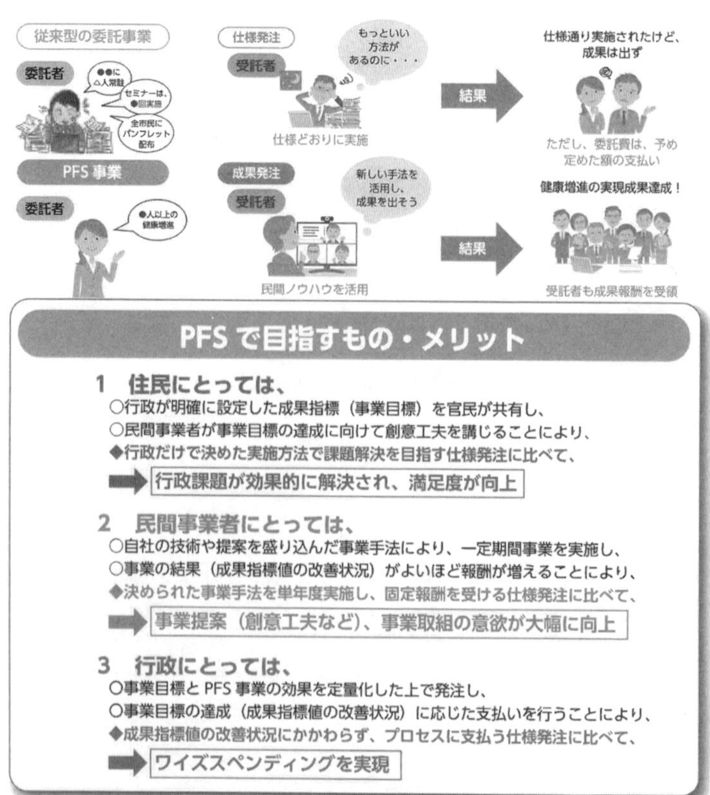


**事業の費用対効果の改善等の行財政効果も！**

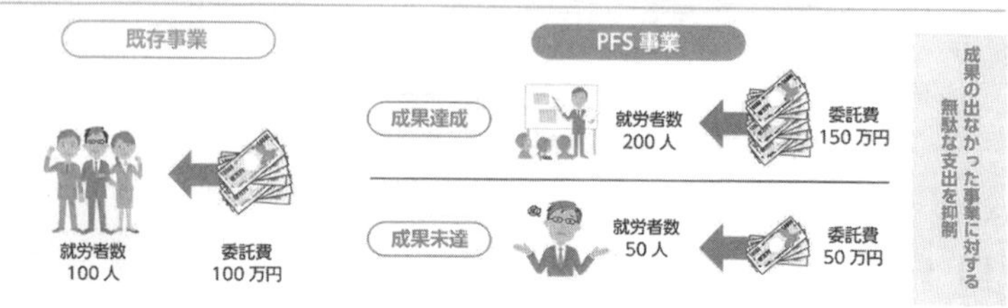


PFS の効果のイメージ

（出典：内閣府）

ビジネスモデル確立に向けた実証事業」を経て、実施されている。

実証事業は、同市在住の高齢者39人を対象に①睡眠スコア②睡眠時間③中途覚醒④離床回数の改善——について評価測定が行われた。結果、33人の参加者に改善効果が見られ、参加者からは、「最近、よく寝られるようになった」（73歳男性）、「自分のことなので頑張れる。効果が出ると嬉しい」（78歳女性）などの声が寄せられ、「概ね、好評だったと判断しています」（並河氏）。

コロナ禍において、市民に一堂に集まってもらわなければ実施できない事業が頻発し、これまでの高齢者施策の実施方法が見直される中、「天理市睡眠サポートプログラム」は、睡眠センサーを自宅のベッドや布団に敷くだけなので気軽に取り組めるという点も高く評価されている。実際、同事業の参加率は、通常の健康増進事業では、なかなか参加が容易ではない男性の高齢者が全体の４割以上を占めるという結果に結び付いた。

## 睡眠を切り口に、健康増進に向けての効果測定が数値化できるのが強み

2000年代以降、行政の現場では、政策の企画をその場限りのエピソードに頼るのではなく、政策目的を明確化した上で、データや統計など合理的根拠（エビデンスに基づく政策立案＝EBPM:Evidence-Baced Policy Making）という考え方が浸透してきた。地方自治体においても、地域住民はじめ地域社会に対し、政策の必要性、有効性、成果などを可視化し、説明する手法が定着しつつある。

「天理市睡眠サポートプログラム」事業を“民”の立場から支えるNTT PARAVITAの中野康司代表取締役社長は「そもそも睡眠は、誰もが毎日行う行動で、しかも通常６～８時間の連続したデータが習得できるという特長があります。われわれの強みは、睡眠を切り口に、健康増進に向けての効果測定ができる、数値化できるということなのです」と明快に答える。同社は、日本の高齢者の３人に１人が悩みを抱える睡眠に対して「睡眠障害や不適切な睡眠習慣の積み重ねにより、高齢者の認知機能にも影響することや生活習慣病になる危険性が高いことも分かっており、高齢者の健康増進を図る上でも、睡眠の問題を早期に発見し、適切に対処することが重要だと考えています」（中野氏）。

もともと同社は、「睡眠を軸に、ICTを用いた未病状態の発見に資するデータ提供を行い、健康増進のサポートを展開する」（中野氏）狙いで、2021年7月に西日本電信電話株式会社（NTT西日本）とパラマウントベッド株式会社が共同出資して設立された。設立当初から、地方自治体との連携は、事業の柱として位置付けられ、中野氏は、「政令指定都市はもちろん、中核市、人口約10万人の一般市など、全国幅広くカバーしていきたい」と決意を述べる。

特に、同社がターゲットとして重点を置いているのが、戦後、高度経済成長期にベッドタウンとして開発された都市辺縁部だ。わが国の高齢化率が上がっていく中で、今後、都市辺縁部の高齢者人口はますます増え、介護予防費も上昇することが予想されている。中野氏は、「各自治体のニーズをできるだけ丁寧にヒアリングし、その自治体に合った成功モデルを追求していきたい」としており、天理市に次いで複数の自治体とフィールド実証に入っている。

## これから都心部で課題になるのが一人暮らしの高齢者の「見守り」

NTT PARAVITAは、「政令指定都市や都心部において、これから大きな課題になるのが、一人暮らしの高齢者の『見守り』になると見ています」と問題提起する。そこで、同社は、堺市（永藤英機市長）、大阪大学大学院医学系研究科、NTT西日本、パラマウントベッドの5者で連携し、市内在住の独居老人または高齢者同士の世帯を対象に、「あんしん睡眠サポート事業」の実証プロジェクトを2021〜22年度にかけて実施した。

同事業は、シート型センサーによる睡眠リズムを「見える化」する機器「Active Sleep Analyzer」を参加者の自宅に設置。睡眠リズムのレポート「ねむりのお便り」や保健師や看護師による電話での健康アドバイスを通じて、高齢者自身での健康管理の習慣付けを促す。また、スマートフォンへの送付や郵送で家族にもレポートを共有し、見守りの支援、認知機能低下などの早期発見を行う。

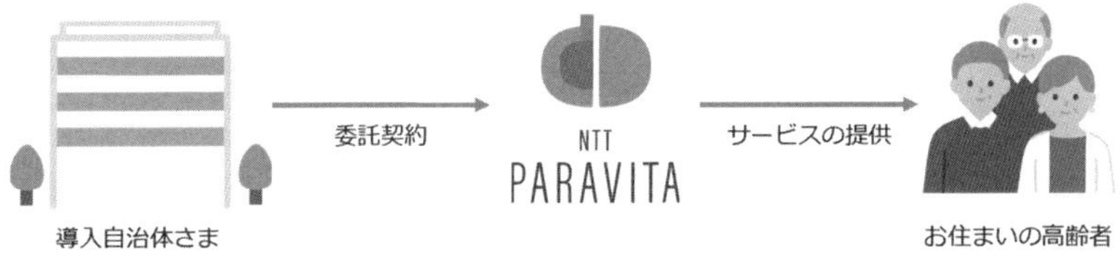


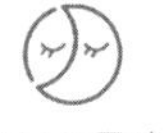

ねむりの見守り

**「ねむりの見守り」は、睡眠に着目したサービスです。**

・普段通りの生活をしながら睡眠データを計測
・NTT PARAVITAに所属する眠りの専門家が睡眠改善アドバイスを実施

**高齢者の健康維持・改善、疾病予防をサポートし自治体の医療費、介護負担の軽減を目指します。**

堺市で導入されている「ねむりの見守り」モデル
（出典：NTT PARAVITA）

同市在住の高齢者数は約23万人、独居老人は約7.4万世帯に上る。また、高齢者のみの世帯数も約4.9万世帯に上り、コロナ禍において、健康管理や屋内での見守りが課題として浮き彫りになっていた。同事業は、「市民が何歳になっても元気で安心して暮らせるまちを目指したい」（堺市市長公室政策企画部）というニーズに「ピッタリはまりました」（中野氏）とほほ笑む。

同事業では、集められた睡眠データをもとに、大阪大学が病気の早期発見にも役立てていくスキームになっており、一人暮らしの高齢者の「見守り」＋個々人の「健康意識」を高めていければ、非常に意義深い実証になると見られている。「睡眠をきっかけに、生活のリズムを高齢者の皆さんに考えてもらえれば、健康につながるというスキームは大変素晴らしい」（大阪大学大学院医学系研究科山川みやえ准教授）、「誰もが行う睡眠を通じて、『見守り』＋『健康意識』の向上が図れるのであれば、実証の意義はさらに高まる」（堺市市長公室政策企画部）と大きな期待が寄せられている。同スキームは、国が主催する「令和４年度・夏のDigi田甲子園本選アイデア部門」の大阪府代表として選出されるほど高い評価を得ている。

「実証事業終了後、このサービスの継続を希望される参加者の方もおられ、利用者と直接契約によりサービスを提供するモデルの検討も進んでいます」（中野氏）と説明する。

## 地域の高齢者対策の課題解決のために

これまでの実証事業を通じ、NTT PARAVITAの中野氏は「マクロの視点だけでなく、現場一つ一つの課題解決をいかにクリアできるかという視点が非常に重要になってくると思います。特に地域の高齢者を支える担い手の皆さん、例えば保健師の皆さんの負担をいかに上手に減らせるかといった具体的な課題解決の積み重ねが重要」と思いを吐露する。高齢者に可能なかぎり丁寧に応対しようとすると、結果として「人手をかけ、アナログで行われている仕事がまだまだ多い」（中野氏）実態を目の当たりにしてきたからだ。

地域の担い手として、高齢者医療対策の現場を支える保健師にとって、データやICTを活用し、いかに効率的に面的に習得してもらえるように導けるかが地域の課題解決にもつながってくるのだが、中野氏は「徐々にそのノウハウが蓄積されつつある」と確かな手応えを感じている。

天理市、堺市における睡眠改善指導においては、NTT PARAVITAの保健師・看護師資格を持つ社員が睡眠に関するノウハウを身に付けた上で、睡眠習慣の改善や生活習慣の改善指導を行っている。実際に対応をした保健師・看護師は、「睡眠時間が不足していると思い込んでいた方が睡眠レポートを見て『よく眠れている』と安心されたことがあり、睡眠への主観的な満足度が上がる事例もありました」と睡眠データを可視化して自分の睡眠を知ってもらうことの大切さを語る。また、「睡眠データの結果を一緒に読み解く、その結果がどう変わっていけばよいのかを一つ一つ一緒に考えたり、睡眠生活習慣の改善維持に向けての目標をともに考えるという段階を踏んでいくことで徐々に変化が見られていくケースもあります。利用者によって変化の仕方はさまざまですが、双方が変化（改善）を認識することが参加された皆さんのやりがいにつながりました」と目を輝かせる。

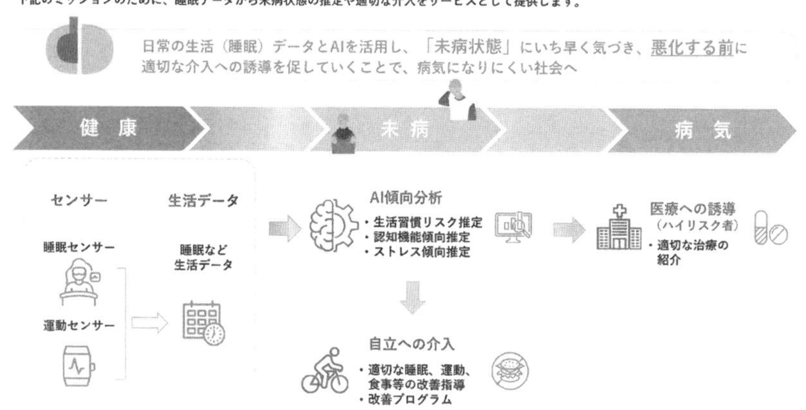


NTT PARAVITA の目指す社会

（出典：NTT PARAVITA）

天理市の並河市長は、今後の自治体経営について「公共の限られたリソースで、地域の課題を解決していくためには、マインドのある民間企業との効果的な連携が欠かせません」と官民連携の意義を強調する。「民間企業の皆さんに本気になって地域課題を解決してもらうためにも、われわれ行政も企業の皆さんとともに新たなビジネス領域を一緒に創っていくというマインドが求められています」と提言する。

地方自治体の熱い期待と思いに応えていくために——。NTT PARAVITA は、睡眠を軸に、地域の現場に根差したソリューション解決の糸口を、今日も積み重ねている。

---

## NTT PARAVITA 株式会社（NTT パラヴィータ）

所在地（本社）▌〒541-0042　大阪府大阪市中央区今橋４丁目3-22淀屋橋山本ビル８Ｆ
問い合わせ先 CONTACT@nttparavita.com
URL：https://www.nttparavita.com

代表者▌代表取締役社長　中野康司

設　立▌2021年７月27日

資本金▌4.95億円

従業員数▌56人（2023年３月時点）

## 恵寿総合病院

# 絶えずイノベーションに挑み続け、患者の人生に寄り添う

「人口減少時代に、地域での医療サービスを維持していくためには、これまでの常識を変え、地域の皆さんの人生に寄り添う仕組みづくりを公共とともに真剣に考える時期に来ています」と力強く語るのは、社会医療法人財団董仙会（とうせんかい）神野正博理事長。同財団は、石川県七尾市（茶谷義隆市長）で426床（一般病棟284床、HCU8床、回復期リハビリテーション病棟47床、地域包括ケア病棟47床、障害者病棟40床）の規模を持つ「恵寿（けいじゅ）総合病院」を中核とした医療、介護、障がい・福祉、予防健康のグループ全体の経営を担う能登半島最大の医療法人だ。「恵寿総合病院」は、創立者神野正隣氏によって、1934年に設立。「いつでも、誰でも、たやすく安心して診療を受けられる病院にする」との哲学のもと、現在、外科、内科、耳鼻咽喉科、眼科、産婦人科、リハビリテーション科、美容外科、心療内科など合計25科、職員数800人（2022年６月現在）を擁する。特に、地域包括ケア、働き方改革、DX 革命など国が進める施策を先取りし、病院内で具現化させた「わが国トップクラスの総合病院」（中央省庁幹部）と高い評価を受けている。必然的に同病院には、「日本初」という事例が実に多い。日本初の病院内24時間コンビニエンスストア（コンビニ）の設置や、日本初のクレジットカード決済の導入、365日、専任スタッフが電話で診療予約や受診の相談に当たる日本初の医療介護のコールセンター導入など枚挙にいとまがない。

神野氏は、「絶えず、イノベーションを起こし、医療の常識と戦ってきた結果です」とほほ笑む。「地方の病院にとって、人口減少と高齢化は、

患者さんの数が減るわけですから、大変な脅威です。だからこそ、課題解決にとどまらずイノベーションを進めていかねば、病院経営はとても成り立ちません」と説明する。仮に病院がなくなってしまうと、地域を支える医療サービスは、大きく後退し、人口減少に拍車がかかってしまうことは火を見るよりも明らかだ。まさに、「地域と病院は表裏一体の関係にある」（神野氏）と言えるのだが、重要なのは、「ソーシャル・サティスファクションを上げるという視点です。つまり、地域から『この病院があって良かった』と思っていただくことが何より大切なのです」（同）。

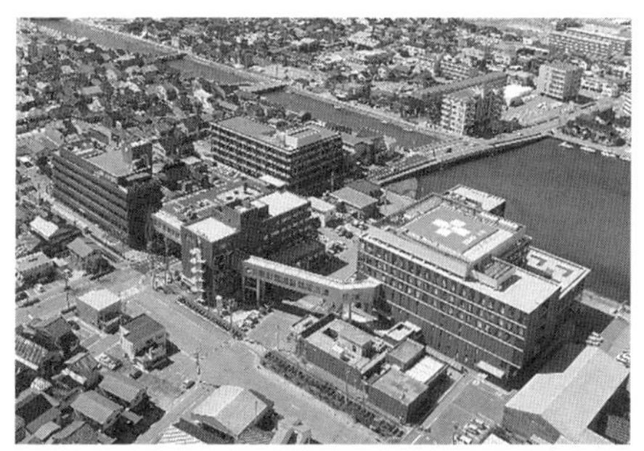

恵寿総合病院の全景
（出典：董仙会）

神野氏は、地域の医療サービスの今後の在り方を真剣に考えれば考えるほど、「医療だけに捉われず、患者の人生に寄り添う『人生産業』に転換せざるを得ない」と断言する。同院は、地域の「先端医療から福祉まで『生きる』を応援します」とのミッションを掲げ、「けいじゅヘルスケアシステム」を構築。2014年には、全ての施設がICTシステムによって統合され、同院の患者は病院だけでなく、介護や福祉、ヘルスケアの領域に至るまで多岐にわたってのサービス利用が可能になった。患者一人一人のカ

社会医療法人財団
董仙会理事長（恵寿総合病院）
**神野　正博**（かんの　まさひろ）

1956年１月生まれ、石川県出身。日本医科大学卒業、1986年金沢大学大学院修了。金沢大学第二外科助手、1992年恵寿総合病院外科部長、1993年院長、1995年より現職。厚生労働省社会保障審議会医療部会委員などを務める。

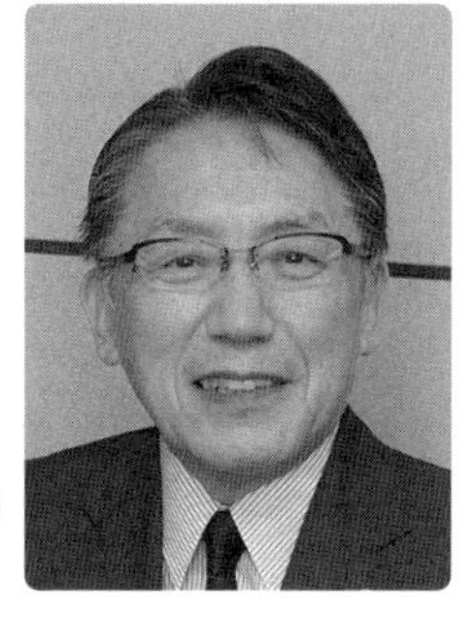

ルテは、グループ全ての施設において情報共有。こうした患者本位のケア体制は、日本の病院の理想モデルとして、2016年に日本サービス大賞、2017年にグッドデザイン賞、18年には国際病院連盟特別賞を受賞している。

## イノベーションの第一歩、医療材料物品管理システムの導入

病院改革の旗手とも言える「恵寿総合病院」だが、神野氏は「最初に手掛けたイノベーションは、コスト削減の視点からモノの改革、すなわち医療材料物品管理システム（医材SPD）の導入でした」と振り返る。

SPDとは、病院が使用する医療材料や消耗品などの供給・在庫・加工などの物流を一元管理する仕組み。今でこそ、同システムは、全国の国公立病院をはじめ多くの民間病院でも導入されているが、「導入当時の1994年ごろは、在庫管理を看護師が担当しているのが主流でした。ところが看護師に任せると『どうせ使うものだし、在庫切れになったら困る』という心理が働き、どうしても過剰在庫を抱えがちになっていました」（神野氏）と述懐する。病院内の物流経費のコスト削減になかなかメスが入らず、試行錯誤を繰り返す中、神野氏は「熱心な民間業者、具体的には三菱商事（現・エム・シー・ヘルスケア）との出会いが、私の悩みを氷解させてくれました」と表情を和らげる。SPD導入によって、「恵寿総合病院」の在庫は大きく低減し、倉庫スペース削減分も併せると、数億円のコスト削減に結び付けることに成功した。一方、エム・シー・ヘルスケアは、スーパーやコンビニで使われていたバーコードによる物品管理システムを同病院用にカスタマイズ。その開発過程で、病院側のニーズをさまざまな方法でヒアリングし、事業に生かして医材SPD／調達事業に本格的に乗り出し、現在は300を超える病院との契約に至っている。

SPD導入というイノベーションを起こしたことによって、神野氏は「二つの教訓を得ることができました」と吐露する。「そもそも在庫管理は、看護師の本来業務ではなく、彼らに任せていたわれわれマネジメント側の問題だと気付かされました。看護師が在庫管理から解放され、療養のお世話という本来業務に集中できるようになったことで、医療の質が高まり、

SPD : Supply, Processing and Distribution

病院
定数補充
（棚配置）
病棟
外来
ICU/CCU
放射線
手術室
発注
Distribution(分配)
SPD事業者
・検品
・在庫管理、期限管理
・ピッキング、パッキング
・出荷、ロット管理
・購買、消費管理
Supply(供給)
Processing(加工)
ディーラー
メーカー

医療材料物品管理システム（医材 SPD）のスキーム図
（出典：エム・シー・ヘルスケア）

当院にとって大きなプラス効果がもたらされ、この経験が職員の働き方改革につながっていったわけです。

もう一つは、イノベーションを起こすためには、外部の民間企業と積極的に連携していくことが非常に重要だということを認識したことですね。地方の病院にとって、地域内のリソースだけではどうしても限りがあります。われわれは、できるだけ多くの知恵が欲しいし、民間企業はフィールドが欲しい。換言すれば、多くの知恵を持った外部の皆さんと連携すれば、一緒にイノベーションを起こせるということを経験したのは大いなる収穫でした」（同）と目を輝かせた。

## 「けいじゅヘルスケアシステム」構築へ

SPD 導入後、神野氏は、医療、介護、障がい・福祉、健康の各分野を統合した「けいじゅヘルスケアシステム」の構築に本格的に着手した。「患者さんが病院を退院した後に、介護が必要になった場合、受け入れ施設やサービスを自分たちで探すというのが、現行の仕組みです。しかし、医療と介護など、分野ごとの活動がバラバラなので、結局は患者さんや家族が大きな負担を強いられる」（神野氏）との問題意識から医療と介護、障がい・福祉、健康（予防）分野を有機的につなげていくことにした。患者は、医療、介護、障がい・福祉、健康（予防）分野の垣根を取り払った、ワンストップのサービスを受けることが可能になった。厚生労働省が

2025年の実現を目指した地域包括ケアシステムの具現化を既に20年以上も前に実現していたことになる。神野氏は、「『けいじゅヘルスケアシステム』は、情報（電子カルテ、仮想化環境、コールセンター）、サポート（SPD、施設管理、施設内の給食を一元管理するセントラルキッチン）、生活支援という三つの土台によって支えられています。この三つの土台を強力にすることで、地域に効果的なヘルスケアが実現されることが可能になりました」と胸を張る。

中でも、情報化の役割は大きかった。1997年、「恵寿総合病院」では、同システム発足に先駆けて、「統合オーダリングシステム」（医療情報システム）の運用がスタート。SPD によるモノの管理と同様に、バーコードによってカルテをはじめとした患者の情報がひも付けられるようになった。つまり、患者の ID が統一されることで、医療、介護、障がい・福祉、健康（予防）の各分野において患者の情報が共有され、必然的にサービスの質の向上も可能になったというわけだ。

2000年に、国の介護保険制度がスタートすると同時に、「けいじゅヘルスケアシステム」の運用が本格的に開始。統合オーダリングシステムをベースにした全国初の医療・介護コールセンターが開設され、患者や利用者から電話を受けると、病院や介護の予約、キャンセルなどあらゆるリクエストにも対応できるようにした。「介護保険がスタートすれば、患者さんや利用される皆さんからの問い合わせが一挙に増えることは明らかでした。従って、コールセンター１カ所で全てのサービスが完結できる仕組みが不可欠だったわけです」と語る。まさに、デジタル化の走りと言えたが、一方で「コールセンター開設は、大きな投資を余儀なくされました。このため、その資金をどう賄うかという課題に直面しました」（同）。

## 全国初の病院内24時間コンビニ出店へ

この課題に対応するために検討されたのが、病院内にコンビニを誘致するという画期的なアイデアだ。もちろん、国内において病院内にコンビニが設置された事例はなかった。

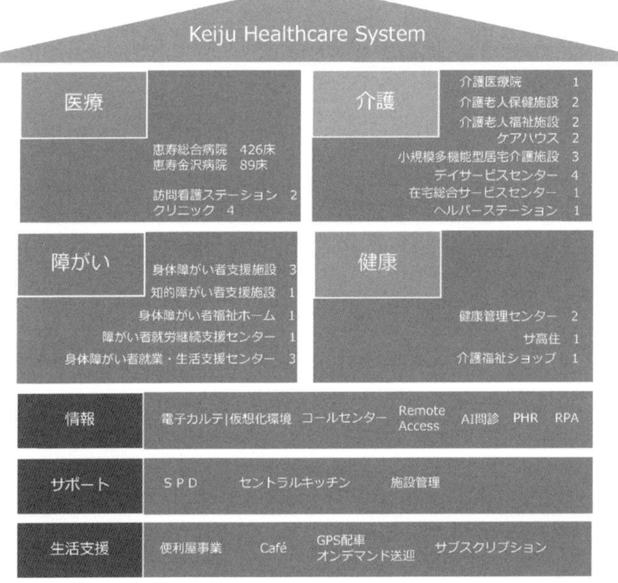


**けいじゅヘルスケアシステムのスキーム図**
**（出典：董仙会）**

神野氏は、「病院内には売店がありましたが、『営業時間が短い』とか『日曜日に開いていない』などの投書が寄せられていました。また救急病院ですから、例えば、夜中に熱を出した子どもの親御さんに、医師は『清涼飲料水などの水分をなるべく早めにとってね』と簡単に言うわけです。ところが、親御さんにしてみると、『どこに売っているんだ。市内のコンビニに行くしかない』となるわけですね。つまり、コンビニ出店は、『ある程度、当たるのでは』という感触はあったのですが、まさしく患者さんのニーズにピタリとはまりました」と笑みをこぼす。

2000年８月、「恵寿総合病院」に、全国初の病院内24時間コンビニ「ローソン」が誕生する。患者のみならず、看護師や病院職員なども幅広く利用し、売り上げ増に寄与。コールセンター開設の資金面に貢献しただけでなく、同店舗は、病院内コンビニの成功モデルと位置付けられた。ローソンは、同店舗を皮切りに、全国340店舗（2022年８月末現在）のホスピタルローソンを出店し、病院内業界シェア約46％とトップを誇っている。

## サービス業に徹する病院経営の姿勢

神野氏は、病院間や異業種間のネットワーク構築にも精力的に取り組む。「私は本来、病院経営とは、サービス業だと考えています。サービス業は、顧客満足度を絶えず高めようと努力しますよね。私たちにとっての、お客さまとは、患者さんです。従って患者さんの満足度を上げる努力を行うのは、極めて当たり前のことです」と明言する。

病院間ネットワークについては、「（他の病院の）仲間が増えれば、医療材料や消耗品などの共同購入が可能になり、さらなるコスト削減が可能です」（神野氏）とそのメリットを強調する。かつて医療材料は内外価格差や地域価格差が大きく、前述のエム・シー・ヘルスケアは医材SPDと組み合わせ複数の病院の物品を集約して医療材料費の地域格差を縮小してきた。さらに規模と効果を大きくするために神野氏も携わり、2009年に、さまざまな医療機関が参加し、「病院による病院のための共同購入」を理念に掲げ「日本ホスピタルアライアンス（NHA）が設立された。2012年には、NHAは一般社団法人化され、320（2022年4月現在）の病院が参加する巨大ネットワークとして、成長を続ける。神野氏は、「経営コストの削減は、全ての病院に共通する優先課題です。病院経営に携わる限り、NHAの行方を見守っていきたいと考えています」（同）。病院間の交流の場としては、電子カルテベンダーやエム・シー・ヘルスケアに対して契約病院同士の交流の場となるユーザー会を開催することを提案し、全国の病院とのネットワークを構築している。

## 人生100年時代を迎え、予防へのインセンティブが必要

これまで手掛けてきた数々のイノベーションの積み重ねやコスト削減の努力が実り、「恵寿総合病院」は、2013年に旧病院からの新築を果たす。今後40年間を見据え、医療の飛躍的進歩と高齢人口の増加に対応できるよう、患者の療養環境を高め、手術室や検査室、リハビリテーション室など

のスペースを広く確保するためにも、外来エリアを省スペース化した「ユニバーサル外来」を導入した。

「ユニバーサル外来」の導入により、特別な設備が必要な眼科、耳鼻科や産婦人科などを除く17科の診療窓口を統一。17科共通仕様の診察室が20室設置され、曜日ごとに「今日は内科」「明日は外科」というように各室が柔軟に変化できるようになった。

患者はデジタルサイネージによる番号表示で誘導され、迷うことなく診察室に行ける。室内にあるのは、医師のデスクとパソコン、診察ベッドなど最低限の備品のみ。診察に必須の電子カルテはクラウド化することで、医師や職員はいつでもどこでも患者情報の確認が可能だ。

患者の人生に寄り添う董仙会の「人生産業」化は着々と構築され、実践されているように思える。だが、神野氏は、「われわれは絶えず、新たなイノベーションに挑み続けます」と前置きした上で、「人生100年時代を本格的に迎えるに当たり、予防、つまり病気にしないことに対する医師へのインセンティブを働かせる時期がそろそろ来ているのではないでしょうか」と問題提起する。「けいじゅヘルスケアシステム」を構築し、患者の人生に寄り添う「人生産業」にしっかりと責任を果たしている神野氏の言葉だけに、その言葉には重みがある。「国や地方自治体とも連携し、実現の道筋に対しできる限り協力したいと考えています」とさらなる決意を表してくれた。

---

**恵寿総合病院**

**所 在 地** ▌石川県七尾市富岡町94番地
TEL：0767-52-3211　URL：keiju.co.jp
**代 表 者** ▌理事長　神野正博　病院長　鎌田徹
**創　　立** ▌1934年９月
**病 床 数** ▌426床（一般病棟　284床　HCU　8床　回復期リハビリテーション病棟　47床　地域包括ケア病棟　47床　障がい者病棟　40床）
**従業員数** ▌800人

## 株式会社スマートチェックアウト

# 予防診療とPHR普及を歯科から目指す「ヘルスケア・テック・カンパニー」

### 全国７万歯科医院の約１割がサービスに参加

官民挙げてのキャッシュレス推進時代にあって、その流れからやや取り残されたように感じるのが医療機関だ。大病院などでは以前からクレジットカードが使えたが、中小規模の医院、とりわけ小規模経営の多い歯科業界ではキャッシュレス決済の導入が進んでいない。ここに新風を吹かせているのが株式会社スマートチェックアウトだ。

同社は2013年にクレジットカード決済情報処理会社として前オーナーにより創業された。2017年に現代表取締役会長兼社長の玉井雄介氏がオーナー経営者となって以降、全国の歯科医院への決済サービス導入支援を軸に、オペレーション業務の改善から医療機器の調達支援まで幅広いサービスを提供。「予防診療」の普及を推進し、すべての人々の健康増進に貢献することをミッションに掲げ、現在では全国に約６万8000ある歯科医院のうち、１割にあたる約１万医院が同社のサービスを利用するまでに成長している。

同社の主力商品は、2020年より提供を開始した決済サービス「Pay Light」だ。

「これほどキャッシュレスが叫ばれる時代でありながら、なお歯科業界のカード決済が進まないのは、既存の金融機関の手数料率が３％と高額だったからです」と、玉井氏は説明する。

「当社は既存の金融機関が着手してこなかったコストダウンを図ること

で、1.5%という手数料率を実現しました。マーケティングの世界に、『大胆な値引きは最初にしてこそ価値がある。追随して値引きすることには何の価値もない』という言葉があります。当社も破格の手数料率を真っ先に実現したからこそ、わずか2年で1万もの医院が参加してくださったのだと自負しています。歯科医院はもちろん、患者さんにもメリットがあるサービスですし、『Pay Light』は当社がこれから展開したい事業を知っていただく、重要な"布石"になっています」

## 歯科医療最大の課題は口腔ケアへの意識不足

もともと玉井氏は決済プラットフォーマー企業に勤める敏腕営業マンで、スマートチェックアウトはその取引先の一つだった。当時、玉井氏が在籍していた企業は、玉井氏が率いる部門以外は赤字続き。勤務先の未来に明るい光が見えない中、玉井氏は個人的に資金を調達し、経営者にMBO（Management Buyout：企業経営陣自らが自社株式、自社一事業部門を買収し、独立する手法）を申し出る。しかし、経営者が首を縦に振らず、MBOは失敗。会社を辞めて故郷の愛媛に帰ろうとしていた玉井氏に声をかけたのが、スマートチェックアウトのオーナー経営者だった。

「率直に申し上げると、スマートチェックアウトは当時ほとんど事業が回っていない状態でした。しかし、会社としてはシステムを構築済みだっ

**株式会社スマートチェックアウト**
**代表取締役会長兼社長**
**玉井　雄介**（たまい　ゆうすけ）

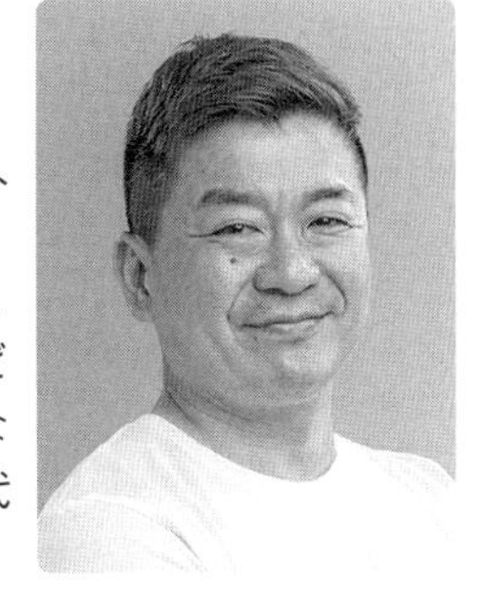

1977年生まれ、愛媛県出身。2000年に日商システムに入社したことをきっかけにファイナンス事業に携わる。2005年、保証会社AGIを設立。金融事業における多くのマネジメント業務を経験。カード決済や信販事業などの事業立ち上げにも従事し、金融業におけるさまざまな分野を経験。2017年8月にスマートチェックアウトの代表取締役として就任。

たし、金融機関とのアライアンスがあるので、見えない資産はある。私自身はオンライン・オフラインとも決済業務に精通していたので、きっと何とかなるだろうと、会社を譲渡していただくことになりました」

とはいえ、オンライン決済サービスには競合企業が少なくない。新規事業を模索する中、玉井氏が着目したのが歯科業界だった。

「近年の歯科業界はインプラントに力を入れ、自費診療の金額を伸ばしています。むしろ自費診療を伸ばさないと成り立たない業界だと聞き、興味を持っていろいろ調べました。その結果、治療費の分割払いにビジネスニーズがあることが分かり、決済サービスの市場としての魅力を感じました。しかも、当時は分割払いのニーズが顕在化しておらず、これを顕在化させれば、ビジネスが大きく拡がると考えました」

そこからデンタルローンを取り扱う金融機関に代理店登録し、歯科医院に夜討ち朝駆けの営業活動に明け暮れる毎日が始まった。そして多くの歯科医師に会い、業界について話を聞くうちに、玉井氏は大きな社会課題に気付いていく。

「日本の歯科医療にはさまざまな課題がありますが、その中でも特に解決すべき課題として最終的に行き着いたのは、口腔ケアへの意識改革の必要性でした。ご存じの通り、虫歯や歯周病の影響は口腔内に留まらず、糖尿病、脳梗塞、心筋梗塞、認知症などのリスクに直結します。それに歯の残存数は高齢期の健康を大きく左右するにもかかわらず、日本人の口腔ケアへの意識はあまりにも低すぎます。疾患になってから歯医者に行くのではなく、北欧並みに予防歯科の意識を高めたい。その一方で、“歯科医院の不健全な経営状態をなんとかしたい”という思いもありました。インプラントの本数を競い合うのではなく、患者さんに寄り添った治療を行い、その生活習慣から変えることで、歯を１本でも多く残すこと。それが健康寿命の延伸につながるのではないか、と考えました」

## 歯科業界のPHRをいち早く実現したい

玉井氏の目標は歯科業界のPHR（Personal Health Record：デジタル活

用で、健康・医療・介護に関する個人の情報を統合的に収集し、一元的に管理するデータ）をいち早く確立させること。そのため、前述のカード決済サービス「Pay Light」に続き、次々に新規サービスを打ち出している。

「私は多くの歯科医師と接する中で、『患者さんが前の医院でどのような処置を受けられたのか分からない。本当にお気の毒だ』と嘆かれる姿をたくさん見てきました。国民全体にとって災難なのは、治療のレコード（履歴）がまったく共有されていないことです。これが共有されることで施療

**Pay Lightを導入するメリット**

merit 01

**歯科業界最安の手数料率！**

| 業界平均手数料 | ペイライトは 業界《最安》手数料 |
|---|---|
| 3.0% | 1.35%~ |

決算手数料の業界平均は3.0%前後ですが、Pay Lightは1.35%～。歯科業界最安の手数料率を実現しています。

merit 02

**安定したキャッシュフローを実現可能！**

患者様の支払い方法（分割・リボ払い等）にかかわらず、支払いサイクルは一定。安定したキャッシュフローを実現します。

merit 03

**高額の自由診療も安心！**

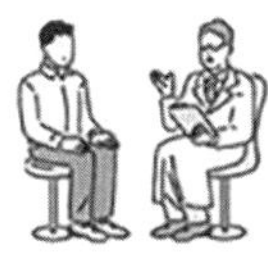

高額負担で受けることをためらう自由診療も、クレジット決算対応でより広い患者様にご提供することができるようになります。

merit 04

**患者様の定着に効果あり！**

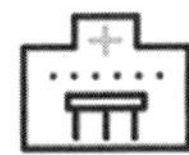

クレジット決算に対応する医院様が続々と増えています。早めの対応で、他院へ患者様が流れてしまうことを防ぐことができます。

（出典：スマートチェックアウト HP）

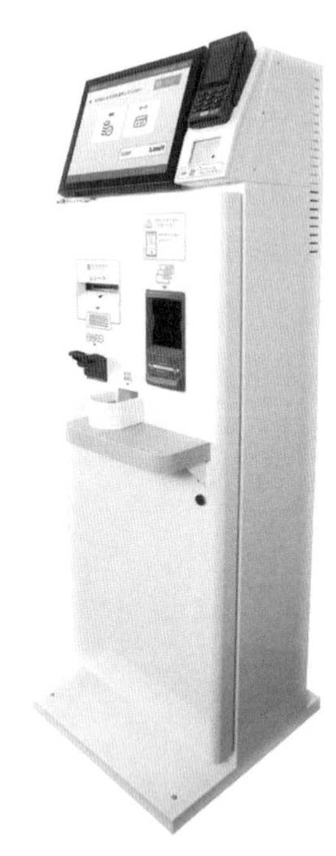

クリニック／診療所向け再来受付＆自動精算端末機「Pay Light check」。
（出典：スマートチェックアウト）

する側も襟を正す部分があるでしょうし、結果としてきちんとした処置やレビューがされるようになり、患者さんにとっても有益なはずです。さらに当社のサービスを通じて医院側から患者さんにリマインドし、予防の啓蒙につながる発信をしていただくことで、口腔内ケアの意識を高めていけるのではないでしょうか」

「Pay Light」に続いてリリースした「Pay Light Plus」では、カード決済だけでなく、口座引き落としや分割ローンなどの支払い方法を患者自身がスマートフォンで選択し、支払いを済ませることができる。スマホ上で予約もできるようアップデート予定だ。予防診療には定期的な通院が不可欠なため、患者にとって便利で負担にならない仕組みを整えることがPHRの第一歩と考えてのことだ。医院にとってもスマホやタブレットがあれば導入できるので、特別な設備が不要。支払い時の混雑が解消でき、決済と顧客情報の一括管理が可能になる。

また、同社では総合病院には当たり前にある自動精算機を、歯科医院向けに導入費ゼロで提供している。

同社のクリニック／診療所向け再来受付&自動精算端末機「Pay Light check」は、レセコン（診療報酬を請求するためにレセプト＝診療報酬明細書を作成するシステム）と連動し、「Pay Light」とも連携したクレジットカード決済を自動化。次回通院の予約もできる。患者側から見れば混雑時の窓口を避けて、ストレスなく支払いを済ませることができ、医院側から見れば窓口の混雑や医療事務スタッフの負担の軽減、ひいては人件費の節減にもつながる。

「一連のサービスをご利用いただくことで、患者さん側からすると、予約ができ、支払いができ、レセコンとの連携により自身の治療レコードをマイページで見ることができる。これがPHRにつながっていくと私は考えます。今は別の歯科医院に行くと、患者さんは一から問診票を書かないといけませんが、その必要がなくなります。別の歯科医院も『Pay Light Plus』にログインするだけで、患者さんのデータや過去の治療レコード、処方箋を見ることができます」

さらに、同社では高額な医療機器のレンタル費用がネックとなり、開業や設備更新が進まないという歯科業界の課題に対応するため、国内大手損害保険会社との協業により、医療機器のレンタル費用や仕入れ外注費の分割払いを可能とした「Pay Lightリース」や、リンク式・API決済、ワンショット決済、サイクル決済、クイック決済など多彩な決済方法を提供する「Rabbit」など、歯科医院と患者の両方に寄り添ったサービスを提供し続けている。

「こうしたビジネスを進めるにあたって、医療情報がいかに重い個人情報であるかは、もちろん理解しています。私は長年カードの決済システムを取り扱ってきましたので、カード情報のセキュリティに関するノウハウは社内に蓄積されています。これを医療情報の管理にも生かしていきたいですね」

## 口腔からMaaSへと健康長寿を支える企業へ

決済サービスという切り口からPHRの実現を目指すスマートチェックアウト。では、玉井氏が目指す理想の社会とは、どのような社会だろうか。

「私が目指すのは、ご高齢者が要介護状態に陥らず、健康寿命と生涯寿命が肉薄する社会です。私はすでに両親とも病気で亡くしていることもあって、“もし、両親がきちんと口腔内ケアをしていたら、一体何歳まで生きられただろう…？”と、今でも考えることがあります。当社は人生をより豊かにする“ヘルスケア・テック・カンパニー”として、予防歯科やPHRを通じて、長寿社会に貢献したい。医療の進歩で平均寿命が伸びている中で、誰かと笑い合い、美味しい食事をし、新しいことに挑戦する生き生きとした人生を送るには、ずっと健康であることが大切です。予防歯科やPHRを通じて、100歳になっても105歳になっても人生を謳歌できる社会を実現したいですね」

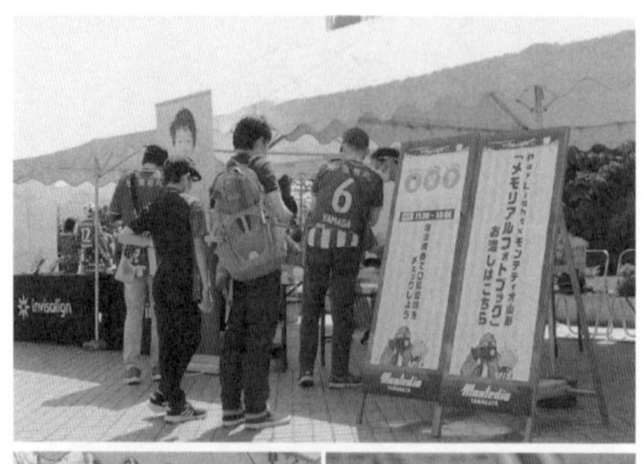


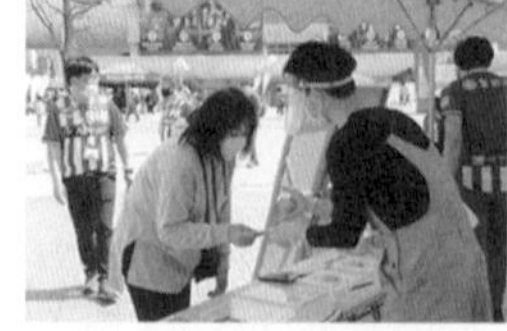

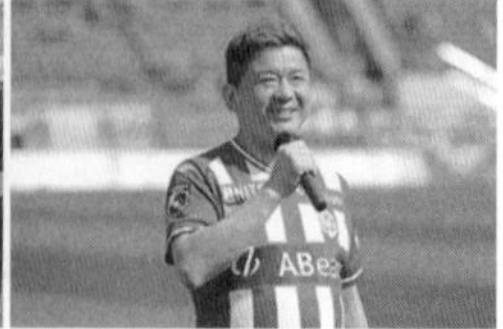

**2022年4月10日に行われたモンテディオ山形の試合は、同社による冠デー。試合前後には唾液による口腔内環境チェックのイベントなどが行われ、サポーターらに口腔内健康の重要性を呼び掛けた。**

**（出典：スマートチェックアウト）**

PHRは歯科に限らず、他の診療科でもなかなか進捗しない難題だが、「すでに約1万医院の参加をいただいています。1万医院となると国内の歯科医院数の中でもかなりの比率になるので、ゼロからPHRを始めるよりも取り組みやすいはず。今後は数字ではなく、PHRの構築が目標となります」と、玉井氏は意気軒高だ。

「政治・行政には固定観念にとらわれない施策や方針を大胆に進めていただくことを期待します。PHRの推進のためには行政との連携が不可欠なので、当社のサービスをぜひご覧いただきたいですし、当社以外にも元気な民間企業はあると思いますので、力を合わせてPHRを推進していきたいです」

なかでも玉井氏が期待するのが、地方発のイノベーションだ。同社はプロサッカーチーム・モンテディオ山形のトップパートナーを務めているが、そのきっかけは社長の「スタジアムに多くの山形県民を集め、スタジアムを核として山形県民が元気になる事業をしたい」という言葉だった。当然のことだが、スタジアムに足を運ぶためには交通手段が必要であり、そこにMaaSのニーズが生まれると玉井氏は考える。

「私は以前から医療とMaaSの親和性に注目し、自分なりのMaaSを実現したいと考えていました。限られた公共交通機関しかない地方に住むご高齢者の中には、病院への道程が困難な方が少なくありません。そこで携帯電話を触るだけでタクシーが来て、駅まで行ける。駅から電車で町へ行き、電車を降りたらバスが待っていて病院まで連れて行ってくれる。そんな動線を一つのソフトウェアで担保したい。大都市圏のMaaSにはさまざまな規制や権益が絡み、なかなか前進しないでしょうが、地方で小さなスケールから始めることは可能だと思います。PHRも医療連携も小さなスケールから始め、都市圏へ持ち込むことで、イノベーションにつながりやすいのではないでしょうか」。

---

## 株式会社スマートチェックアウト

**所在地（本社）** 〒100-7018 東京都千代田区丸の内2-7-2 JPタワー18F
TEL：0120-874-728　URL：https://www.smart-checkout.net/

**代表者** 代表取締役　玉井雄介

**設立** 2013年3月22日

**資本金** 2600万円

## Social Healthcare Design 株式会社

# 「ココロ（精神的）・カラダ（肉体的）・キズナ（社会的）」をベースに、ウェルビーイングの“見える化”を促進

Social Healthcare Design株式会社（以下、SHD社）は、Well-being（ウェルビーイング、以下同表記）すなわち健やかで幸せな状態を測定し、さらに主観による歪みを個人の感じ方の癖であるパーソナリティと外部環境であるライフステージで補正をかけることで、一人一人の幸せのカタチを定量的な数値として“見える化”したスタートアップだ。離職増、うつ病増、採用費増、生産性低下など、企業でおきる人的管理のさまざまな問題に、ウェルビーイングという視点で、問題解決を図る。同社を立ち上げた亀ケ谷正信代表取締役CEOは、「新型コロナウイルスの世界的まん延によって、人々の活動は大きな影響を受けました。ウェルビーイングという視点は、コロナ禍以降、非常にクローズアップされるべき指標の一つだと思います」と目を輝かせる。

同社は、ウェルビーイングが、人間が持つ三つの脳のメカニズム、「意識」「感情」「思考」によってもたらされると規定し、人間が持つ「ココロ（精神的）・カラダ（肉体的）・キズナ（社会的）」を追求するため、92問のアンケートを独自開発した。アンケートに答えてもらうことで、健幸度がどれほどなのかが測定できるという。亀ヶ谷氏は「われわれが提供するサービスは、「測定」と「研修」が一体となった脳科学に基づいたヒューマンスキル育成プログラムです。92問のアンケートに答えていただき、自分の現状を客観的に捉えることが、ウェルビーイングへの第一歩となります」と快活に話す。

さらに、民間企業や地方自治体に対しては、ウェルビーイングを最終ゴ

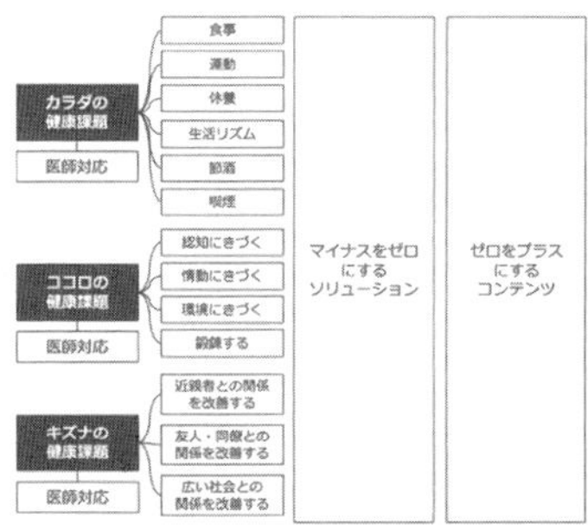


システム提供としての Social Healthcare Design の役割
（出典：Social Healthcare Design）

ールにした「ココロ・カラダ・キズナ」コンテンツの個別最適化プラットフォームシステムの導入やコンサルティングなどを提案し、職域、学域、地域などあらゆる領域で、社員や職員、市民などをウェルビーイングな状況に導けるよう行動変容を促していく。各領域に所属する多くの潜在的未病者もウェルビーイングな状況に引き上げられていくことが可能になる。

「健幸支援アプリ「Happiness Book」（ハピネスブック）では、ココロ・カラダ・キズナを網羅した基本コンテンツが用意されています。今後は各民間企業によるカスタマイズやソリューション連携なども進めていきます。各企業や自治体にとっての独自のプラットフォームを構築してもらえるように工夫しています」（亀ヶ谷氏）。

Social Healthcare Design 株式会社
代表取締役 CEO
**亀ヶ谷　正信**（かめがや　まさのぶ）

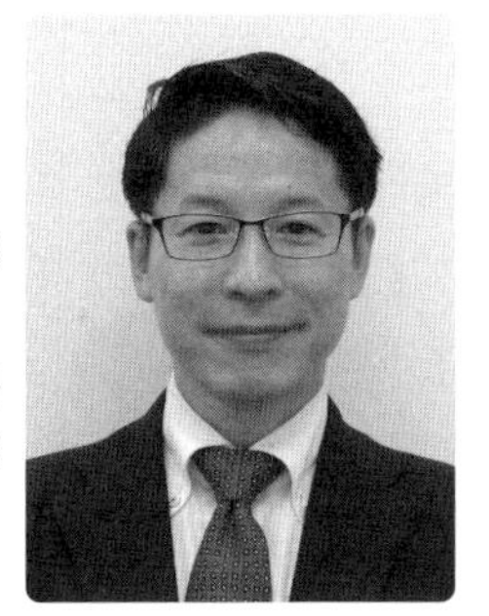

19〇〇年生まれ、神奈川県出身。青山学院大学経営学部卒業後、1995年三井住友信託銀行、1997年株式会社カメガヤ入社。2015年グロービス経営大学院大学経営研究科入学、2017年グロービス経営大学院大学卒業後、2018年 Social Healthcare Design ㈱設立。

## 未病領域にも果敢にチャレンジ

SHD社は、未病の領域にも、果敢にチャレンジしている。未病とは、病気ではないものの、完全に健康とも言えない状態だと定義されているが、亀ヶ谷氏は「現代社会は、未病な状態の人たち（未病者）が実に多いにも関わらず、ココロ・カラダ・キズナ相互の関係性に着目した効果的な技術、エビデンスはほとんどありませんでした。と言うのも、健康増進、すなわちヘルスケアに関するさまざまなエビデンスは、日本語の健康、つまり心身共にマイナスを無くすという目的のものがほとんどだったからです。高度経済成長時代とは違い、現代における未病政策の最終ゴールは従来の健康ではなく、健幸（ウェルビーイング）にするべきだと考えます。われわれが未病の本質的な特徴にきちんとアプローチし、未病者の興味関心に寄り添いながら、ウェルビーイングな状態に至れるための適切な情報提供をシステム化していきます。こうしたインフラとしてのサービス提供は世の中に貢献できると同時に、ビジネスにもつながっていくと考えました」と説明する。

未病状態の悪化は、日常社会のストレスなど心理的な要因から端を発することが多いため「現時点で健康と判定されている人でさえ、いつ病気になるかもしれないリスクを負っています。それだけに、われわれ一人一人が自分にとってのウェルビーイングの本質について真剣に考え、理解するというプロセスが極めて重要になるのです」（亀ヶ谷氏）と力を込める。

ただ、SHD社の基本スタンスとして、「われわれのサービスは診断ではありません」（同）と強調する。あくまで「ココロ（精神的）・カラダ（肉体的）・キズナ（社会的）」の関係性と、自分自身のウェルビーイングについて深く理解してもらうことで、未病者に気付きを与え、自律的な行動変容を促していきます。従って、「われわれの提示する客観指標である健幸度®は、ご自身がどうありたいのかを探していただくための主観ではない、もう一つの客観尺度だと考えていただきたいと思います。」と明言する。

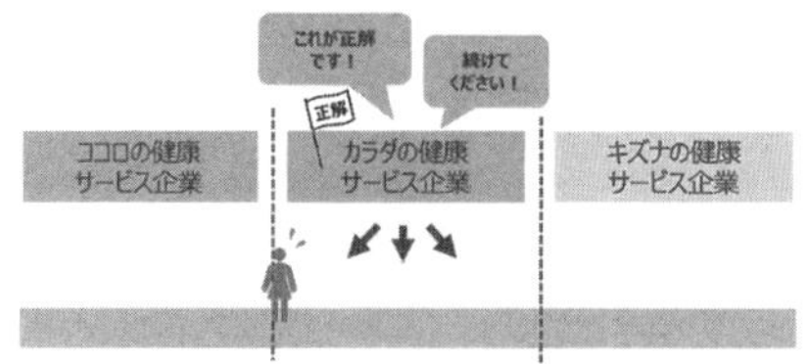


**カラダの健康における「正解」が絶対的とされ**
**ココロ・カラダ・キズナの健康産業には垣根が存在**
**揺れ動く未病者の興味・関心に寄り添う仕組みは皆無**
**結果未病者にとって「頑張る健康」イメージが拡大**

未病の産業化における構造的課題
（出典：Social Healthcare Design）

## セミナーを通じて、一人一人にウェルビーイングとは何かを腹落ちしてもらう

では、SHD 社は、人々をどのようにウェルビーイングな状況に導いていくとしているのだろうか——。同社は、企業、地方自治体に対し、1回あたり約1時間のウェビナー形式のセミナーを、5回シリーズで受講してもらうことを提案している。亀ヶ谷氏は「前述した92問のアンケートは、現状を客観的に把握してもらうことに主眼を置いています。あくまでも現状把握です。一方、セミナーについては、ウェルビーイングな状態になっていただくための万人に共通な脳の仕組みを理解するものだと位置付けています」とほほ笑む。

具体的には、受講者は、5～7人を一単位としたグループに振り分けられ、脳科学にもとづいてウェルビーイングの意味や人間関係における課題について学ぶ。毎回のセミナー終了後、受講者はHappiness Book によるフィードバックを行い、自分自身の変化を記録してく。セミナー開催中、質問を常に受け、受講者はできるだけ疑問を持ち越さないように運用されている。

第1回目のセミナーのテーマには、WHO 基準のウェルビーイングの意味、すなわち健やかで幸せな健幸とは「ココロ・カラダ・キズナ」が全て完全に満たされた状態だということを丁寧に説明する。「最初の段階で、

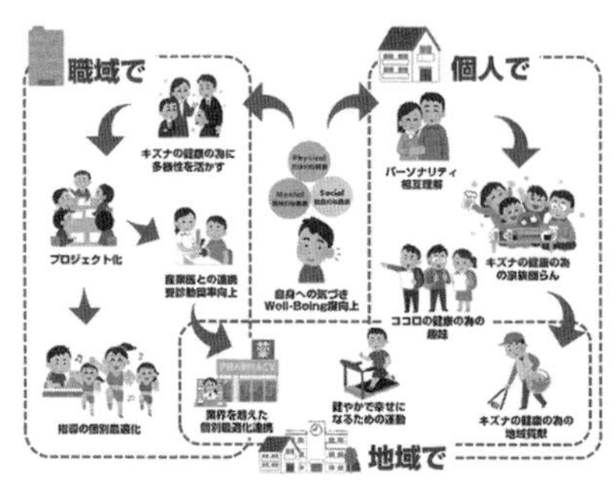


【研修】ヒューマンスキル育成プログラム
（出典：Social Healthcare Design）

受講する皆さんにお金の役割についても理解してもらいます。あくまでお金とは、『ココロ・カラダ・キズナ』を満たす手段であり、目的ではないということに気付いていただく狙いがあります。」（亀ヶ谷氏）。裏返せば、自分の幸福においてお金の位置付けが曖昧なため、ウェルビーイングな状態ではなくなってしまっている人がいかに多いかということを意味するようだ。

受講者は、第２回目に、ココロの健幸とは、思考と感情の両方が満たされた状態だということを学ぶ。「思考と感情の両方が満たされないと、ウェルビーイングの状態にはなれないということを納得していただきます」（同）。

第３回目には、ココロには情動というものがあり、その中には他人に共感するというメカニズムが存在する仕組みを学んでもらう。ヒトの脳内には、ミラーニューロンという神経細胞があり、他人の行動を見て、「まるで目の前にいる人の感情が鏡のように映ってしまうということを実感してもらいます」（同）。

第４回目には、受講者は、自分の情動記憶について学習する。ここでは、幼い頃の記憶など一人一人固有の体験に基づいた情動は、変えることができない動きだということを理解してもらう。

第５回目は、第１回目から第４回の振り返りとまとめになるが、グループごとに自分がウェルビーイングの状況になるためには、どのようにすればよいかについてディスカッションしてもらう。亀ヶ谷氏は「このセミナーの狙いは、ウェルビーイングに至ろうとするならば、受講者に自分自身が変わらなくてはいけないということを気付いていただくためのプログラムとも言えるわけです」と胸を張る。

## 1グループ、5〜7人の意味

SHD社は、思考や討論を通して、自分自身を見つめ直すためには、5〜7人くらいの少人数で実践していくことが最も効果的だと捉えている。亀ヶ谷氏は「大学でのゼミナール（ゼミ）をイメージしていただければよいのですが、物事を主体的に考え、自分が分からないところ、問題点を明確にしながらきちんと理解してもらうためには、都度質疑応答していく事が重要です。そのためには5〜7人くらいの少人数で実践していくことが理想的なのです」と指摘する。

仮に、30〜50人を一単位として実施すると、受講者が、セミナーに対し受け身になってしまい「黙っていたまま、あっという間に1時間が過ぎてしまう」（亀ヶ谷氏）可能性が高いという。結果としてウェルビーイングの意味を「腹落ちできない」（同）可能性が高くなる。

さらに、組織をトップ、ミドル、ボトムと階層別に受講してもらう場合にも、1グループ5〜7人程度に分けるやり方が、うまく機能するという。実際、同社は、会社の中枢でもある取締役全員に、ウェルビーイングの意味をきちんと理解してもらうことを推奨している。

亀ヶ谷氏は、「どんな大企業でも中小企業でも、5〜7人を一単位として区分していけば、大体うまく編成できます。やはり大事なのは、トップの考え方ですからね。トップの皆さんが、会社の利益と社員のウェルビーイング双方を並列して追求していくことになれば、その会社は大きく変わる可能性があるわけです」と熱く語る。

では、これまでSHD社が実施した事例を、受講者が評価したNPSをもとに、具体的に挙げてみる。例えば、SHD社では約800人規模の中堅物流企業に対して、取締役6人、中間管理職7人、一般社員5名を対象にセミナーを実施した。最終NPSによる評価の結果として、役員レベルでは、3人の役員が推奨者（3名とも最高評価)、中立者が2人、批判者が1人との結果で、中間管理職レベルでは、4人が推奨者（4名とも最高評価)、中立者が3人、批判者はゼロ、一般社員クラスでは推奨者が2名、中立者が3名という結果になった。

「『セミナーは、仕事に役立つ部分がありましたか』という質問に対しては、ほぼ全員が「役立つ」と回答。「プライベートに対してはどうですか」という質問に対しても、ほぼ全員が「役立つ」と回答した。このほか、「今回の研修を通じて、まず相手が何を思ってその言葉を言ったのだろうかということを考えるようになりました」などの意見も寄せられた。

## 地方自治体に対しても、積極的に提案していく

大手企業の中堅管理職を対象にした別の実証では持続的な行動変容が図れている事例も出ている。7人を一単位としたグループにおいて、3人が「自分自身が幸せな状態、ウェルビーイングな状態になれば、周りも幸せにすることができる」と回答。逆に、自分自身が不幸な状況になれば、周りにも嫌な気分を振りまくことになるので「結果として自分自身が幸福であることが、役員としての責務であることが非常に腹落ちしました」との回答が得られた。さらに「最初は半信半疑だったが、このプログラムを受けて本当に良かったと思う」との回答も寄せられたという。

特筆すべきは効果の持続性という点で、「3カ月以上経過した時点で、受講者に調査したところ「学んだことは、継続してあなたのプライベートに役立っていますか」との質問には66%の人が「効果が持続している」と回答した。さらに、「研修で学んだことは継続してあなたの仕事に役立っていますか」と調査したところ、83%の受講者が「役立つ」「まあ、役立つ」と答えた。個別の意見を挙げてみると、「研修以前は、あまり気にすることはなかったが、メンタルコントロールの重要性を意識するようになりました」などの回答があった。

行動変容については、「身体に良いことを始めた」は半数の受講者が、

「ココロの健康に良いことを始めた」は8割の受講者が、各自で自分に効果のある健康行動を選択し、実際に行動を起こしていると回答した。

こうした内発的動機付けは、導入当初は負担が重いと思われがちだが、一旦動機付けされると、自律的に行動変容が持続することから、長期的にみるとローコストとなる。

2022年9月に、浜松市の職員を対象にセミナーを試験的に実施したところ、亀ヶ谷氏は「『セミナーは、仕事に役立つ部分がありましたか』という質問に対して75%、『プライベートで役立つ部分はありましたか』という質問に対しても65%の受講者が高い評価をつけてくれました」と一定の手応えをつかんだ様子だ。今後、同社は、地方自治体でも積極的にセミナーを実施し、ウェルビーイングの考え方を「自治体レベルに広げていきたい」（亀ヶ谷CEO）としている。

亀ケ谷CEOは、「行政を担う職員の皆さんに、ウェルビーイングの意味をきちんと理解、認識してもらうことが何より重要です。彼らが、言わばインフルエンサーとなってもらうことで、域内の民間企業を対象に輪を広げていくことができれば、いわゆる健康経営は健幸経営となり、より広がっていくのではないでしょうか」と将来を展望する。そのためにも、「地方自治体との接点をさらに広げてエビデンスをさらに増やしていきたい」と意欲を見せた。

---

## Social Healthcare Design 株式会社

**所在地（本社）** 〒231-0066 神奈川県横浜市中区日ノ出町1丁目36番404B
TEL：045-334-7227　URL：https://iis-h-d.co.jp

**代表者** 代表取締役CEO　亀ヶ谷正信

**設立** 2018年1月11日

**資本金** 1000万円（2022年2月末日現在）

**従業員数** 15人（2023年2月末時点）

## 中外製薬株式会社

# “患者中心”をもとに、絶え間ない技術革新を図る

「当社における最重要な価値観は、“患者中心”です」――。中外製薬の取締役上席執行役員　山田尚文氏は、柔和な表情を浮かべながらもしっかりとした口調で説明する。同社が掲げる“患者中心”とは、一人一人の患者の健康と幸せを最優先に考え、患者の幸せ（ウェルビーイング）に貢献していくことだ。つまり、「患者さんのために効能効果と安全性を徹底的に追及することはもちろんのこと、患者さん一人一人にとっての利便性、つまり使いやすさも追求し、そのために技術開発をしていくのです」と山田氏は強調する。

この考えをもとに2018年に発売されたのが、血友病Aという疾患の出血を抑制するバイスペシフィック抗体医薬品「ヘムライブラ」だ。通常の抗体は同一の抗原にしか結合しないが、中外製薬の独自の抗体エンジニアリング技術である「バイスペシフィック抗体」は２種類の異なる抗原と結合するため、従来にはないアプローチで出血を抑制する可能性があるとの考えから進めてきた、血友病の基礎・臨床研究を担う奈良県立医科大学との約10年間にわたる共同研究が具現化された。

血友病Ａは、血液を固めるのに必要な12種類の血液凝固因子と呼ばれるたんぱく質の中の第VIII因子の不足や機能低下によって引き起こされる病気で、治療には、出血抑制のため、第VIII因子を補充せねばならない。このため、血友病Ａの患者の多くは、１週間に複数回の静脈注射が必要だった。しかし、「ヘムライブラ」が創製されたことによって、少なくとも週１回の皮下注射で出血傾向を抑制できるようになったことで血友

病の方の生活が改善され、本人のみならず家族の負担も軽減されている。

山田氏は「頻回に静脈内注射をする必要があると、子供さんが学校に行けなくなる。そのために効果が長続きする薬を開発したい、そんな思いから着想した技術です」と当時を振り返る。「ヘムライブラ」は、抗体エンジニアリング技術開発の潜在的価値や、アカデミアとの長年の協働により製品化を成し遂げた産学連携の成功例として高く評価され、「第4回バイオインダストリー大賞」(《一財》バイオインダストリー協会主催)を同大学と共同受賞。社会福祉、社会保障および公衆衛生の向上および増進という視点から「第4回日本医療研究開発大賞厚生労働大臣賞」(国立研究開発法人日本医療研究開発機構主催)にも輝くなど、高い評価を得ている。

## バイオテクノロジーを用いた創薬にいち早くシフト

中外製薬が"患者中心"を掲げるのは、独自の技術に基づく創薬基盤が構築されているからだ。山田氏は、「医薬品が、患者さんにベネフィットをもたらすかどうかは、医薬品の持つ品質によって決まります。従って品質に対して妥協は絶対に許されません」と言い切る。

同社が強みとしている創薬技術は、化学合成による低分子医薬品が主流であった1980年当時、いち早くバイオテクノロジーを用いた創薬に着手、バイオ医薬品の研究開発に経営資源を投資した先見性によってもたらされたと言っても過言ではない。国内にはバイオ創薬の技術やノウハウのない

**中外製薬株式会社**
**取締役上席執行役員**
**山田　尚文**（やまだ　ひさふみ）

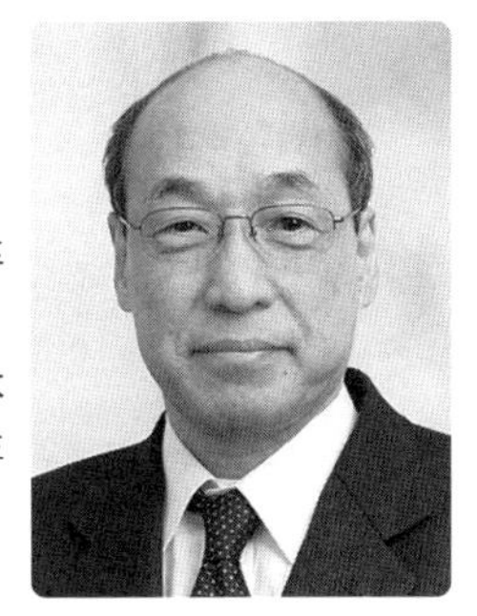

1957年生まれ、千葉県出身。1981年東北大学理学部卒業、1986年東北大学大学院理学研究科博士過程修了。1989年エール大学分子生物学部 Post Doc、1991年日本ロシュ㈱入社、2002年中外製薬㈱創薬研究部長、2009年執行役員研究本部長、2016年上席執行役員研究本部長、2022年より現職。

時代、1983年にアメリカのスタートアップ企業「Genetics Institute」へ資本参加し、わずか５年半後に中外製薬にとってバイオ医薬品第一号となる「エポジン」を開発した。

「医薬品産業が強くなるためには、アカデミアが強くなければならない」との思いから、大学や研究機関との産学連携も積極的に進め、1974年に東京大学医学部や東京大学医科学研究所などと「ノイトロジン」の共同研究を開始。1984年に世界初のヒト顆粒球コロニー形成刺激因子（Ｇ－CSF）の純化に成功した後、遺伝子工学的手法による大量生産の技術を確立した。1987年には臨床試験をスタートさせ、1991年に中外製薬におけるバイオ医薬品第二号「ノイトロジン」の発売にこぎつけた。何より、この二つのバイオ医薬品開発は、欧米に立ち遅れていた日本のバイオ医薬品開発に新たな展開を予感させるものとなった。

## ロシュとの戦略的アライアンスが創薬に好影響をもたらす

2002年に中外製薬は、世界有数の製薬企業ロシュ社（スイス）との戦略的アライアンスをスタートさせた。中外製薬はロシュ・グループの一員でありながら、自主独立経営を維持し、独自性と多様性を重視してイノベーションに集中する独自のビジネスモデルを展開している。このアライアンスによって、中外製薬は、ロシュの医薬品の日本国内での開発・販売の第一選択権を持つ一方、中外製薬が創り出す医薬品を、ロシュが持つ研究基盤や開発・販売におけるグローバルプラットフォームを通じて世界中に届けられるスキームが確立した。さらに、ロシュ・グループとして、「患者さんへのソリューション」の提供というミッションを共有し、新たな創薬技術（モダリティ）への挑戦など、それぞれがお互いの創薬基盤を共有しながらも独自にイノベーションを追求することで、さまざまな可能性をもたらし、持続的な成長につなげている。

何より、創薬において、このアライアンスが中外製薬にもたらしたインパクトは大きかった。このビジネスモデルをベースに、中外製薬は「自社創製品」と「ロシュ導入品」という二つの収益基盤を確立し、革新性の高

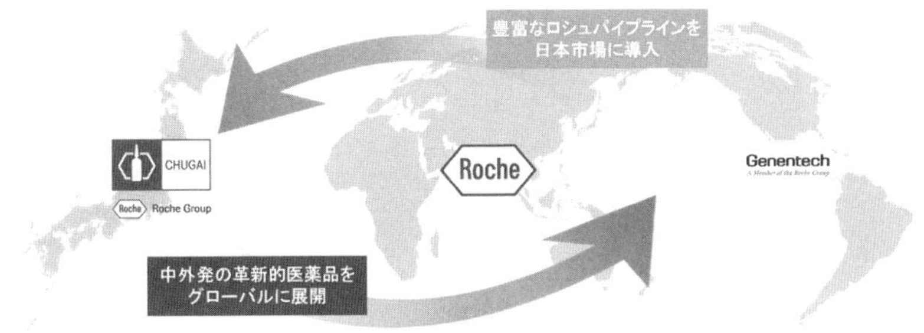


中外—ロシュ戦略的アライアンス

（出典：中外製薬）

い技術と創薬への集中投資が可能となった。

「ロシュとの戦略的アライアンスによって、われわれはグローバルな販売ネットワークを獲得することができました。創薬の立場で言うと、より強く世界中の患者さんを視野に医薬品を創製することになりましたし、現在、治療法がない疾患に対し、より多くの治療オプションを患者さんに届ける技術開発が重要だと考えるようになりました。」と山田氏は述懐する。2005年に承認された、国産初となる抗体医薬品「アクテムラ」は世界110カ国以上で発売される医薬品へ成長。さらに、新型コロナウイルスにおける酸素投与を要する肺炎患者の治療薬として、ロシュと共同しグローバルな臨床試験を開始。アメリカで緊急許可され、日本でも2022年に適応追加承認されている。

## 独自の創薬技術開発にも精力的に乗り出す

中外製薬は、効能効果と安全性に加えて、患者にとっての利便性を向上させるため、独自の次世代抗体エンジニアリング技術開発にも取り組んでいる。「従来の抗体は標的となる抗原に１回しか結合できなかったが、抗原に繰り返し結合することができ、体内で長時間効果を発揮する抗体ができないか」（山田氏）という発想から抗体エンジニアリング技術の開発がスタート。2010年、同社は繰り返し抗原と結合でき、薬剤の効果を持続させる抗体エンジニアリング技術「リサイクリング抗体」を発表した。この技術を応用して開発された「スイーピング抗体」は通常の抗体では難しい、体内に多量に存在する抗原を除去できるのが特徴だ。投与する頻度、投与量が少ないと皮下注射ができるようになり、利便性が向上し、患者自身が病気をコントロールできるようになる。

山田氏は「『リサイクリング抗体』は、１回の投与量を上げなくても体内で長持ちする抗体なので、従来の抗体が活用されるがん治療などに加え、慢性疾患に応用できるのではないかと期待しています」と目を輝かせる。同社は、まず、20年にリサイクリング抗体技術を適用し、指定難病に定められている神経脊髄炎スペクトラム障害の治療薬「エンスプリング」を発売している。

さらに、同社は「低分子」「抗体」というモダリティに加え、第３の柱となるモダリティとして、中分子医薬品の技術開発にも取り組む。中分子医薬品は、抗体医薬品と同様の高い標的特異性を持ち、かつ抗体医薬品が到達できない細胞内に入り、低分子医薬品が標的タンパク質に選択的に結合するための「ポケット」がない標的にも結合することができる、新たなモダリティとして期待されている。現在、中分子プロジェクトは全社でリソースを集中する事業に拡充し、2021年10月、第一弾の中分子医薬品が臨床試験入りを果たしている。既存のモダリティでは解決できない新たなアプローチで、まだ治療法が存在しないアンメットメディカルニーズに応えるソリューションとして大きな可能性が期待される。クオリティの高い医薬品を創出するための技術開発をする。その技術開発には決して妥協をしない、これが中外製薬の「技術ドリブンの創薬」である。

## 2030年を見据えた成長戦略「TOP I 2030」を策定

「世界最高水準の創薬の実現」と「先進的事業モデルの構築」。2021年に中外製薬が策定した成長戦略「TOP I 2030」には、五つの改革を通じて

2030年に実現していくトップイノベーター像が示されている。同社が掲げるトップイノベーター像とは、「世界の患者さんが期待する」「世界の人財とプレーヤーを惹きつける」「世界のロールモデル」である会社を目指すというものだ。イノベーションの追求を続け、革新的な医薬品とサービスの提供に徹底的にこだわり、ヘルスケア産業のトップイノベーターを実現していく。この戦略を実現させるキードライバーとして、「RED*SHIFT」「DX」「Open Innovation」を特定。価値創造の源泉である創薬研究と早期臨床開発に経営資源をシフトするとともに、デジタルの活用による革新的な新薬創出やバリューチェーンの効率化、外部連携に積極的に取り組んでいく。その具体的な取り組みとして、①創薬②開発③製薬④ Value Delivery の各バリューチェーンとこれらを支える⑤成長基盤を合わせた五つの改革を実践し、「世界最高水準の創薬の実現」と「先進的事業モデルの構築」を実行していくとしている。

山田氏は、「重要なのはイノベーションを連続的に創出すること。そうしなければ、私たちの存在意義はないし、生き残れない。技術、製品の質に徹底的にこだわり、イノベーションを追求し続けることで、想定を上回る結果が生まれる。これがまさに、企業スローガン『創造で、想像を超える。』です。スタートアップを含めて他の民間企業とも連携し、オープンイノベーションも展開することになるでしょう。いったん視野を外に向けると、多くのイノベーションが起こっています。ただわれわれは、ジャイアント（巨大企業）ではないので、他の企業の技術を買って自分たちのも

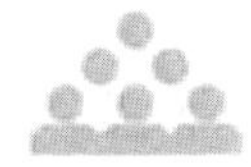

世界の患者さんが
期待する

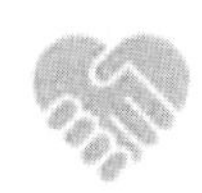

世界の人財と
プレーヤーを
惹きつける

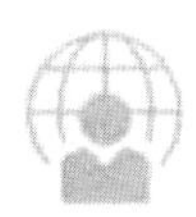

世界の
ロールモデル

2030年トップイノベーター像

（出典：中外製薬）

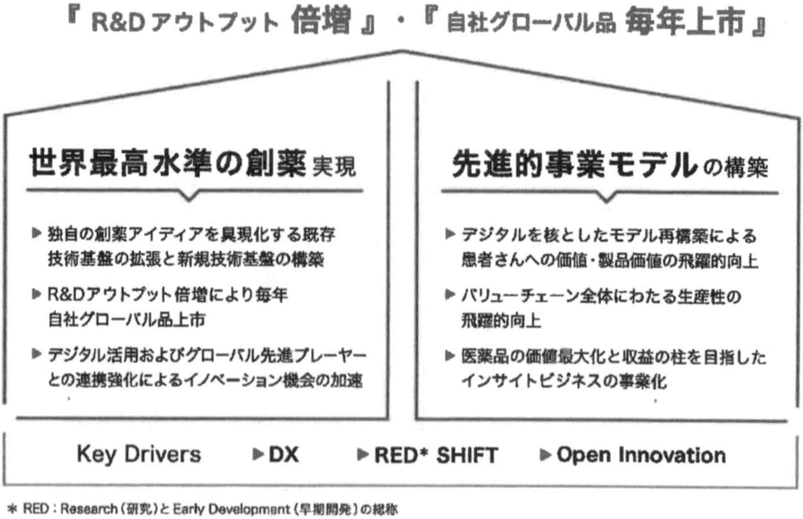

『R&Dアウトプット倍増』・『自社グローバル品毎年上市』

**世界最高水準の創薬実現**

- 独自の創薬アイディアを具現化する既存技術基盤の拡張と新規技術基盤の構築
- R&Dアウトプット倍増により毎年自社グローバル品上市
- デジタル活用およびグローバル先進プレーヤーとの連携強化によるイノベーション機会の加速

**先進的事業モデルの構築**

- デジタルを核としたモデル再構築による患者さんへの価値・製品価値の飛躍的向上
- バリューチェーン全体にわたる生産性の飛躍的向上
- 医薬品の価値最大化と収益の柱を目指したインサイトビジネスの事業化

Key Drivers　▶DX　▶RED* SHIFT　▶Open Innovation

＊ RED：Research（研究）とEarly Development（早期開発）の総称

2030年トップイノベーター像実現に向けた新成長戦略

（出典：中外製薬）

のにしていくというよりも、互いに中立的な立場で連携を模索していくことになるのではないでしょうか」と展望する。

ポイントは、「やはり、われわれがいかに有効な技術を持てるかということに尽きると思います」（山田氏）。互いに強みを持つことでWin-Winの関係が構築できるというのは、ロシュとの戦略的アライアンスをうまく機能させている中外製薬ならではの矜持を感じさせる。

## その先の未来へ、高度な個別化医療の推進に向けて

医療の将来の潮流として、個別化医療がクローズアップされている。個別化医療とは、人によって異なる遺伝子情報などの診断に基づいて、効果が見込める患者をあらかじめ選別し、最適な医療を提供する方法で、パーソナライズド・ヘルスケア（PHC）とも呼ばれる。患者さんの遺伝子情報に基づき、治療薬の効果が期待できる患者を特定できるという視点から、患者や、医療財政、社会に価値をもたらすことが期待されている。

中外製薬は個別化医療のパイオニアとして、患者中心の高度な個別化医

療の推進に注力している。先駆となったのは、乳がんおよび胃がん治療薬「ハーセプチン」だ。体内で、疾患の原因となる特定分子の働きを抑制する分子標的治療薬の一種で、「ハーセプチン」は乳がんと胃がんにおいてHER2というたんぱく質が過剰に発現しているがん細胞を標的とする。

山田氏は「個別化医療は、まだ端緒についたばかり。遺伝子解析技術が進化し、遺伝子の変異を特定できても、対応する治療法が確立していないこともある。課題はあるが、高度な個別化医療の進展に向けて継続してチャレンジしていきたい」と将来を見据える。

「患者さんが治療している間、自分が病人であるということをなるべく忘れられるような状態にさせてあげたい。つまりできる限り通院もせず、普通の生活に限りなく近いことができる。このために、われわれは常に新たな技術を育んでいると言ってもいいでしょう」(山田氏)。中外製薬が掲げる“患者中心”によって、同社は絶えず進化し続けるに違いない。

---

## 中外製薬株式会社

所在地（本社）▮〒103-8324　東京都中央区日本橋室町 2-1-1 日本橋三井タワー
TEL：03-3281-6611

代表者▮代表取締役社長 CEO　奥田修

設立▮1943年 3 月 8 日（創業：1925年）

資本金▮732億200万円

従業員数▮7771人（2022年12月31日時点）

## 株式会社 BLANC
## 株式会社 Link & Innovation

# 自然の中で“日常に余白”ウェルビーイングな宿泊体験

日本一の富士山の北麓に広がる高原に、透き通る富士の雪代をたたえた桂川が流れる。そのせせらぎがやさしく響く森の中に、自然共生型のホテル「BLANC FUJI（ブランク　フジ）」が開業する。

絶景に包まれた1700坪の敷地に並ぶ11室のヴィラと、レセプションやレストランなど6棟からなる共有棟。自然を取り込むウッドデッキを備えた各ヴィラには、「BLANC WINDOW（ブランクウインドウ）」と名付けられた2650×1350ミリの大型の窓があり、周囲の景観を絵のように切り取る。内装も上品な木質のしつらえで統一され、使い心地も見た目も洗練されたデザイン性の高い家具が並んでいる。

一方、一部客室に備えられた露天風呂からは満天の星が楽しめる。プライベートサウナ付きの客室では、富士の溶岩を使用したロウリュ、地産の白樺を使ったヴィヒタで本場フィンランドさながらのサウナ体験も味わうことができる。自然と一体化しながら、宿泊者に日常とは異なる「質」、全てを五感で受けとめられる時間を提供するホテルだ。

「このホテルでは、大自然の中で過ごす時間――雪解け水が流れる美しい川のせせらぎを聞きながら焚火をするなど、日常を離れ、背負っているものを置いて“ブランク（＝余白）”のある時間を体験してもらいたいというのが一番のコンセプトです」と同施設を運営している株式会社BLANCの山中拓也代表取締役社長CEOは話す。「ここ数年来、ステイホームを余儀なくされ、生活も仕事も同じ環境の中にいることを強いられて

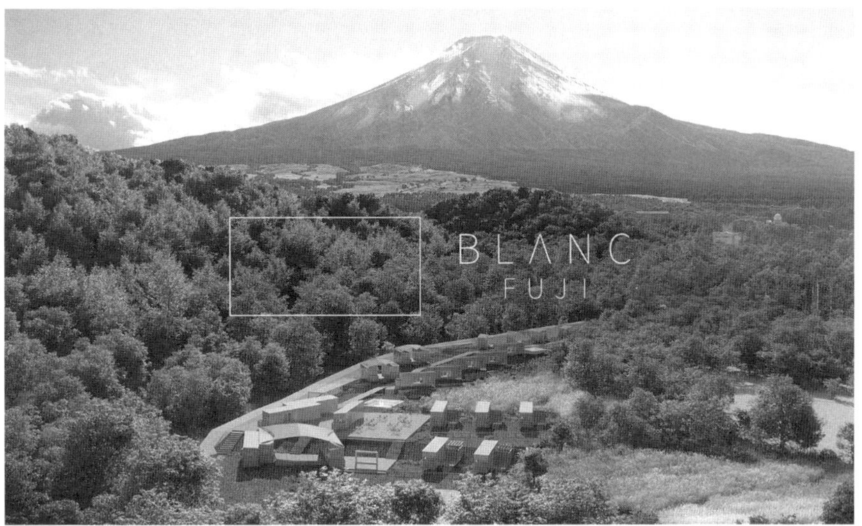


富士の絶景の中にたたずむ「BLANC FUJI」。

きたこともありますが、ずっと同じ場所に居続けることは、果たして人間にとって良いことなのでしょうか。脳科学の見地では、自然環境の中で過ごすことでメンタルヘルスが向上するというデータも示されています。そもそもホテルとは観光先での宿泊場所という機能を提供するものではありますが、私たちは、ただ寝泊まりする場としてだけではなく、会社名にもある“余白”を得られるような体験ができる、ウェルビーイングなホテルづくりをしています」（山中氏）。

**株式会社 BLANC**
**代表取締役社長 CEO**
**山中　拓也**（やまなか　たくや）

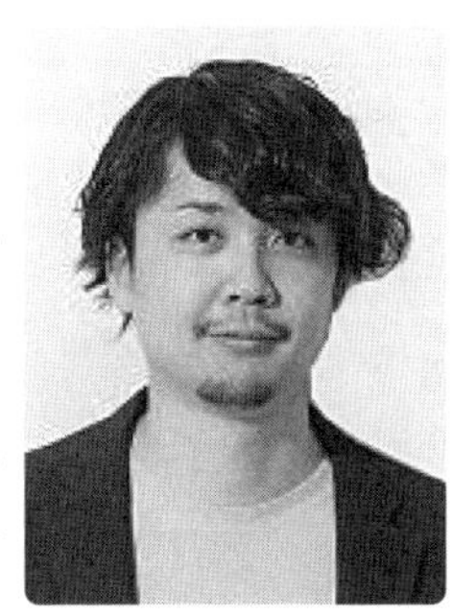

立教大学観光学部在学中にシェアハウス事業を立ち上げる。2012年にスタートアップ支援会社に新卒入社し、HR 事業責任者に就任。2016年に同社退社後、ホテル、民泊、レンタルスペースを運営する株式会社 TRIP-MOLE を創業し、事業譲渡。2018年 5 月株式会社 RuGu（現株式会社 BLANC）を創業。

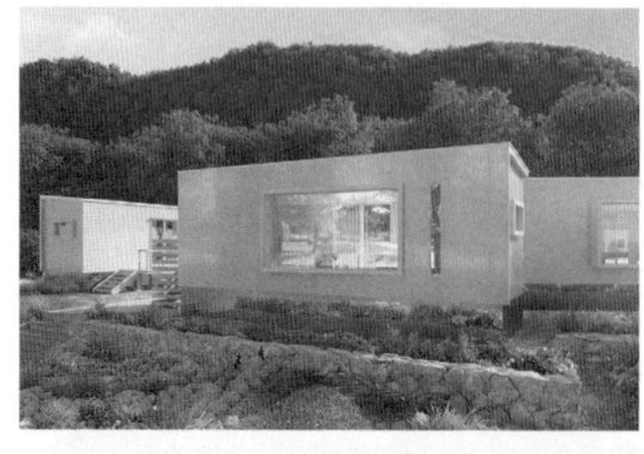

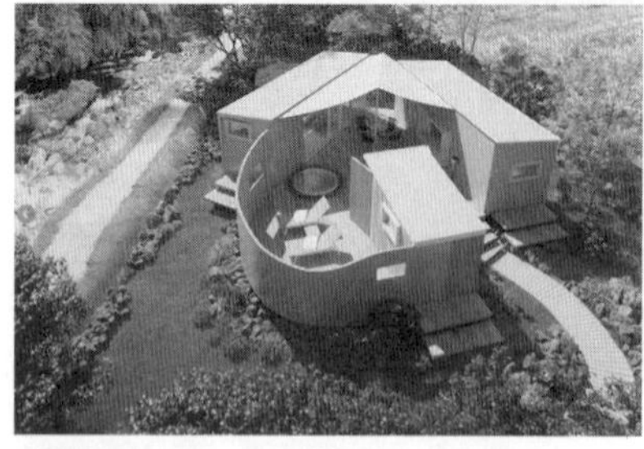

簡素なデザインが美しいヴィラタイプの客室。／サウナ付きのスウィート。

「BLANC FUJI」では、プラスチックごみの削減のためにシャンプーやリンスは詰め替えにし、歯ブラシや櫛などのアメニティは竹製のものを使用している。提供される食事は、甲州鶏や富士桜ポーク、甲州牛に川魚、山菜やキノコなど地産地消を意識した県産食材を使っているだけではなく、フードロス削減のためにドライフルーツなどの乾燥食品を活用。生ゴミはコンポストで分解して肥料として再利用するなど、環境配慮にも尽力している。宿泊を通してエシカルな気付きを得られるはずだ。

## ここしかないホテルを実現する“新しい建築”

2018年、株式会社RuGu（ルーグー）の名で創業した同社は、沖縄県の宮古島市に第1号となるホテルをつくった。「RuGu Glamping Resort」は、宮古本島と1690メートルの橋でつながる来間島の南岸、周囲1・5キロには民家すらない絶境のロケーションに現れるグランピングスタイルのホテルだ。沖縄の美しい海をはじめとしたありのままの自然を全身で味わえる。アウトドアスタイルで提供される食事は、新鮮な島食材を豊富に使用。宮古を遊びつくせるアクティビティプランも準備されている。

比較サイトで価格・サービスを見比べて宿泊予約するのが一般的になってきた中で、同ホテルは自社サイトからの予約率が60%。つまり、宿泊者がホテルの唯一無二の魅力を“選んで”宿泊しているわけだ。

「2017年に宮古島に行った時、当時新しい空港ができたばかりの宮古はリゾート開発ラッシュでした。そんななかで紹介されたのが、現在『RuGu Glamping Resort』がある土地。宮古には珍しく全く手つかずの自然が残されていて、一目見た瞬間に気に入ってしまいました。でも、その一方で美しい自然を開発することに対しての葛藤もありました。豊かな自然の中で過ごす体験と、自然を守るという相反する二つのことを、両立する方法はないだろうかと考えた末、たどり着いたのが、私たちのホテルを構成している“新しい建築”だったのです」(山中氏)

前述した「BLANC FUJI」も「RuGu Glamping Resort」も同社が開発した“新しい建築”=「Movilla（モヴィラ)」で出来ている。「Movilla」とは「移動出来る客室」の意を込めた名称で、法的にはいわゆる「トレーラーハウス」に分類される。

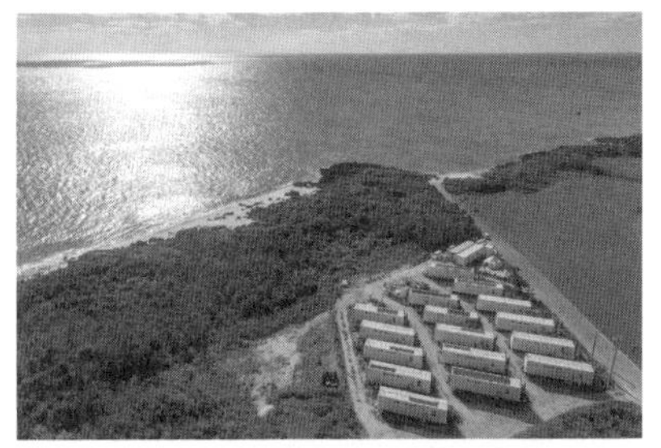

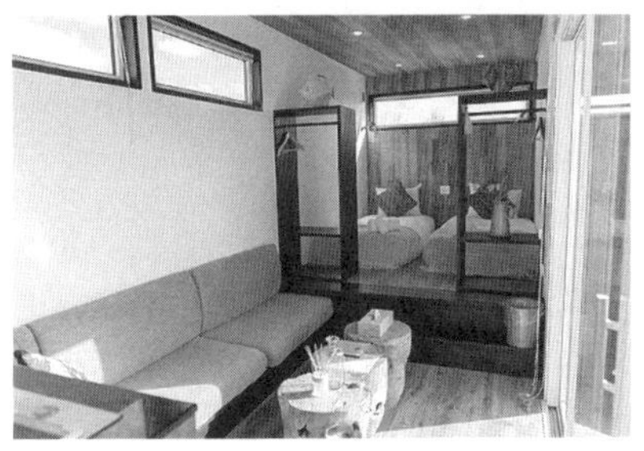

宮古島市「RuGu Glamping Resort」。／ラグジュアリーな客室内装。

自然エネルギーやパッシブデザインの研究をしている滋賀県立大学の金子尚志教授を筆頭に、産学連携の共同研究を進めており、既存の建築物に勝るとも劣らないデザイン性や機能性を実現している。もちろん安全面も検証し、建物ではないが、旅館業法や消防法の基準をクリア。「RuGu ～」は風速60mの台風にもびくともしなかった。

「これまでのリゾート開発、ホテル開発というと、建てて壊して、が基本だったわけですが、私たちの『Movilla』は自然環境への影響を最小限に抑えることができます。そして建物基準法による建築物に該当しないことで、建築確認申請が不要となり、より自由なロケーションに宿泊施設を展開できます。つまり、私たちのホテルの最大の特徴は、私たちしか作れないロケーションにホテルを作っていることなのです」と山中氏。宮古のRuGuでは人家から離れたロケーションにホテルを作るため、新しく１・５キロも水道管を通すことから始めた。普通のリゾート開発業者ならばまずここまでやらないだろう。理想のホテルをつくるためにかける同社の熱量がうかがえる。

「この方法ならば、建築物が建てられない場所にもホテルを作ることができます。私たちはこれが、国土の15％を占める日本の自然公園を活用することにもつながると考えています。日本の最大の資源は美しい自然だと思います。国立・国定公園などに定められていることで保全されているのは素晴らしいことですが、その守り続けてきた美しい自然が活用されていないのは課題だと感じています。私たちは、自然と共生しながらも人が訪れて快適に過ごせる場所を作ることを目指しているのです」(山中氏)。

同社では、既存の上下水・電気などからオフグリッドしたインフラモジュールの研究も始めている。実現すれば、山中や無人島のような、公共インフラから隔絶された場所でも快適に過ごせるホテルができあがることだろう。

## 自治体にも価値を提供

株式会社BLANCの取り組みを激賞しているのが、山本晋也氏だ。法政大学経営大学院など複数の大学で教鞭を執り、国の検討委員会などで委員や参考人を務める一方、株式会社Link & Innovation代表としてバイオ医薬品産業における技術経営、イノベーション戦略に関するコンサルティングや、米中欧など世界のデジタルヘルス関連スタートアップ企業の技術経営に参画している。

「私が山中さんの話を聞いて感動したのはコンセプト、その設計思想です。とても素晴らしい。さまざまなスタートアップがありますが、ビジネスモデルが単調で哲学や理念が浅いこともある。持続可能性があるのは、山中さんのようなしっかりとした哲学があるビジネスだと思います。エネルギーの自給自足や環境循環といったストーリーもつながる。共生や社会基盤づくりという視点でも見事だと思います。規制のある中でたどり着いた“新しい建築”という結論もいい。株式会社BLANCは、DICT（ディクト)-“Design, Innovation, Co-Creation, Technology”の全てを体現している企業だと思います」と山本氏。

山本氏は、自らが主催するイノベーションを推進するための交流・共創のプラットフォーム「DICT」の地方拠点を探す中で株式会社BLANCと出会った。「2022年3月に東京・代々木にインキュベーション施設『DICT CUBE TOKYO』を創業し、日々さまざまなイノベーターの交流を支援していますが、当初から地方展開していきたいという構想がありました。新たに地方拠点をつくるケースももちろんあるのですが、たまたま株式会社BLANCの方と知り合ってこんなに素晴らしいグランピングリゾート事業があることを知りました。そして山中さんとお会いして、私が同社事業に出資することがシナジーに繋がると確信しました」と山本氏は言う。

「DICTに集うイノベーターたちを、『BLANC FUJI』に連れていきたいんですよ。こういう思想を持った環境で、彼らとブレインストーミングしたい。大自然の中で過ごして、サウナで整えて、思考が研ぎ澄まされれ

**株式会社 Link & Innovation**
**株式会社 ByGaudi**
**代表取締役**
**博士（技術・革新的経営）**
**山本　晋也**（やまもと　しんや）

連続起業家、投資家、Startup Mentor、社会物理学者。2018年に株式会社 Link & Innovation を創業。多様なスキームで世界の digital health startups の技術経営にハンズオンで参画し、イノベーション・ポートフォリオを構築している。現在ビジネスの傍ら、複数の大学で客員教授・非常勤講師として、イノベーション政策に関する学術研究、Global MBA 等の教育活動に従事。共創イノベーションのためのコミュニティ「DICT-Design, Innovation, Co-Creation, Technology」、渋谷区代々木のビジネス・インキュベーション「DICT CUBE TOKYO」の創設者・代表として社会実験を推進している。2023年3月には、映像制作、イベント企画等を中心に、あらゆるクリエイティブ事業を推進する株式会社 ByGaudi を創業。専門は、化学、分子生物学、技術・革新的経営。

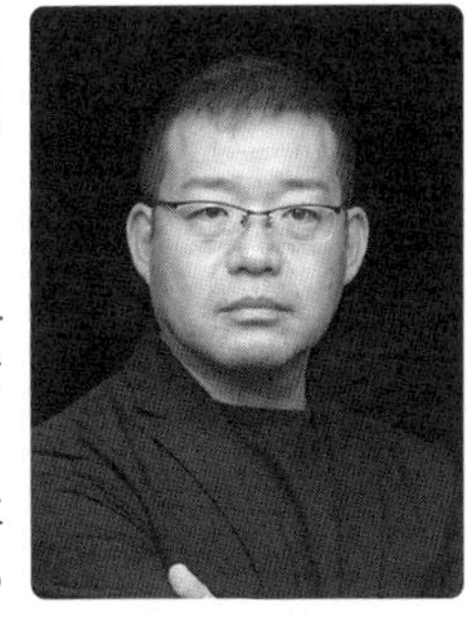
**photo by yuu kamimaki**

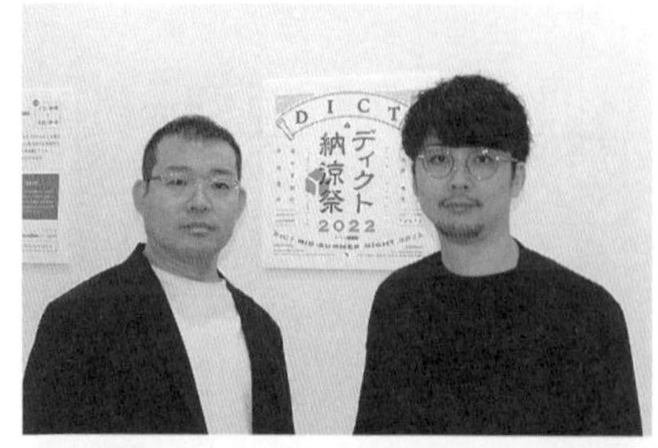


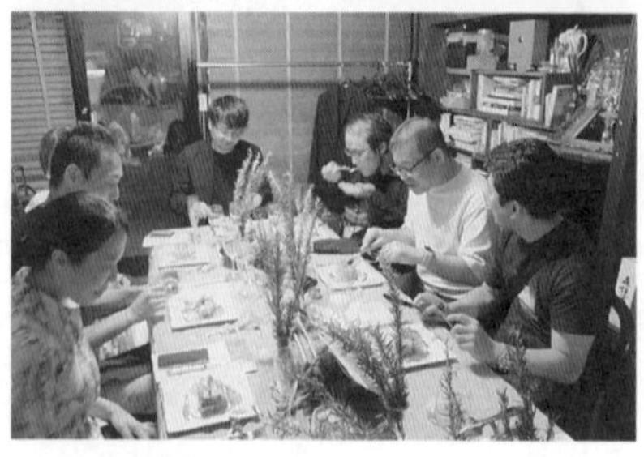

**上／山本氏（左）と山中氏。代々木「DICT CUBE TOKYO」にて。**
**下／「BLANC FUJI」で提供されるディナーの試食会。集まったイノベーターたちが舌鼓。話も弾む。**

ば普段思いつかないようなアイデアも出てくるはずです。多忙な方々ですから、宮古島には年に数回しか行けなくても富士山麓なら毎月イベントやワークショップを開催することが可能です！」(山本氏)。

「私たちとしては、当社のホテルとそこに込めた理念に共感していただける投資家の方々は、お客さまというより、応援してくれるパートナーだと思っています。私たちの会社が伸びて拠点が増えると、オーナーの方々に泊まっていただける場所も増えますし、私たちがホテルを造ることが投資家の皆さまにも喜んでいただけるような同じ方向を向いた設計になっています」(山中氏)。

同社ではほかに自治体や観光施設向けのソリューションとして「STAY-ABLE」を提供している。これは「Movilla」を観光施設など付近の遊休地の一画に設置し、宿泊機能を付与するサービスだ。一部の工事費を除き、設置は無料、運営も同社が担う。例えば、リゾート開発がなされていない地方の海や山林など、宿泊体験を加えることで格段に魅力が向上する可能性がある。「ローカルコンテンツとホテルを融合させることで、新しい体験が提供できるようになりますし、遊休地の収益化やPRにも役立てていただけると思います」(山中氏)。普段はホテルとして収益を上げながら、災害時に避難施設として使うアイデアなど、さまざまな観点から自治体に価値をもたらすサービスになるのではないだろうか。

## 健康的でサステナブルな宿泊体験

「私たちが提案していることが求められてきた背景は、都市化にあると思います」と山中氏は言う。「都市化するほど、同じ場所の往復で人生が成り立つようになる。でも、人は単一なシステムの中で過ごすとどんどん視野が狭くなってしまいます。そのこわばりをはがすために必要なのが、日常の自分を相対化する体験なのです。私たちが提供している宿泊体験は、自然の中で過ごすキャンプでありながら、より快適でリラックスできるものです。つまり、何も考えなくていい。そろそろブランクしよう、新しい何かを考えよう、という時に、『BLANC FUJI』は東京から2時間の場所にあります。日常の延長線にある時間を過ごすのではなく、普段考えられないことを考えるとか、何かを創造するための時間を過ごしてほしいと思っています」（山中氏）。

---

## 株式会社 BLANC（ブランク）

所在地（本社）▌〒150-0046　東京都渋谷区松濤1-28-2

代表者▌代表取締役社長 CEO　山中拓也

設立▌2018年5月21日

資本金▌790万円

---

## 株式会社 Link & Innovation（リンク アンド イノベーション）

所在地（本社）▌〒102-0083　東京都千代田区麹町二丁目10番地3号

エキスパートオフィス麹町1階

TEL：080-4139-0840　Email：shinya.yamamoto@link-innov.com

代表者▌代表取締役　山本晋也

設立▌2018年1月4日

資本金▌1000万円

---

## DICT CUBE TOKYO

所在地▌〒151-0053　東京都渋谷区代々木1-44-4

TEL：03-6300-9869　https://dictcube.com/

YouTube：https://youtube.com/channel/UC9GHocz67V12gQ1UILt5AGQ

## モデルナ・ジャパン株式会社

# 地方自治体とともに、「定量的な見える化」を実践

私たちは、新型コロナウイルスのパンデミック以降、世界にさまざまな変化が訪れる中、人々を前向きにするお手伝いをして、明るい希望が届けられることに貢献したいと考えています」――。鈴木蘭美モデルナ・ジャパン株式会社代表取締役社長は、真剣な表情で語る。

同社は、2010年に設立されたアメリカ・マサチューセッツ州に本社を置くモデルナ（Moderna）のバイオベンチャーの日本法人。モデルナは、mRNA（メッセンジャーRNA）の技術のみに特化しているのが大きな特長だ。mRNAのパイプラインに保有される新薬プログラム数は、48（2022年第四四半期時点）。2020年の新薬プログラム数は23、2021年が37、2022年が44なので、かなりのスピードで新薬プログラム数が拡充されてきたことが分かる。実は、開発におけるスピード感もmRNAの強みと言ってよいだろう。

mRNAとは、遺伝子であるDNAから写し取った遺伝情報を担う分子で、mRNAワクチンは、ウイルスのタンパク質をつくるもとになる遺伝情報の一部を注射し、人の身体の中で、この情報をもとに、ウイルスのタンパク質の一部が作られ、それに対する抗体などができることで、ウイルスに対する免疫ができる。かつてアメリカのニュース専門放送局CNBCはmRNAを「人体そのものに病気を治させる薬を創るのと同じ」と評したが、モデルナは、この技術を基盤に、新型コロナウイルスワクチンを短期間で開発し、世界中の人々の命を救い続けてきた。「mRNA技術を通して生まれる新薬は、新型コロナウイルスだけにとどまらず、さまざまな感染症、がん、免疫疾患、希少疾患など多岐にわたります。日本においても

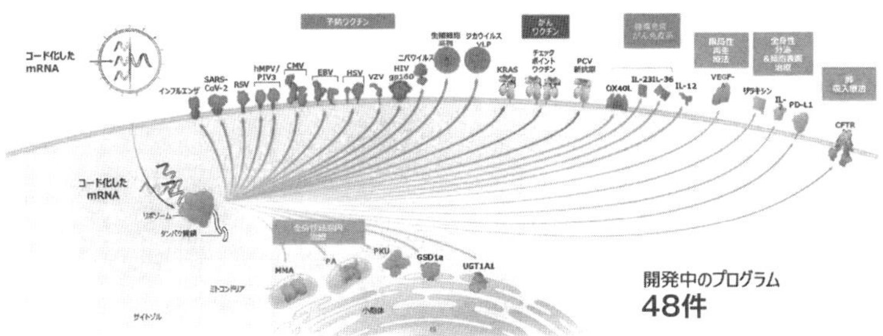


モデルナ・ジャパンのパイプライン
モデルナ・ジャパンは48の新薬プログラムをさらに拡充させながら、日本での設備投資を視野に入れている。
（出典：モデルナ・ジャパン）

mRNAの新薬を迅速に開発し、多くの病の治療や予防を実現することが、私たちの使命なのです」（鈴木氏）。

## 日本を世界トップランクの国と位置付け

では、モデルナは、日本をどのように見ているのだろうか——。鈴木社

モデルナ・ジャパン株式会社
代表取締役社長
**鈴木　蘭美**（すずき　らみ）

1973年生まれ、栃木県出身。1999年英国ユニバーシティ・カレッジ・ロンドンで医学博士号取得後、2001年ITXコーポレーション社ライフサイエンス・ベンチャーキャピタルファンド、2004年エーザイ・ヨーロッパリミテッド、2006年エーザイ株式会社、2014年グローバルビジネスディベロップメントユニットプレジデント、2016年執行役、コーポレートBD部長、2017年ヤンセンファーマ株式会社メディカル事業部門本部長、2020年フェアリング・ファーマ株式会社CEO代表取締役社長、2021年11月より現職。

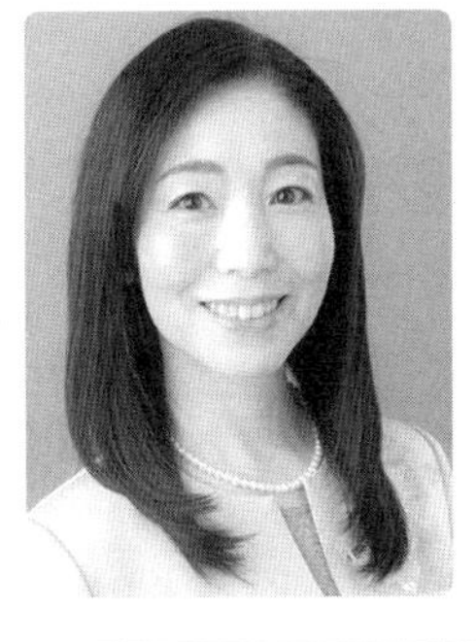

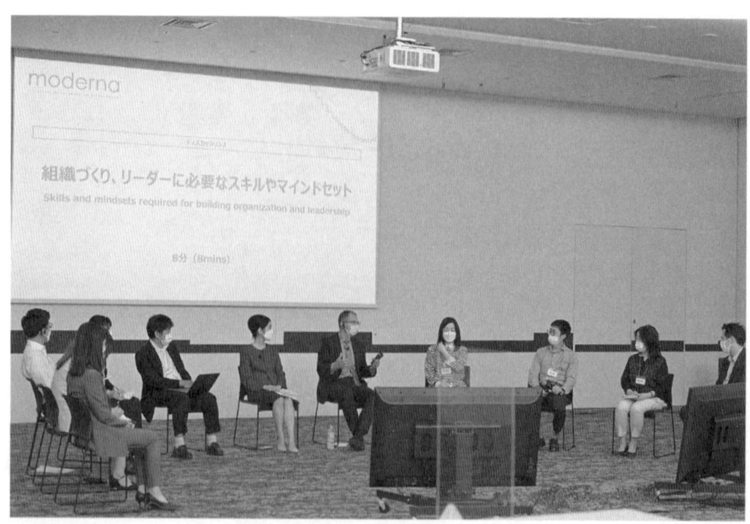


モデルナ・ジャパンが主催した医療関係人材づくりのイベント「Moderna Meets　Mirai」（右から６人目が鈴木社長）
（出典：モデルナ・ジャパン）

長は、「モデルナにとって、日本はとても重要な、世界でもトップランクの国だと位置付けています。日本には国民皆保険という世界に冠たる社会制度が完備されています。今後、ワクチン接種履歴やさまざまな医療情報、介護情報などがデータとして連結されてくれば、国民皆保険制度はエビデンスに基づいて運営されていくことになるでしょう。そうなると、世界一の長寿国が、データに基づいて予防・未病さらには個別化医療が実現されてくる可能性も大です。当然ながら、私たちにとっても大きなビジネスチャンスが生まれてくると思います」と将来を見通す。

特に、ウイズコロナ、アフターコロナを見据え、「私たちは、新型コロナによって寸断された人と人のつながりの再構築にも力を入れたいと考えています」（鈴木氏）と目を輝かせる。これまでもモデルナ・ジャパンでは、医療関係の人材づくりというコンセプトで研究者、医師、スタートアップ起業家、基礎研究者などを対象にした「Moderna Meets Mirai」というイベントをこれまで３回、実施してきた。

2022年11月には、FANTASTICS from EXILE TRIBE に所属する中島

颯太さんをアンバサダーに迎え、音楽を通じて人々に夢や希望をお届けする「Moderna Meets Music」を開催。「若い人たちに大変喜んでいただき、皆さんの楽しい姿を見て、私自身もパワーをいただきました」（同）とほほ笑む。今後は、例えば、相撲や地域のお祭りなど、新型コロナウイルスによって中断されてしまったコミュニティー活動の再構築にも焦点を当てて、地方自治体とともに地域づくりのサポートをしていく方針を明らかにしている。

## 「定量的な見える化」を地方自治体で実践していく

具体的に、モデルナ・ジャパンは地方自治体とどのようなコラボレーションを考えているのだろうか——。鈴木氏は「私たちは、地方自治体の皆さんと協力し合って『定量的な見える化』の構築を積極的にサポートしていきたいと考えています」と明快に話す。

「定量的な見える化」とは、今後新型コロナウイルスのようなパンデミックが起きた場合、市内の病院の緊急用のベッドを重篤な患者のために何床確保しておけるかという視点や学校のクラス閉鎖や教職員の休職比率など、最低限の社会インフラの維持に必要な指標を意味する。鈴木社長は、「恐らく市民の皆さんにとっても、自治体側が『定量的な見える化』を備えておけば、ウェルビーイングの向上に寄与するはずです」と問題提起する。

同社が、「定量的な見える化」に関心を持ったのは、コロナ禍で、エッセンシャルワーカーの存在に注目したからだ。エッセンシャルワーカーとは、医師、看護師、介護士など医療介護領域の職員、教師や保育士など教育領域の職員、電力・ガス会社などのエネルギー領域の職員、鉄道・バスなど公共交通領域の職員など最低限の社会インフラの維持に必要不可欠な職種と定義される。鈴木氏は「実は、私が深く感銘を受けたのは、消防士の皆さんがエッセンシャルワーカーだという考え方でした。『消防士が休職せず働けるというのは、一つの指標として重要だ』は全くその通りです。大都市でも、地方都市でもエッセンシャルワーカーの皆さんの尽力があってこそ、社会インフラが円滑に機能するわけです。新型コロナによって、エッセンシャルワーカーの重要性がより大きくクローズアップされたのだと思います」と力を込める。

実のところ、海外では、小売りの店員や放送局のスタッフ、ボランティアといった職種もエッセンシャルワーカーと位置付けられているケースも多い。要は、一人ひとりが重要な仕事を抱えて毎日奮闘していて、その人が倒れてしまうと仕事全体に影響が出てしまう。さらには、その人だけではなく、周りの人も感染によって倒れてしまうと、その団体や会社の事業そのものに問題が生じてしまう。言わばBCP（事業継続計画）の意味からも、「定量的な見える化」を、「地方自治体の皆さんとぜひ共有し、できれば市民の皆さんとも共有化しておくことが望ましいと言えるでしょう」(鈴木氏)。

## 新型コロナに対する正確な知識の啓発と分かりやすい説明に努める

モデルナ・ジャパンは、2020年のワクチン開発から新型コロナワクチンに対する正確な知識の啓発に努めてきた。同社が開発した新型コロナウイルス感染症サイト「コロナ対策ステーション（https://coronataisaku-station.com/）はその一環と言える。副反応やアナフィラキシー（全身にさまざまなアレルギー反応による症状が現れること）に対する説明も備えられている。

鈴木氏は「新型コロナウイルスに関しては、感染自体を防ぐというのはなかなか難しいのが現実です。新型コロナウイルスの変異株は、いまだに発生し続けていますので、正確な情報の発信と定期的なワクチン接種が重要だと思います」ときっぱりと答える。

また同社は、新型コロナウイルスワクチンについて、分かりやすく丁寧な説明にも心をかみ砕いている。「私たちは、ワクチンの効能を『体内マスク』という表現を使って説明してきました」(鈴木氏）と語る。つまり、同社は、ワクチンの効能を普段着用するマスクに例えて、重症化予防の意味を理解してもらうように努めている。鈴木氏は「私たちは、新型コロナ

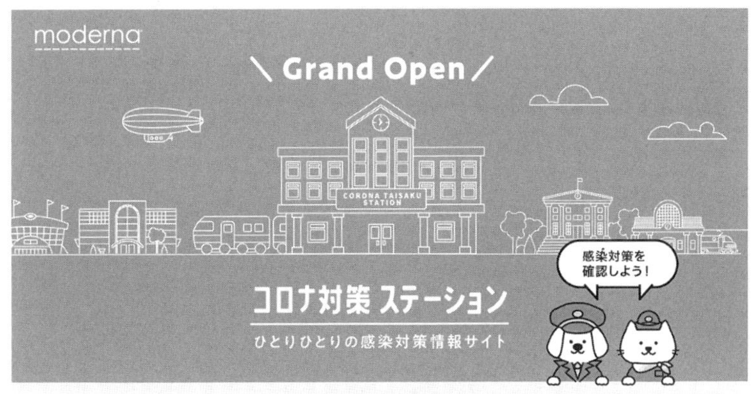


モデルナ・ジャパンが開設した新型コロナウイルス感染症情報サイト「コロナ対策ステーション」（https://coronataisaku-station.com/）
（出典：モデルナ・ジャパン）

ウイルスに限らず、何らかのウイルスに感染したときに、死なない、あるいは入院したり重症化しないということがものすごく大切だと思うのです」とその意図を説明する。

「新型コロナウイルスに関しては、感染自体を防ぐというのはなかなか難しいのが現実でしょう。こうした中で、私たちが、特に“体内マスク”を取得していただきたいと強調したいのは、高齢者、免疫不全の方々、さらに前述したエッセンシャルワーカーの皆さんなのです」（同）。

高齢者の場合、呼吸器感染が重症化すると、命取りになる可能性がある。また、病院に入院した場合でも、入院中より複雑な結果に結びつくケースが少なくない。

がん治療や透析治療をしている免疫不全の患者にとっても、新型コロナは脅威と言えるだろう。がん患者の場合、治療中に感染してしまうと、体力の回復を待つ間、治療そのものをやめなければならない場合もあるという。がん治療は、身体の中のがん細胞が増えるリスクを避ける意味からも一刻を争うケースが多いため、治療のストップは患者にとって大きな負担になってしまう。

新型コロナウイルスの世界的まん延によって、世界の7割強の人たち、生後6カ月の乳児から110歳を超える高齢者まで、非常に多くの人々がワクチン接種を受けた。その大半がmRNAワクチンだったという。それに伴い、膨大な安全性情報がモデルナに集まった。「私たちは、全世界で安全性情報の収集と分析に注力し、その結果については積極的にまた継続的に公表していく予定です」(同)

## 変わる国の対応。5類移行で状況を注視

国は、新型コロナウイルスの感染症法上の分類を2023年5月から「5類」に変更する方針を示し、3年以上続いた新型コロナウイルスへの危機的対応が大きな転換点を迎えた。公費医療は段階的縮小をするものの、ワクチン接種はこれまで「特例臨時接種」と位置付けていた無料での接種を1年間延長し、重症化リスクの高い高齢者や基礎疾患のある人、医療従事者、介護従事者については今のオミクロン株対応ワクチンで接種を5月から可能とする方針を固めた。

鈴木氏は「私たちは、高齢者、免疫不全の方々、医療従事者の皆さん、そしてエッセンシャルワーカーの皆さんには自己負担でなく、無料で受けていただく環境が望ましい姿だと考えてきました」と語る。

なぜなら「私たちは、新型コロナに関しては、まだ安定していない、どんどん新たな変異株が生まれてきてもおかしくない状況だと見ているからです」(鈴木氏)、と冷静に現状を見つめる。

当然、今後の新型コロナウイルス変異の動きについては注視する必要があろう。鈴木氏は「ワクチンによる貢献をどのような社会的指標で評価していくべきか、国や地方自治体、市民の皆さまとの対話を深めていきたいです」と決意を述べる。

## 日本でのmRNAワクチン生産拠点整備を視野に

鈴木氏には「最高品質のmRNAワクチンを日本で生産できるようにしたい」という夢がある。北半球アジアの生産拠点として、日本で原薬の工

場を整備できるようになれば「万一、パンデミックが起きても、より早くより確実に全国民に行き渡るワクチンが供給でき、日本の皆さんの命を守ることができます」と夢を膨らませる。

「mRNA の国産供給体制を基軸に、研究開発、データシェア、人材育成にも貢献することができるでしょう。2023年３月、英国では、当社の製造と研究の拠点としてオックスフォード州が選ばれたことが発表されました。非常に活発なイノベーションが期待されています。」(同)。

IPS 細胞をはじめ、革新的ながん治療薬を生み出した免疫チェックポイント分子である PD-1、細胞内のタンパク質を分解するための仕組みのオートファジーなどライフサイエンス分野において、「世界も認める素晴らしい研究が次々と生まれている」(同) 日本の基礎研究領域。鈴木氏は、「日本の基礎研究力により mRNA 技術がさらに発展すれば、こんなに素晴らしいことはありません。2023年の１月、当社は日本のスタートアップを110億円で買収しました。どの国でも良い、ベストサイエンスを見つけようという号令のもと世界中の研究が評価され、最初に選ばれたのが日本のイノベーションであったことを、私は誇りに思います。オリシロジェノミックス社の画期的な技術により、ワクチンの製造工程をさらに短縮することを目指しています。これからも、私たちは夢に向かって前進していきたいと思います」と前を向いた。

---

## モデルナ・ジャパン株式会社

**所 在 地（本社）** 東京都港区虎ノ門 4-1-1
TEL：03-6773-5382　URL：https://www.modernatx.com/ja-JP
**代 表 者** 代表取締役社長　鈴木蘭美
**設　　立** 2021年４月14日
**資 本 金** 2757万１円
**従業員数** 約50名（2023年１月31日時点）

# 第9章　座談会

## ～産官学が連携し新しい健康社会を実現していく～

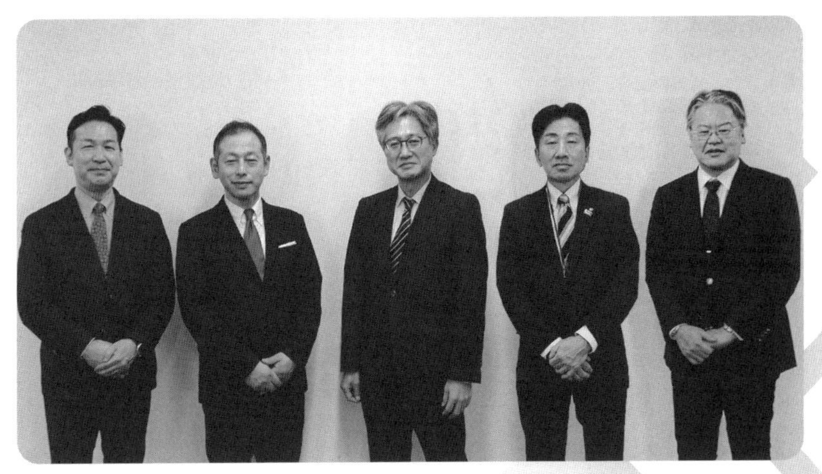

株式会社ミルテル
代表取締役社長
**加藤　俊也**

経済産業省商務・サービス政策統括調整官
**田中　一成**

司会：スタンフォード大学循環器科主任研究員
**池野　文昭**

弘前大学健康未来イノベーション研究機構長・教授
**村下　公一**

明治安田生命保険相互会社取締役代表執行役副社長（DX・ヘルスケア推進担当）
**牧野　真也**

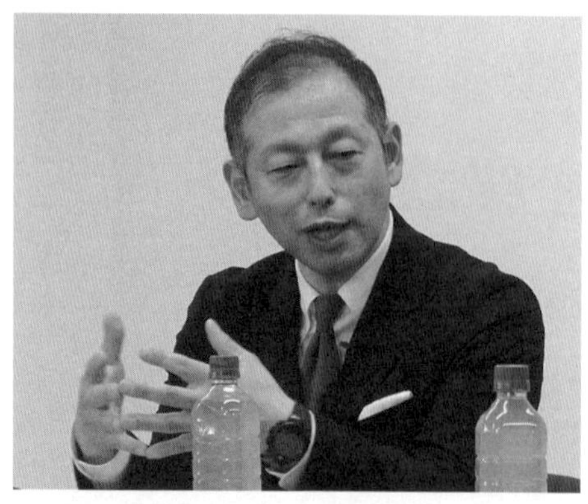

弘前大学健康未来イノベーション
研究機構長・教授
**村下　公一**（むらした　こういち）

1963年生まれ、青森県出身。青森県庁、ソニー、東大フェローなどを経て2014年より現職。弘前大学COI拠点では副拠点長（戦略統括）として産学連携マネジメントを総括。文科省他政府系委員など多数。内閣府「第1回日本オープンイノベーション大賞」内閣総理大臣賞受賞（2019）。第7回プラチナ大賞・総務大臣賞受賞（2019）。第9回イノベーションネットアワード・文部科学大臣賞受賞（2020）。

**池野**　後半の座談会は、経済産業省商務情報サービスグループ・田中一成商務・サービス政策統括調整官、弘前大学健康未来イノベーション研究機構長・村下公一教授、明治安田生命保険相互会社・牧野真也取締役代表執行役副社長、株式会社ミルテル・加藤俊也代表取締役社長をお招きし、「産官学が連携し、新しい健康社会を実現していく」というテーマで、実施したいと思います。

実は、私が弘前大学の研究に着目したのは、①弘前市岩木地区（旧岩木町）で約18年にわたって地域住民の皆さんのデータを継続して集めていること②住民の理解・協力が得られていること――で、実際に多数の民間企業を集め、弘前市とともに「岩木健康増進プロジェクト」が推進されているからです。

地域住民のウェルビーイングを向上させていくためには、住民の幸福度をデータによって示し、「見える化」させるという方法論がとられようとしています。当然のことながら、データの利活用のためには、地域住民の理解や同意、協力が必要で、この点で悩まれている地方自治体の皆さんも多いのではないでしょうか。

そこで今回は、地域のウェルビーイングを実現するための道筋をつけていくという思いを込めて、同大学COI（Center of Innovation）の村下教授、同プロジェクトに民間企業の立場で参画されている明治安田生命保険・牧野副社長、ミルテル・加藤社長に集まっていただき、経産省・田中政策統括調整官とともに議論を進めていきたいと思います。まずは、村下

《大規模住民合同健診》
※医師を中心とした総勢200～300名程度が連続10日間(AM6:00-PM3:00)実施:岩木地区
※健(検)診受診者：20～94歳。1人あたり所要時間は平均5-7(10)時間(小・中学生も別途実施)
※R02(2020),R03(2021)年度は感染予防対策を徹底し、規模を大幅縮小した上で実施(約600名)
<2019年度実施概要>
嗅覚検査
整形外科
歯科
体力測定
手指検査・消化器内科
カロテノイド検査
※17年間実施し延べ"約2万人"以上

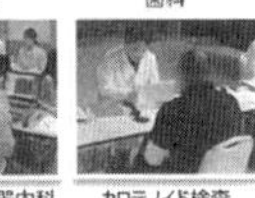

| | 参加者数 | 検者 | | | | |
|---|---|---|---|---|---|---|
| | | 医師 | 住民ボランティア | 大学スタッフ | 学生 | COI参画企業大学研究所 |
| 5月25日 | 87 | 27 | 22 | 37 | 30 | 212 |
| 5月26日 | 125 | 27 | 23 | 34 | 30 | 209 |
| 5月27日 | 96 | 27 | 26 | 35 | 21 | 213 |
| 5月28日 | 104 | 27 | 26 | 32 | 29 | 207 |
| 5月29日 | 85 | 27 | 28 | 35 | 22 | 204 |
| 5月30日 | 103 | 27 | 25 | 35 | 29 | 206 |
| 5月31日 | 102 | 27 | 25 | 31 | 35 | 211 |
| 6月1日 | 142 | 27 | 20 | 36 | 30 | 210 |
| 6月2日 | 114 | 27 | 20 | 38 | 30 | 210 |
| 6月3日 | 107 | 27 | 26 | 30 | 0 | 218 |
| 合計 | 1,065 | 270 | 241 | 343 | 256 | 2,100 |

弘前COIの真骨頂とも言える岩木健康増進プロジェクト（大規模住民合同健診）

（出典：弘前大学）

教授、議論の大前提として、弘前大学がこれまで取り組んできた「岩木健康増進プロジェクト」について、概要を説明願えないでしょうか。

**村下**　弘前大学では、2005年から、弘前市岩木地区（旧岩木町）の地域住民を対象に地域全体での健康づくりに向けた健康診断を毎年継続して行ってきています。実は本学のある青森県は、日本一の短命県、平均寿命が全国最下位を何十年も続けているんですね。その状況を「何とかしよう」ということからスタートしたわけです。

2013年から政府のCOIというプロジェクトに採択されまして、健康な人のビッグデータを、一人につき約3000項目、これを蓄積して、AI（人工知能）をはじめ、最先端の技術を駆使して、病気を予測するなど画期的な予防法を開発するということになりました。おかげさまで現在は、明治安田生命保険、ミルテルはじめ約80機関が参画（2022年３月時点）するプロジェクトにまで成長し、2022年には文部科学省・国立研究開発法人科学技術振興機構（JST）による「共創の場形成支援プログラム（COI-NEXT）

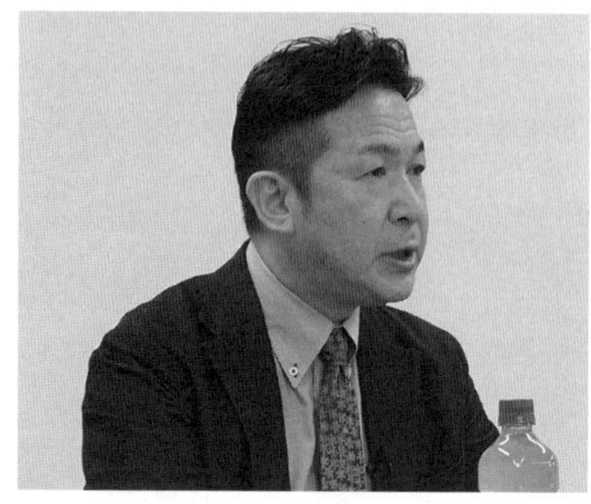

株式会社ミルテル 代表取締役社長
**加藤　俊也**（かとう　としや）
1968年生まれ、愛知県出身。1990年株式会社エスアールエル入社、2007年ジェムコ日本経営株式会社、2010年 GE ヘルスケア・ジャパン、2017年株式会社ミルテル事業本部シニアマネージャー、2018年取締役、2020年３月取締役副社長、2021年11月より現職。

プロジェクトに「健康を基軸とした経済発展モデルと全世代アプローチでつくる Well-being 地域社会共創拠点」として採択されています。

（編集部注：弘前大学村下教授インタビューは、第７章「有識者に聞く」188P 参照）

## 健康データの取得だけにとどまらず、さまざまなソリューションに結び付くデータ取得が可能

**池野**　村下教授のお話の中で着目すべき点は、このプロジェクトがスタートしたきっかけですね。「青森が日本一短命の県である」という誰もがまずいと思う共通の課題で、住民の立場だと一番悲しい課題とも言えます。この課題に対して正面から取り組んだということが、住民の協力が得られている一番の要因ではないかと思えてきます。次に、企業の立場からお話を伺ってみましょう。明治安田生命保険・牧野副社長、貴社が同プロジェクトに参画されたのはどういうきっかけだったのでしょうか。

**牧野**　当社は2019年から、ミルテル社の皆さんと一緒に弘前大学のプロジェクトに参画し、「未病科学研究講座」を設置しました。健康と病気の間の状態をいわゆる未病と呼びますが、未病をメインテーマに、①未病の予測モデルの開発②未病の教育――の二つを研究目的に位置付けました。

まず、未病の予測モデルの開発については、岩木地域の健診データを活用させていただき、未病の状態を評価しました。将来の予測モデルを開発

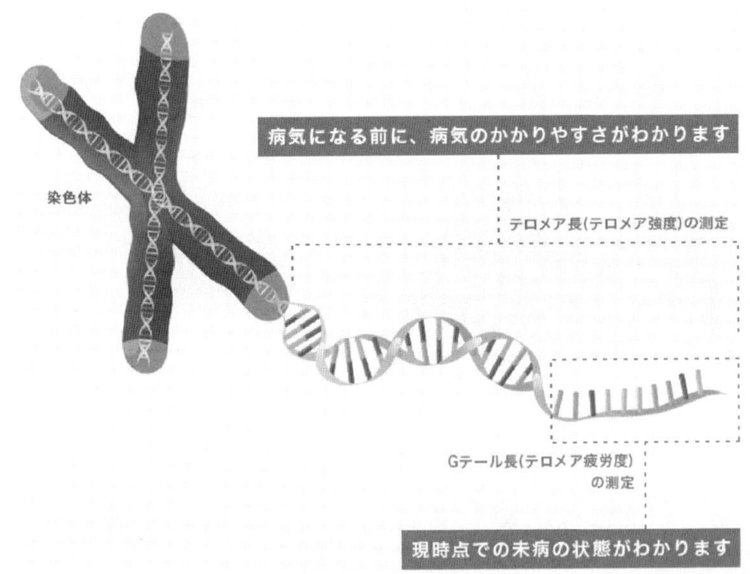


テロメアのモデル
Gテールの長さによって「未病」の状態を評価できるという。
(出典：ミルテル)

するためには、未病の状態をきちんと評価する必要があると考えたからです。具体的には、ミルテル社が所有するテロメアを未病の指標として研究をスタートしました。一方、未病の教育については、健康増進のためにはどういった介入が効果的なのかであったり、未病患者に対するリテラシーの向上をどうサポートしていくかを検証する狙いがありました。

**――ミルテル加藤社長、同じ質問になりますが、貴社が同プロジェクトに参画された理由とテロメアについても説明いただけますか。**

**加藤**　先ほど明治安田生命保険・牧野副社長から説明があった通り、われわれは2019年から2021年まで、未病について共同研究を進めてきました。もともと当社は、広島大学発のスタートアップで、現副学長であり薬学部の田原栄俊教授が研究された成果が「がんと老化」をもとにいち早く社会実装しているのが大きな特長です。

テロメアとは、われわれ人が持つ染色体の末端にある構造体のことで、

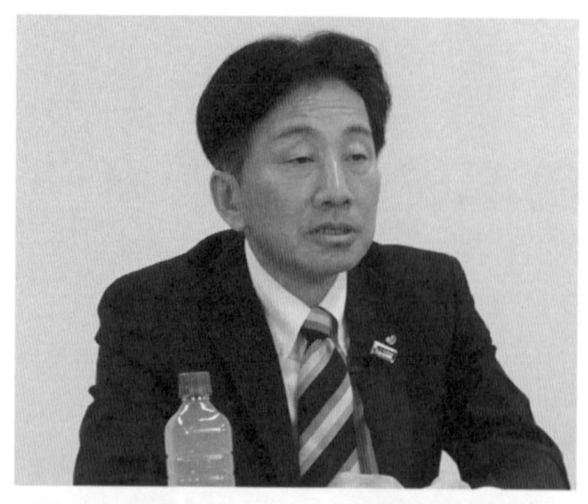

明治安田生命保険相互会社 取締役代表執行役副社長
**牧野　真也**（まきの　しんや）
1961年生まれ、京都府出身。同志社大学経済学部卒業後、1983年旧安田生命保険相互会社入社、2005年富山支社長、2009年営業人事部長、2012年商品部長、2013年執行役商品部長、2015年常務執行役、2017年専務執行役、2020年４月執行役副社長、2020年７月より現職。

染色体の中にある重要な遺伝子情報を持っています。生まれたときが一番長くて、加齢とともに短くなっていくというのが特徴で、細胞の老化を決める重要な構造体とされています。さらには、生活習慣によって短くなるスピードが違ってくるということも世界のアカデミアの研究成果で実証されています。田原教授が研究したのは、テロメアの長さと病気の関係です。テロメアが短くなっているとさまざまな病気になっているということが未病の新しい可視化マーカーとして位置付けられると考えて、われわれと弘前大学で研究してきたわけです。

当社がCOIプロジェクトに感じた一番の魅力は、岩木地域で健康データが継続して蓄積されているという点でした。さらに、弘前大学の恵まれたロケーションですね。すなわち研究棟に隣接して医学部や病院があります。つまり、取得された健康データだけでなく、さまざまな病気や、疾患のデータもそこに蓄積されているということになります。

**池野**　データヘルスを起点にさまざまなソリューションを開発できるポテンシャルのあるフィールドだということですね。

**加藤**　その通りです。例えばデジタルツインやレセプトデータの融合などを考えたときに、健康データに加えて、疾患や病気、レセプトデータから個人を追った形で病気がどう変わってきたということもデータがとれる可能性があるわけです。

**池野**　牧野副社長、貴社はCOIプロジェクトをどのように評価されていますか。

みんなの
健活
プロジェクト

健康は大切だけど、ひとりで何かをはじめたり、続けるのは難しいもの。
また、健康増進の取組み方は人それぞれです。
だから、私たちは、一人ひとりの健康づくりに寄り添い、
いっしょに取り組むことで、お客さま・地域のみなさまの
「健康に向けた前向きな活動」＝「健活」を応援していきます。

お客さまや地域のみなさまの健康づくりをサポートする
「みんなの健活プロジェクト」の３つのステップ

健康を
「知る」
独自の「けんしん」
サービス等のご案内
健康を
「つくる」
楽しんで参加できる
イベントのご案内
健康を
「続ける」
さまざまな健康
応援活動の実施

**明治安田生命保険が展開する「みんなの健活プロジェクト」
（出典：明治安田生命保険）**

**牧野**　当社も、弘前大学が2005年から「岩木健康増進プロジェクト」を実施され、非常に長い間、地域住民の皆さんの健康増進に貢献されていたことを非常に高く評価し、連携させていただきました。

当社は、2019年から全社を挙げて「みんなの健活プロジェクト」を実施しています。同プロジェクトは、お客さま、地域の皆さまの健康づくりに寄り添い、一緒に取り組みを支援していくという趣旨で進めており、弘前大学が、青森県の短命県の返上という地域の健康課題に直接向き合っている点もわれわれの方向性と合致していたわけです。

**池野**　なるほど。ミルテル、明治安田生命保険両社の話を伺っても、弘前COIプロジェクトの中核とは、岩木地域のフィールドで毎年、約1000人の健康データを継続し集積してきたということだという点がよく分かりますね。つまり、この健康データそのものが、民間企業を集めているインセンティブになっているということです。

さらに継続してデータを取っていると、さまざまなソリューションに結び付くということも明らかになりました。確かに、年を取れば健康な人も

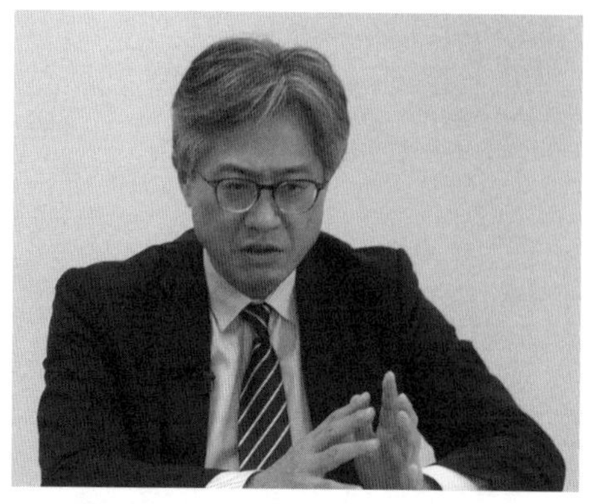

経済産業省商務・サービス政策統括調整官
**田中　一成**（たなか　かずしげ）
1970年生まれ、福岡県出身。東京大学法学部卒業後、1994年通産省入省。イギリス開発学研究所（IDS）卒業、米国イェール大学世界特別研究員などを経て、2016年資源エネルギー庁官房国際課長、2019年貿易経済協力局総務課長、20年大臣官房参事官（商務・サービスグループ担当）、2021年７月より現職。

必ず一つや二つ病気になっていくでしょうし、病気の人も出てくるでしょう。つまり、体調が悪い人もいれば、良くなる人もいるわけで、ここに継続してデータを取得している大きな意味があります。換言すると、健康データの取得だけではなくて、さまざまな病気のデータも取得できるわけですね。すると、この人にはこういうふうに生活習慣を変えてもらったほうがいいというソリューションに結び付くわけです。

## COI プロジェクトにおける弘前大学の存在

**池野**　最近、私は地方自治体を訪問する機会が多いのですが、地方の皆さんは謙そんして「こんなに規模の小さなところでは（イノベーションなど起こせない）」などとおっしゃるのです。しかし、私はそのたびに「いや、小さな地域だからこそイノベーションは起こせる可能性がありますよ」と説明しています。まさに、弘前大学で実施されている「岩木健康増進プロジェクト」は、その最たる事例と言えるわけです。なぜなら、COI プロジェクトで実施されている定点観測的な手法は、大都市で実施するには相当ハードルが高い。小さな規模だけど、人の移動があまりないという弘前市岩木地域だからこそできたということがよく分かります。

ここで大きな役割を担っているのが、アカデミア、つまり弘前大学の存在です。そこで、経済産業省の田中政策統括調整官にお聞きしたいと思いますが、弘前大学が実施している「COI プロジェクト」の意義について、および地域とアカデミアの連携についてどのようにお考えでしょうか。

**田中**　池野先生のご指摘の通り、弘前大学が岩木地区と連携して、健診データを継続的に収集して、地域住民の皆さんが実感できるかたちで健康増進に寄与していることが何より素晴らしいことだと思います。やはり弘前大学の役割が大きくて、弘前大学が前面に立ち、地域住民の健康診断のマネジメントからデータ管理まで行っているのがポイントだと感じました。さらに、データの解析を行う中で、民間企業とともにエビデンスに基づいて個々人の行動変容につなげるという図式が成り立っています。こういう観点でアカデミアの存在は、地域にとって非常に重要ですし、地域住民の皆さんの健康寿命の延伸にもつながっていくのではないでしょうか。

弘前大学COIプロジェクトについては、直接的には、地域の住民の健康意識がどんどん向上していきますので、地元自治体にとっても大きな追い風になるはずです。さらにわれわれ政府は、地域住民の健康をサポートする新たな産業が創出され、社会実装されていくといったことを大いに期待したいですね。

**池野**　冒頭申し上げたように、これからのまちづくりには、そこに住む地域住民の理解や同意、協力が欠かせません。この点、COIプロジェクトは、先ほど田中政策統括調整官がお話された通り、地域住民の皆さんが実感できるかたちで健康増進に寄与しているということが大きな強みになっています。

**村下**　確かに、われわれも本プロジェクトのビッグデータを蓄積する上で、住民の皆さんとの信頼関係の蓄積、醸成というのは非常に重要なポイントだと認識しています。

実際、健診をやっている場でも、参加いただいた皆さんに分かりやすく経過を説明し、どうすればよいかということまでをできる限りフィードバックするようにしています。さらに、年に2回は必ず大学病院の専門医が、参加いただいた皆さんに結果を報告するというフィードバックに加えて、個々人のさまざまな健康に関する疑問に対してアドバイスを行っています。われわれの健診は、約3000項目にも及びますので、検査にかかる時

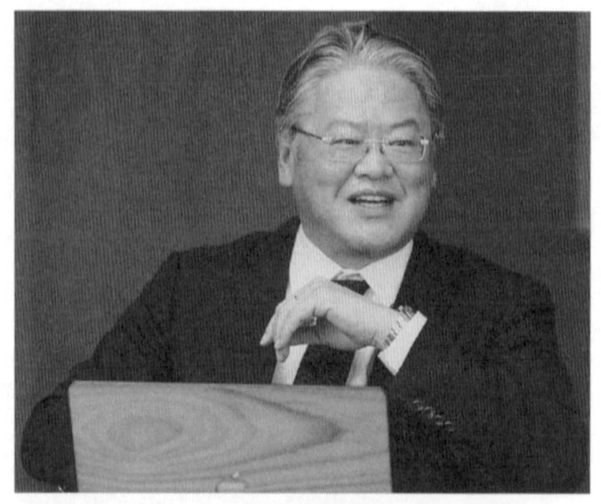

スタンフォード大学循環器科主任研究員
**池野　文昭**（いけの　ふみあき）

1967年生まれ、静岡県浜松市出身。自治医科大学卒業後、1992年医師国家試験合格。同年、静岡県に入庁し、県立総合病院、焼津市立病院、国民健康保険佐久間病院、山香診療所などで勤務、地域医療に携わる。2001年渡米、スタンフォード大学循環器科で研究を開始し、200社を超える米国医療機器ベンチャーの研究開発、医療試験などに関与する。日米の医療事情にも精通し、さまざまな医療プロジェクトにも参画している。

間は、長い人になると10時間以上もかかるわけなんですね。それぐらい負担がかかる検査を続けているというのは、まさに信頼関係のたまものだということは言えるでしょう。

## 未病の状況を把握できる検査方法を確立

**村下**　先ほどの田中政策統括調整官がご指摘された通り、「エビデンスに基づいた健康づくり」についてはこれから非常に求められてくる視点だと思います。これまでは病気になった後のデータでいろいろなエビデンスが創出されてきたわけで、未病の状態での健常人のビッグデータは世の中にほとんど存在していなかったこともありまして、予防の段階で、より有効なエビデンスを、弘前のビッグデータから創出するというのは社会にとっても非常に意義があることだと考えています。

**池野**　確かに、村下教授のお話にあった通り、未病の研究自体も非常に画期的なものだと言えるでしょう。そこで、今一度、未病の研究ならびに各企業のお話を掘り下げてみたいと思います。まず、ミルテル・加藤社長に伺いますが、貴社では「テロメアテスト」という形で「未病」の状況を把

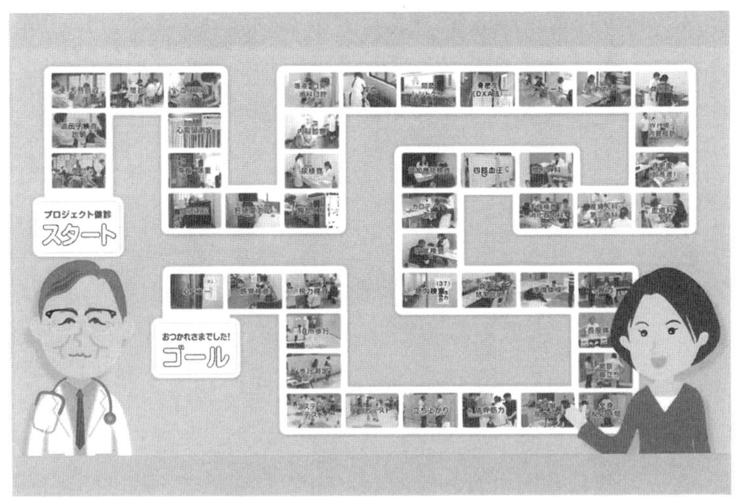


《岩木健康増進 PJ：大規模住民健康 全体フロー》※40-50か所の各健康ブースを5-10時間かけて巡回する

（出典：弘前大学）

握できる検査方法を既に確立されているそうですね。

**加藤**　はい。弘前 COI プロジェクトで実施してきた未病研究などをもとに、未病の状態を予兆や現状を可視化できるように「テロメアテスト」というかたちで既に商品化しています。

例えば、現在「健康な状態なのか、疾患発症の状態なのか」「老化が原因の疾患にかかりやすい（かかりづらい）体質なのか」など未病状態を、テロメアの長さとテロメアの端にあるGテールによって認識できるのです。Gテールが短縮すると、疾患が発症しやすい状態になります。しかしながらこのGテールは、生活環境などの改善によって伸ばすことが可能です。つまり、「テロメアテスト」を受ければ、テロメアの状況をモニターしながら医師がアドバイスを行うことで、疾患にかかりにくい状態を維持できるということになります。

**池野**　素晴らしいですね。

**加藤**　最近では、マイクロ RNA と言われている血液の中にあるすごく短い小分子という機能性核酸を使ってがんの固有のパターンを調べて、実際の罹患の状態なのか、あるいは非常にリスクが高い状態なのかを測定できる検査（ミアテスト）を商品化しています。採血のみの検査のため、既存の検査に比べて患者さんの負担が少ないというのが大きな特長で、画像検査などでは確認できないグレーゾーンや「ステージゼロ」レベルでも疾患の可能性を発見することができます。

**池野**　「テロメアテスト」と「ミアテスト」の二つを総称した「ミルテルテスト」は、医療従事者の間では高く評価されていますね。では、「ミルテル検査」をCOIプロジェクトのデータと組み合わせて、今後、どのような成果が期待できるのでしょうか。

**加藤**　実は、こうした検査は非常に高価なのです。と言うのも、これらの検査は、最先端技術にあたり、エピゲノムであったり、個別化医療が中心になるので、どうしてもお金がかかってしまうんですね。

一方で、弘前COIプロジェクトで実施されているデータは、一人あたり約3000項目にも及びますから、普段のレセプトデータもCOIプロジェクトのデータと照らし合わせることで、二次利用できる可能性が高いと見ています。つまり、レセプトデータをうまく利活用することによって、われわれの検査において高額な要因を、例えば今まで10やっていたものを1に減らして、健診で使われている血液データだったり、問診データなどと掛け合わせることで、非常に低コストに実施できる可能性があるということですね。まさしく、当社が現在、COIプロジェクトに参画している一番の狙いだと言っても過言ではありません。

## 健康か、病気かの二分論ではなく、健康にはさまざまな考え方があるという新たな価値の提供を目指す

**池野**　では明治安田生命保険・牧野副社長にも未病研究についてのお考えを伺いたいと思います。生命保険会社が未病研究に参画された意味について、ぜひお考えを教えていただけますか。

**牧野**　本来、生命保険会社が提供する商品は、お客さまに万一、何かが起きた場合に価値を発揮します。言い換えますと、お客さまの有事に備えた

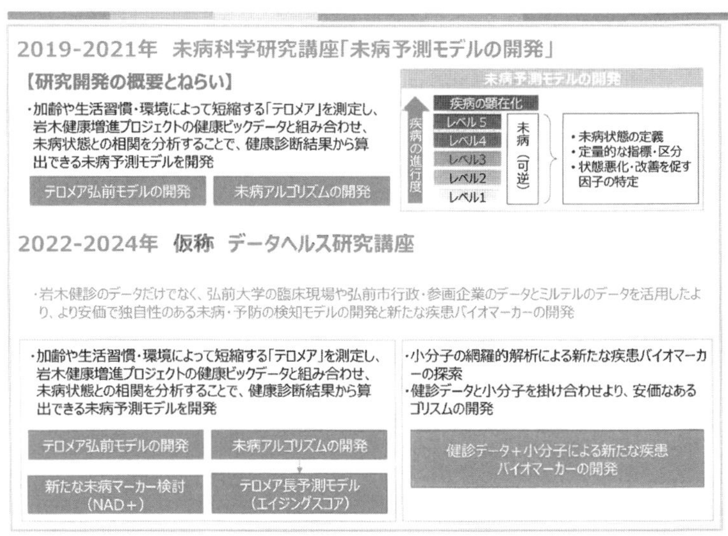


ミルテルの弘前大学でのミッション
（出典：ミルテル）

経済的保障というプロダクトが中心でした。しかし今後は、予防に関わるファンディングの領域も含めて、その機能や役割が随時拡大していくと見ています。そこで、当社は、未病領域に応じたサービスを提供していくことで、社会的価値も高めることができるのではないかと考えたわけです。先述しました「みんなの健活プロジェクト」も、そういった枠組みの中で、疾病リスクを抑えながら、皆さまのお役に立っていきたいという思いが根底にあります。

ただ一方、最大のポイントは、病気に罹患する前の行動変容というものをどう捉えていくか、あるいはお客さまにどのように促していくかという点にあります。

**池野**　確かに、健康とは「分かっているけど、なかなか実行できない」代表格でもありますからね。

**牧野**　おっしゃる通りで、理解はされていながら、日常生活の中での優先順位がやや低いわけです。ここが乗り越えるべき大きなハードルで、皆さ

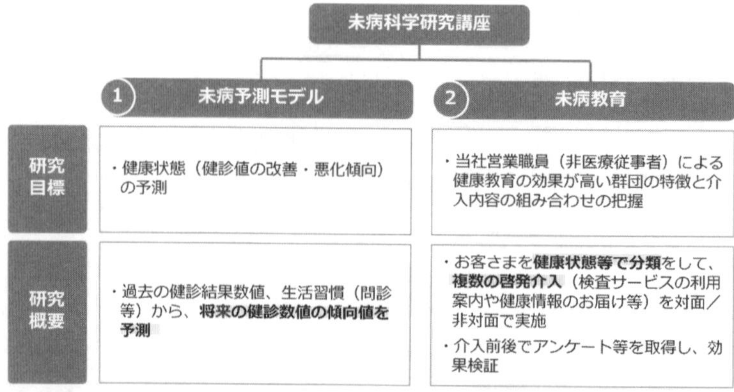


**明治安田生命保険は弘前大学COIで「未病科学研究講座」を開設し、二つのテーマで研究を実施している。**

**（出典：明治安田生命保険）**

まに広く健康という意識を持っていただく上で、「健康か、病気か」という二分論ではなく、むしろ健康の中にはさまざまな考え方、濃淡があって「病気ではないけれども、今よりも少し良い状態を目指す」とか、あるいは「少し悪化している状態をやや改善させていく」といった新たな視点を持っていただく必要があるのではないかと思っています。

こうした中で、未病の予測モデル研究は、われわれにとって、大変有効なツールになると認識していますし、これをお客さまの意識醸成や健康のサポートに有効につなげていきたいと考えています。

**池野**　先ほど、教育についてコメントされていましたが、もう少し詳しく教えていただけますか。

**牧野**　お客さまに、健康増進に向けた新たな視点を持っていただくためには、やはり人の存在が非常に重要です。特に健康増進を「続ける」という局面では、継続的なサポーターの存在が必要だということです。そこで、当社では、日々お客さまに向き合う多くの営業職員が、その役割の一端を担いながら、対面での健康介入、つまり健康教育を行うことで価値提供をできないかと考えています。これらの取り組みは、デジタルサービスも組み合わせながら、効果的な方法を模索していきたいと思っています。

**池野**　現在は、貴社はミルテル社との共同研究は継続されているのでしょうか。

**牧野**　当社は、健康診断結果の将来予測を行うモデル開発にシフトしていまして、共同研究というスキームはいったん終了しています。テロメアに関しては、ミルテル社が新たに「データヘルス研究講座」を開設し、引き続き取り組んでおられますので、適宜、情報連携をさせていただく良好な関係を維持しています。

**村下**　私どもCOIプロジェクトの特長でもありますが、さまざまな業種の有力企業など約80機関に集まってもらっている中で、全く違った企業同士のコラボレーションが生まれています。もちろん大学も相当加わっていますが、ヘルスケアにおけるイノベーティブなスキームが新たに生み出されています。

**牧野**　今後、弘前大学COIプロジェクトで検討されているDX（デジタルトランスフォーメーション）の活用などの要素も組み合わせて、われわれもオープンイノベーションの実現に向けてさまざまな企業とのコラボレーションを拡大していきたいと考えています。

## スタートアップがこれからのヘルスケア産業創出の主役に

**池野**　これまで議論を展開していて「面白いな」と思ったのは、スタートアップであるミルテル社の取り組みと生保の代表的企業である明治安田生命保険がコラボしたという点ですよね。未病というキーワードで結び付いて、分かれたり、場合によっては再度コラボすることもあるわけでしょうし……。

ここで、田中政策統括調整官にぜひ伺いたいのですが、政府は、ヘルスケア産業創出の柱として、ヘルスケアベンチャーの振興も掲げておられますね。これについて詳しく教えていただけますか。

**田中**　わが国は、高齢化社会に既に突入していますが、国民の皆さんの健康寿命を延伸し、新たな社会モデルをどう構築していくかということが問われています。そのためには、さまざまな形のイノベーションが不可欠で

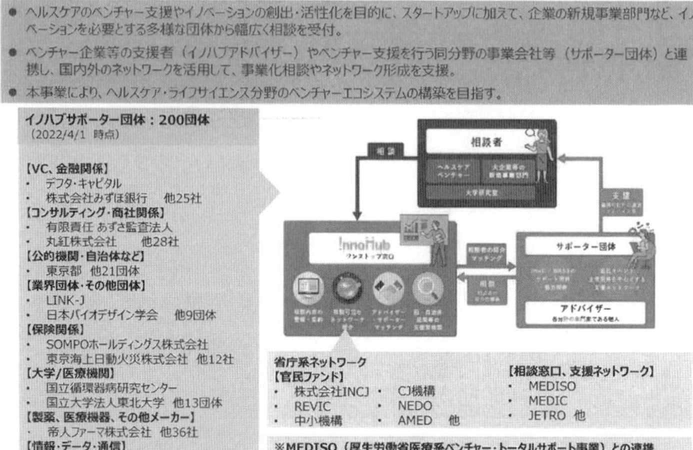


（出典：経済産業省）

して、その主役となるのは、私はスタートアップ、ベンチャー企業だと思っています。その理由は、例えばデジタル分野などは、試してみて、少し修正して、また試してみて前進していくことをアジャイル対応と言いますが、アジャイルにやっていかないといけない分野が増えていくだろうと予測されるからです。こうしたアジャイル対応は、スタートアップの方が柔軟に対応できる、得意な分野だと認識しています。また、リスクを大胆に取ってやっていくという点もスタートアップの強みだと言えるでしょう。そういったスタートアップを支援するために、例えば、革新的医療機器を開発支援したり、新薬創出の鍵を握る創薬ベンチャーなどの支援を行っています。今後は、先ほどから議論に上っていました健康医療データを活用したビジネス創出の支援も積極的に行っていきたいと考えています。

また、スタートアップの皆さんが、途中、事業をやる上で悩まれることもあるでしょう。われわれは、そういった事業創出支援のためのワンストップ相談窓口となる「ヘルスケアイノベーションハブ」（Healthcare Innovation Hub）を運営しています。

**加藤**　今の田中調整官のお話は、われわれスタートアップにとって本当にありがたい言葉です。本当に、政府の支援策は、あればあるほどありがたいというのが本音ですから。

ただ、私は、わが国のスタートアップに関する課題は、政府の施策というよりは、スタートアップ自身の問題、すなわち起業を志すマインドセットにあると思っています。実際、スタートアップの社長をやりながら「日本はまだまだ醸成できていないな」と痛感することが多々あります。

実際、さまざまな研究をして大学を卒業した人が「やはり、大きな企業に行こう」というのが日本だと思うんですね。アメリカに比べて、大企業に勤めて、リスクを取らないという人が実に多い。このあたりは、ぜひ池野先生のお話も聞きたいところなんですけれども…。

**池野**　2021年の暮れから今年にかけて、アメリカはレイオフの嵐で、10万人以上の人が会社をクビになっています。ただ、アメリカの場合は、平均値なんですけど、一生のうちに12回、転職するんですよ。つまり、平均的アメリカ人は、４年に１回、転職をする計算になります。

いったん、コロナが起きたときまで時計を戻しますと、巣ごもり需要が起きたときに、GAFA（Google、Apple、Facebook、Amazon の総称）が一気にテレワークを行いました。家にいながら仕事ができるとか、買い物ができるという新しい価値観が起きて、ものすごく優秀なテック人材を、ものすごい給料で雇ったんですよ。それが、ロシアのウクライナ侵攻があったり、不景気になるとレイオフするわけですよ。「もう要りません、必要ないです」というわけですね。

もちろん、レイオフされた人たちは、別に悪いことをしてクビになったわけではなく、会社の都合で辞めざるを得ない、と。その代わり、３～４カ月の給料はもらえるわけです。その間に、当然、再就職を考えますね。今までは大企業に勤めていた人が、一つレベルの下の会社に入る、それも今度は買い手市場になるので安い値段で雇用されてきます。すると、今度は下の会社が元気になるわけですよ。場合によっては、下剋上でGAFAに勝ったりするかもしれませんね。

もう一つの動きは、レイオフされた人たちが集まって仲間を組むわけですよ。グーグルにいた人、アップルにいた人とか、さまざまな企業で優秀な人たちが、経験を積んで集まるから、この人たちが起業したらとんでもないスタートアップが生まれる可能性が高いわけです。ですからアメリカの場合、レイオフが起こって、しばらくしてからスタートアップ、それもすごいスタートアップがポーンと出てくるんですね。そういう人材流動の形態があります。どうしてこういうことが起きるかと言えば、アメリカは、ジョブ型採用だからです。

一方、日本は最近でこそジョブ型採用もクローズアップされてはいますが、メンバーシップ型採用がまだ主流です。家族的経営ですね。日本の人材流動の典型的な例として、４年制大学を卒業したら、みんな４月１日付けで一斉に就職しますよね。この仕組みは、全世界で、たぶん、日本だけです。おまけに、60歳または65歳になると一斉に退職する、と。基本的にアメリカはジョブがあったら、１年間、仕事が欲しいところで、自分がそのスキルを持っていたらそこに入ります。別に、「卒業したから一斉にみんな大企業に就職しなきゃいけない」なんてことは決まってないわけです。

しかし、日本で「アメリカと全く同じことをやれ」というのは、社会構造を変えなければいけないので、なかなか大変でしょうね。ただ、日本もだんだん変わってきていて、若い人たちの中で、「大企業にいても一生は保証してくれないんじゃないか」「やりがいも実もない」「本当に私の人生、これでいいのかしら」といった意識が着実に広がりつつあります。あとは、成功モデルをつくることが重要です。特に、若い人というのは、憧れとか、格好いいというところで動くんですよ。だから、お世辞でもなんでもなく、加藤社長のように成功している人たちが、正当な方法でちゃんとうまく行って、「こんなに僕は社会に貢献しながらお金ももらって、やっています」となればよいと思います。各セクターでの成功モデルが見えれば、自ずと若い人は、すごく元気があるので、「俺もやってみようか」というふうになってくるでしょう。

もう一つの視点は、ベンチャーなので、革新的なものにみんなチャレンジするわけですから、成功する確率の方が極めて低いという事実です。分かりやすく言うと、100社スタートアップが立ち上がったら、10年後残っているのは、3～5社ぐらいのイメージなんですよ。つまり、残りは全て消えてしまっています。ただ、日本の場合は、そうなってしまったときに「あいつは失敗したやつだ」とレッテルを貼られて、再起がなかなかできない状態、かわいそうな人になってしまう。

でも、アメリカは「それは当たり前だ」と。むしろ「その経験を次に生かせるんじゃないか」ということで、また、みんなで組んでやり始めるという土壌があります。ですから日本の課題は、このセーフティネットですよね。チャレンジした人に対してきちんと評価する仕組み、すごいチャレンジングなことにチャレンジしたけれども成功できなかった人たちに対するセーフティネットをきちんと用意しておく。これは、社会構造としてはすごく重要なことだと思います。

**村下**　田中調整官、池野先生から非常に刺激的なお話をいただき感謝しています。まさに岸田政権が、国を挙げてスタートアップ育成に力を入れている中で、スタートアップの活用は非常に重要だと私自身も認識しています。そういう意味では、ミルテル社は、われわれの拠点にとっても非常に重要な存在であると実感しています。特にわれわれのやろうとしていることは、ヘルスケアの分野で、非常にイノベーティブなものを創出していくための拠点だと考えていますから、イノベーションを創っていくためには大企業はもちろんさまざまな新結合、融合が重要なわけで、それをつなぐ機能としてもスタートアップが果たす役割は非常に重要でしょうね。

実際にミルテル社は、さまざまな企業をわれわれのところに引き連れて来てくれていて、そこから新しい連携が生まれて、また新しい価値が生み出されると。そういう意味では、拠点全体の活性化を図っていく上でも、とても重要だと感じています。

**牧野**　われわれも、中長期的な視点でスタートアップ企業を精力的に支援しながら、皆さまとともに新しい価値を何とか世の中に提供していきたいと考えています。と言いますのも、新しい体験価値を創造していくという視点で申し上げますと、やはり社内だけのイノベーションというのは一定の限界があり、特に非常に変化が早い、新しい技術もどんどん出てくる、消えるといった時代の中では、スタートアップ企業の皆さんとの連携に非常に大きな期待と可能性を感じているというのが率直なところだからです。

**池野**　貴社のような大企業とスタートアップという枠組みを現実的に前に進めていくためには難しいこともあるでしょうか。

**牧野**　やはりPDCAサイクル・プロジェクト期間に対する考え方やスピード感の違い、あるいは社内の意思決定や、各部署、担当者間でのコミットメントが不十分であったことによって、途中で方針を変更するなど幾つかの課題があると認識しています。こうした課題を踏まえ、当社は、外部のスタートアップの皆さんとのオープンイノベーションをどうやって推進していくかということを考える中で、態勢整備に着手しています。

第一に、新規ビジネスの検討に専門的に対応する組織を社内に設置したということです。さらに中長期的な視点でスタートアップ企業に対する投資枠（未来共創投資）を設けました。また、その投資枠を活用したコーポレート・ベンチャーキャピタルのファンドも設立（明治安田未来共創ファンド）しています。

**田中**　先ほどスタートアップがアジャイル対応できるので、流れが速いデジタル分野でのイノベーションには向いていると申し上げました。一方で規模を拡大する、スケールアップする領域では、大きな企業と組むということも必要になってくると思います。牧野副社長のお話にもありましたが、ぜひ、スタートアップ、大企業双方の良さを生かし合って新結合し、イノベーションを起こしてもらいたいと願っています。

## 次世代医療基盤法のオプトアウトでデータを活用

**池野**　私が住んでいるアメリカでは、データをたくさん持っている、データで何かビジネスをしようと思っている人たちが当然のことながら存在しています。分かりやすく言うと、GAFAだと思うんですよね。ご存じの

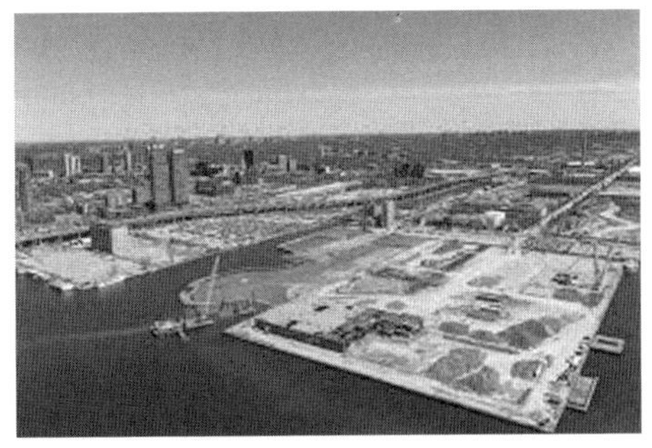

グーグルがまちづくりを進めようとした
カナダ・トロント市
（出典：トロント市HP）

通り、彼らも最初はスタートアップの一つだったわけですが、今や世界的な巨大企業に成長しています。

彼らも、実証プロジェクトをするために、どこかの地域に限って、それも一点だけではなくて、ずっと健康なデータ、その人たちが、ある程度、疾患になっていくデータも含めて、長期的にフォローアップしたいという気持ちがあるわけですね。それがあるからこそ、有効的なPHRに基づいて、いろいろな健康を維持するための政策だとか、処方箋、行動変容ができるわけです。

それに対して、グーグルの事例が挙げられます。同社がカナダ・トロント市の一部の地域に対して「PHRを含めたデータを住民から全ていただきます」という政策を打ったところ、市も5000万ドル規模の投資になったので「どうぞやりましょう」という話になりました。しかし、住民側が猛反対してとん挫したんですね。では、なぜ頓挫したかといったら、住民側に何のメリットもなくて「何のためにやるのか」ということが明らかにされなかったんですよ。となると、住民も「ちょっと待て」と。「グーグルのためにわれわれは生きているんじゃないんだよ」ということになるのは当然なんですよ。

まさに弘前市岩木地区の地域住民を対象にしたCOIプロジェクトとは、あまりに対象的な事例なんですが、他山の石ということで紹介しました。

では、議論を弘前COIプロジェクトに戻しましょう。弘前大学では、弘前市、日本医師会医療情報管理機構が、自治体レベルでは全国初の「次世代医療基盤法に基づく医療情報契約」を締結されて、医療データの本格活用に関する包括連携協定を締結されたと聞いています。村下教授、このスキームについて、詳しくご説明願えますか。

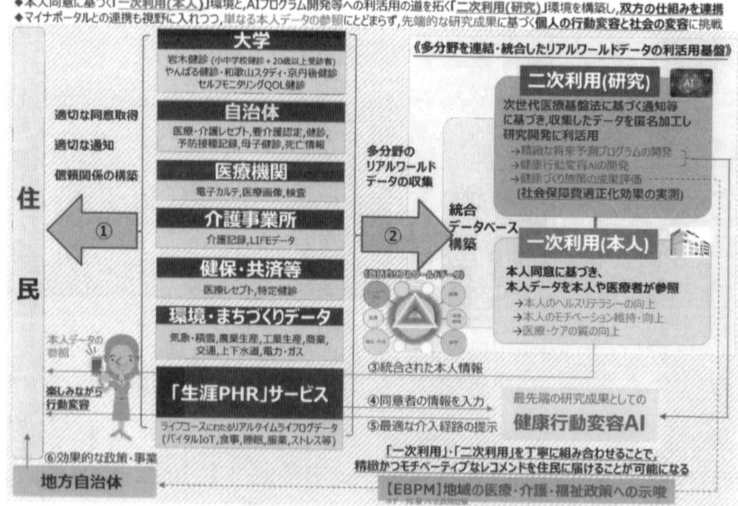


多分野を連結・統合したデータ利活用基盤の構築
保険制度・データ保有者の壁を越えてビッグデータを連結・統合したリアルワールドデータ（RWD）の利用基盤を構築

（出典：弘前大学）

**村下**　既にご説明した通り、われわれは岩木地域の住民、1000人を対象に、毎年一人あたり、3000項目のビッグデータを蓄積してきたわけです。これは健常人のビッグデータですから、弘前市が管理している国民保険データベース（KDB）とうまく突合できれば、医療費をはじめとした社会保障費についても分析が可能になってきます。

池野先生が挙げられたトロントの事例ではありませんが、われわれは地域の住民の皆さんのみならず、地域の行政に対してもメリットをフィードバックできるので、そのために地域の住民の方に研究成果を発信したり、個人が、その情報によって、行動変容を促すことができるような仕掛けにうまくつなげていければという考えをもとに進めた経緯があります。

最初は、本学と弘前市の二者で協定を結んで、データ利活用を進めようということで始めました。ところが、個人情報保護の問題もあって、個人データの取得・提供のハードルが非常に高くて、それだけだとなかなか進めていくことが難しいという壁にぶつかったんですね。そこで目をつけたのが、次世代医療基盤法です。これは、本学と弘前市、プラス日本医師会の医療情報管理機構（J-MIMO）の三者が同法の医療情報提供契約を結ぶことによって、いわゆるオプトアウト、本人の同意を得ずに、さまざまな情報が研究目的であれば利活用できるということを、国内では初めて、自治体レベルで導入したわけです。

次世代医療基盤法のオプトアウトでデータを活用できるというメリットを生かしつつ、あえて一手間かけて、住民の皆さんに経緯を丁寧に説明して、皆さんからも同意を取ることによって、データをさらに利活用できるようなスキームを創り上げげたいと思っています。

**池野**　加藤社長は、弘前大学の取り組みに対し、民間企業の立場からどのようにお考えでしょうか。

**加藤**　民間企業の立場で言えば、弘前の取り組みは、私は大きく二つの意味があると考えています。まず、先ほど、われわれの検査の開発の共同研究講座の狙いのところで述べた低コスト化の可能性が狙えるということですね。やはり健康データから病気のデータが一貫して得られることによって、弘前のデータは、タイムマシンみたいに過去にさかのぼれるわけです。要は、病気の疾患、発症が出てきたというレセプトデータをいただければ、何年か前にさかのぼることで、COI のデータで、健康なとき、どこでトリガーがあってその病気になったのかということが振り返られるという特長があります。それができることによって、低コスト化が実現できるのではないかという仮説が立てられるところに大きな魅力を感じます。

もう一方で、個別化という観点で見ると、その人を深掘りできるメリットが挙げられます。さらに深い情報から、その人に合った治療法、処置方法が浮かび上がってくる可能性もあります。実際に、通り一遍の治療であったり、処置が通らない疾患も多いというのが実情なんですね。そういった中では、より一層、個別化医療というところに拍車がかけられる研究が進むと思っています。

**池野**　牧野副社長、貴社では弘前の取り組みをどのように思われますか。

**牧野**　われわれは事業を営む中で、今やデータというのは重要な経営資源

**ＰＨＲ（Personal Health Record）の全体像**

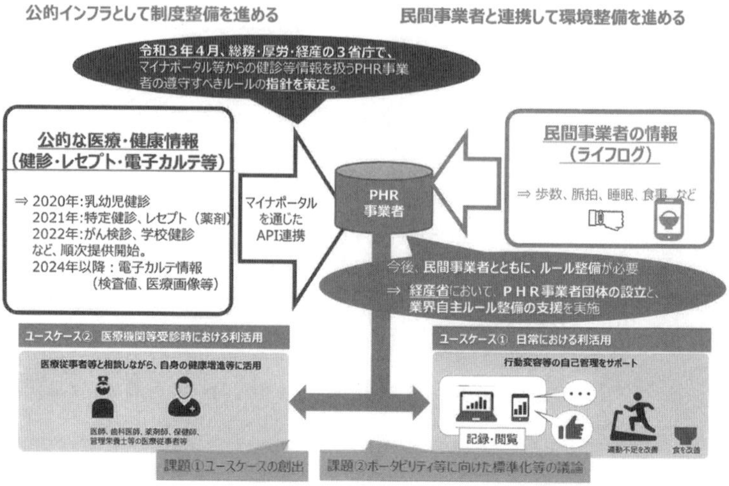

公的インフラとして制度整備を進める

民間事業者と連携して環境整備を進める

令和３年４月、総務･厚労･経産の３省庁で、マイナポータル等からの健診等情報を扱うPHR事業者の遵守すべきルールの指針を策定。

公的な医療・健康情報（健診・レセプト・電子カルテ等）

⇒ 2020年：乳幼児健診
2021年：特定健診、レセプト（薬剤）
2022年：がん検診、学校健診
など、順次提供開始。
2024年以降：電子カルテ情報（検査値、医療画像等）

マイナポータルを通じたAPI連携

PHR事業者

民間事業者の情報（ライフログ）

⇒ 歩数、脈拍、睡眠、食事 など

今後、民間事業者とともに、ルール整備が必要

⇒ 経産省において、ＰＨＲ事業者団体の設立と、業界自主ルール整備の支援を実施

ユースケース②　医療機関等受診時における利活用

医療従事者等と相談しながら、自身の健康増進等に活用

医師、歯科医師、薬剤師、保健師、管理栄養士等の医療従事者等

ユースケース①　日常における利活用

行動変容等の自己管理をサポート

記録･閲覧

運動不足を改善　食を改善

課題①ユースケースの創出

課題②ポータビリティ等に向けた標準化等の議論

（出典：経済産業省）

と位置付けています。現在、当社は、お客さまの健康診断結果をメインに、将来の健康リスクの予測や、あるいは実際にご加入をお引き受けする範囲の拡大などへのデータ利活用を進めているところです。

一方、これからは、そうした健康診断結果以外のヘルスデータを順次拡充していきたいとも考えていまして、それに応じたデータ分析の体制の整備を進めながら、ヘルスケアサービスのコンテンツを順次拡充していきたいと思っています。ただ、そういったデータを扱う上で、現在、各地に散在しているデータを集約していく中では、それらを構造化して、データをクレンジングする作業も必要でして、そこを容易にしていく定義付けですとか、規格の統一、あるいはデータの流通基盤の整備、セキュリティ面も含めて幾つか乗り越えるべき課題があると認識しています。こうした中で、弘前COIプロジェクトの取り組みは非常に参考にすべき点があると捉えています。

**池野**　田中調整官は、こうした弘前大学の取り組みについてどのように見られていますか。

**田中**　経済産業省としましては、PHRなどのデータを活用することで、国民の皆さんに実際に健康増進が図られると実感していただける新たなサービスの創出を促進していくことが重要だと考えています。そういった意味で、地域住民との信頼関係が構築されている弘前COIプロジェクトのお話は大変勉強になりました。ぜひ、さまざまな民間事業者の方々と連携しながら、実証事業などを行い、例えば個人の健康状態とか嗜好に合わせた食材やメニューが提供されるといった新たなサービスの創出をどんどん促していきたいと思っています。個人情報の適切な取り扱い、さらにどうやって同意を取るのかとか、セキュリティをどこまで確保するのかなどの仕組みも整備していく中で、弘前大学の取り組みには引き続き注目していきたいと思います。

**池野**　今回は、弘前COIプロジェクトを題材に「産官学が連携し新しい健康社会を実現していく」というテーマで議論を展開してきました。地域のウェルビーイングを実現していくためには、データを利活用していくことが重要なポイントですが、その方法論が明確になっていません。弘前COIプロジェクトをヒントに、さまざまな地域でデータ利活用の議論が巻き起こることを期待して座談会を終了したいと思います。皆さん、ありがとうございました。

**[監修]**
**池野　文昭**（いけの　ふみあき）

スタンフォード大学循環器科主任研究員
MedVenture Partners 株式会社　取締役チーフメディカルオフィサー
1967年生まれ、静岡県浜松市出身。自治医科大学卒業後、1992年医師国家資格合格。同年、静岡県に入庁し、県立総合病院、焼津市立病院、国民健康保険佐久間病院、山香診療所などで勤務、地域医療に携わる。2001年渡米、スタンフォード大学循環器科で研究を開始し、200社を超える米国医療機器ベンチャーの研究開発、医療試験などに関与する。日米の医療事情にも精通し、さまざまな医療プロジェクトにも参画している。

ヘルスケア・イノベーション 3
**ウェルビーイング（持続的幸福）を実現するために**

---

2023年 4 月 6 日　第 1 刷発行

監修――――池野　文昭

発行者―――米盛　康正
発行所―――株式会社　時評社
〒100-0013　東京都千代田区霞が関 3-4-2 商工会館・弁理士会館ビル
電話：03(3580)6633　FAX：03(3580)6634
https://www.jihyo.co.jp

印刷――――株式会社　太平印刷社

---


ISBN978-4-88339-311-4